皮肤科住院医师
规范化培训基本技能教程

主　编　陶　娟　朱　里

编　者（以姓氏笔画为序）

申　晨　冯爱平　朱　里　刘厚君

安湘杰　李　延　杨　井　杨　柳

连　昕　吴　艳　张　颂　陈宏翔

陈思远　陈善娟　林能兴　钱　悦

涂亚庭　陶　娟　黄长征　董励耘

曾玲玲　曾敬思

单　位　华中科技大学同济医学院附属协和医院

人民卫生出版社

·北　京·

图书在版编目（CIP）数据

皮肤科住院医师规范化培训基本技能教程 / 陶娟，
朱里主编 . —北京：人民卫生出版社，2022. 7
ISBN 978-7-117-27986-4

Ⅰ. ①皮… Ⅱ. ①陶…②朱… Ⅲ. ①皮肤病—诊疗
—技术培训—教材 Ⅳ. ①R751

中国版本图书馆 CIP 数据核字（2019）第 021048 号

人卫智网	www.ipmph.com	医学教育、学术、考试、健康，购书智慧智能综合服务平台
人卫官网	www.pmph.com	人卫官方资讯发布平台

皮肤科住院医师规范化培训基本技能教程

主　　编：陶　娟　朱　里
出版发行：人民卫生出版社（中继线 010-59780011）
地　　址：北京市朝阳区潘家园南里 19 号
邮　　编：100021
E - mail：pmph @ pmph. com
购书热线：010-59787592　010-59787584　010-65264830
印　　刷：廊坊一二〇六印刷厂
经　　销：新华书店
开　　本：787×1092　1/32　印张：14. 5
字　　数：263 千字
版　　次：2022 年 7 月第 1 版
印　　次：2022 年 7 月第 1 次印刷
标准书号：ISBN 978-7-117-27986-4
定　　价：98. 00 元
打击盗版举报电话：010-59787491　E-mail：WQ @ pmph.com
质量问题联系电话：010-59787234　E-mail：zhiliang @ pmph.com
数字融合服务电话：4001118166　E-mail：zengzhi @ pmph.com

前　言

随着医学教育的不断改革,住院医师规范化培训是医学生毕业后教育的重要组成部分,也是提高临床医师综合技术水平的重要途径。在中国,住院医师规范化培训工作已经全面展开,并且已经取得了良好的效果。但是,由于医疗环境、教学资源分配、教学模式不同等多方面的影响,导致各地住院医师培训存在着巨大差异。因此,如何结合不同地区医疗现状、利用现有的教学资源更好地提高住院医师规范化培训水平,就变成了值得深思和关注的问题。将基础理论知识与临床实践相结合,提高住院医师的独立临床工作能力、临床思维能力、处理问题能力,是开展住院医师规范化培训的重要目的。

《皮肤科住院医师规范化培训基本技能教程》就是为适应目前皮肤科住院医师规范化培训标准化、正规化、系统化而编写的一本教程。本书借鉴华中科技大学同济医学院附属协和医院成功编写《临床医学基本技能训练教程》的经验,历时大半年,由皮肤科全体老师及部分护理人员参与编写完成。全书共分为七章,除基本章节如病史采集技能训练、体格检查技能训练、医疗文书书写训练、护理与无菌术基本技能外,重点编写了皮肤科基本诊疗技术训练及临床诊疗思维训练,并创新性地编入了近年来常用的无创检测方法(包括皮肤激光共聚焦扫描显微镜和皮肤镜)的内容;通过以皮肤损害为线索的临床案例分析,着重训练皮肤科规培生的临床思维能力和临床处理问题能力。

本书编写过程中,得到了华中科技大学同济医学院附属协和医院领导及皮肤科全体老师的大力支持,亦得到了同行专家的热诚指导和帮助,在此谨致以深深的谢意。本科室的规培生王明、吴铮、袁婧、朱力、黄耀辉、答思琪等在书稿的资料整理中也付出了艰辛的劳动,在此一并表示感谢!

本书因编写时间紧迫,加以编者水平所限等诸多因素,书中错误及疏漏之处在所难免,恳请各位同仁及读者批评指正。

陶娟 朱里

2022 年 3 月 20 日

目　录

第一章

病史采集技能训练与评估

【目的和要求】

1. 掌握病史采集的方法与技巧。

2. 熟悉病史采集的基本项目与内容。

【重点和难点】

1. 病史采集的方法与技巧。

2. 重点病史的采集。

【训练内容】

1. 病史采集的方法与技巧。

2. 重点病史的采集与评估。

【训练方式】

综合教学讲授、多媒体课件、示教、分组讨论、分组训练、标准化病人(SP)训练。

病史采集是医生通过询问患者或知情人获取病史资料,经过综合分析而作出临床判断的一种诊断方法。病史采集主要是围绕患者的症状了解疾病的发生、发展及演变。症状不等于疾病,应透过主观感觉异常的临床现象,结合基础医学知识进行综合分析,从病理解剖、病理生理的深度去探究其实质、认识其内涵,从而把握疾病的本质,解决临床诊断和鉴别诊断的问题。病史采集是医生诊治患者的第一步。疾病诊断的基础和关键首先是要收集完整和有价值的病史资料,为了保证病史采集的顺利进行及采集的病史资料的完整性和可靠性,必须掌握其最基本的方法和技巧。

有效的病史采集是建立在良好的医患沟通之上。医患沟通是学、理、情、法相结合的技艺,其中最重要的是医生的态度。医学是自然科学、人文科学、社会科学的综合。医生需要有责任心、同情心和爱心,需要有渊博的知识、丰富的经验、敏锐的眼光和果断的决心,同时还需要有丰厚的人文知识、良好的语言艺术,善于理解患者的语言、心情和痛苦。成功的交流,更多的是需要人性化关怀。

第一节 病史采集的基本原则

病史的采集需要掌握以下五个基本原则:

1. 平等原则 对任何患者应一视同仁。尊重、平等、公正地给予理解和关怀而不就其经济状况、社会地位、文化程度、家庭背景等不同而采取不同态度和言行。

2. 以人为本 严持职业操守,严肃认真,耐心细致,一丝不苟。给患者建立必要的信心和良好合作的心态,竭力为患者解除疾苦。

3. 整体原则 考虑生物、心理、社会等多重因素对疾病的影响,兼顾自然属性和社会属性,全面整体地去了解和处理患者。适时进行健康指导和教育,重视诊疗的同时也注重预防。

4. 尊重同道　不在患者面前指责、诋毁或任意批评其他医生。有时患者可能对以往医生的诊断、治疗提出质疑,甚至直接表达不满和愤怒。其他医生问诊时,应注意不能随便附和,更不能在不明真相情况下随意评价。

5. 保密原则　执行保护性医疗制度。尊重患者的隐私,杜绝在公共场所谈论患者的病情,切忌对涉及患者隐私的信息传播。

第二节　病史采集的系统整体性

医生获取病史的主要目的是搜集与患者疾病有关的和患者对疾病反应有关的所有基本信息,以确立该患者机体是否存在疾患,这些疾患是否影响该患者的健康。

生物-心理-社会医学模式强调医学的系统整体观。许多疾病的致病因素不再单一,生物、心理、社会三因素相互作用、相互影响、高度统一,任何一方出现问题都会牵涉另外两方面。如躯体疾病可以引发心理问题,而心理问题引发的适应不良可导致社会功能障碍,社会因素如人际关系紧张、矛盾冲突、压力等又可以导致心理问题出现,表现为紧张、焦虑、抑郁、困惑、烦恼等。而长期的心理矛盾又是身心疾病产生的原因。因此,病史采集应拓展思维局限,从生物、心理、社会等因素着手,全面地对疾病进行诊断、治疗、预防、康复和护理。

第三节　病史采集的基本内容

根据临床场景和目的的不同,病史采集大致可分为全面系统的病史采集和重点病史采集两种。前者主要针对住院患者;而重点病史采集则主要针对急、危、重症患者和门诊患者。

（一）一般项目

姓名、性别、年龄、民族、婚姻状况、出生地、职业、现住址（工作单位）、入院时间、记录时间、病史陈述者及可靠程度等。病史陈述者若非患者本人,应注明其与患者的关系。联系方式包括电话号码及特殊或紧急情况下的联系人。

（二）主诉

即患者本次就诊最主要的原因和持续时间的概括。根据患者病史归纳出的主诉,应与本次就诊的第一诊断一致。对于症状复杂多样的主诉,应对症状的演变过程进行全面分析,再归纳主诉,按序排列,列出第二或第三、四诊断。

（三）现病史

现病史是病史的主要组成部分,是对主诉的扩展和细化。现病史与主诉在时间上应一致,应反映患者从患病初始到本次就诊时疾病的发生、发展及其变化的全过程。需按以下 7 个要点内容详细询问。

1. 起病情况　起病时间、地点、环境、缓急、可能因素。时间应询问至某年、某月、某日,急性发病必须询问具体时刻至某时甚至某分钟。

2. 主要症状　按发生的先后顺序描述主要症状出现的部位、性质、持续时间、程度、加重与缓解因素等。

3. 病因与诱因　尽可能详细了解、分析与本次发病有关的病因和诱因。

4. 病情的发展与演变　患病过程中主要症状的变化或新症状的出现是如何变化发展的,病情呈进行性还是间歇性,反复发作还是持续存在,逐渐好转或恶化加重的规律及其诱因,每次变化的时间等。

5. 伴随症状及有鉴别意义的阴性症状　主要症状之外的其他症状,这常常是疾病鉴别诊断的主要依据。在主要症状的基础上,展开对伴随症状的询问,不应放过任何一个主要症状之外的细微伴随迹象。

6. 诊治经过　简明扼要询问患病后至本次就诊前就医情况,包括接受检查、诊断、治疗的详细经过及效果,作为诊断治疗的参考。

7. 一般状况　患病以来精神状态、饮食、睡眠、体重、体力、大小便情况等,以便于全面评估预后及制订治疗措施。

(四) 既往史

按时间顺序自幼年起详细询问既往健康状况及疾病(重点了解与现在疾病有关的疾病),

传染病史及传染病接触史（具体日期、诊断及治疗），预防接种史，手术及外伤史，输血史，中毒史，过敏史。

（五）系统回顾

系统回顾是为了避免在病史采集过程中有可能忽略或遗漏的其他各系统疾病与本次疾病可能存在的内在关系。

1. **呼吸系统**　咳嗽、咳痰、咯血、喘息、胸痛。

2. **循环系统**　心悸、气促、晕厥、发绀、心前区疼痛、端坐呼吸、血压变化、下肢水肿。

3. **消化系统**　食欲减退、恶心、呕吐、反酸、嗳气、便秘、肛周不适、黄疸、肝大。

4. **泌尿系统**　尿频、尿急、尿痛、排尿不畅、血尿、异常分泌物、夜尿增多、颜面水肿。

5. **造血系统**　头晕、乏力、皮肤黏膜苍白或出血、淋巴结肿大、脾大。

6. **内分泌代谢系统**　畏寒、怕热、口渴、多尿、多饮、多食、易饥、肥胖、消瘦、突眼、毛发增多或分布异常、脱发、色素沉着或脱失、身高异常、肢端肥大、月经紊乱、溢乳、闭经、性欲或性征改变、男性乳腺发育、骨痛、自发性骨折、周期性瘫痪。

7. **神经精神系统**　头痛、失眠、意识障碍、惊厥、抽搐、瘫痪、运动障碍、语言障碍、感觉异常、记忆力减退、智力障碍、性格改变。

8. **肌肉骨骼系统**　疼痛、关节红肿或畸形、运动障碍、肌肉萎缩、痉挛、瘫痪、肢体无力。

（六）个人史

有些疾病与个人经历相关，应着重询问以下

内容。

1. 社会经历　出生地及居留地、受教育程度、经济条件、业余爱好等。

2. 职业与工作条件　工种、劳动环境、工业毒物接触情况及时间。

3. 生活习惯和嗜好　起居与卫生习惯、饮食习惯与质量、烟酒嗜好与摄入量、嗜异物和麻醉毒品。

4. 冶游史　不洁性行为、性病史等。

5. 出游史　传染病或流行病地区的旅游或出差史。

（七）月经与生育史

女性患者要询问初潮史、月经史、人流史、生育史等，相关疾病还应询问经血量、颜色、有无痛经、白带情况、规律性、有否停经或闭经、避孕措施、上次月经时间、末次月经时间、绝经年龄等。

（八）家族史

父母、子女、兄弟姊妹的健康情况，有无相关疾病发生，死亡者须询问死亡原因及年龄。家族中有无传染病，先天性疾病，遗传性疾病或与遗传有关的疾病（如高血压病、冠心病、糖尿病、精神病等），必要时应询问非直系亲属的健康状况。

第四节　病史采集的
基本方法和技巧

获取病史必须进行有效的交流，交流是成功

采集病史的关键,好的交流技能是优秀医疗的基础。问诊是病史采集的主要手段,若不注意问诊的方法和技巧,很可能得不到诊断所必需的详细而准确的病史资料,无法得出正确完整的诊断,从而成为临床工作中误诊、漏诊的重要原因。合理的病史采集要从以下几个方面入手:

(一)对整个病史采集应有合理的组织结构及安排

一般来说,一个完整的采集过程应不少于以下三个部分:

1. 引言　这是病史采集的开始。俗话说"好的开始是成功的一半"。因此这一过程不应该忽视。首先应恰当称呼患者,并自我介绍姓名、职务、身份等。语气要亲切和蔼,尽可能地消除患者的陌生感、恐惧感。待患者放松、配合后开始问诊。

2. 病史采集　这是整个采集过程的主要环节,要通过合理的询问获取患者尽可能全面、详细、准确的病史资料。按一定顺序有目的、有层次、有重点、系统地询问病情,收集病史,包括主诉、现病史、既往史、系统回顾、个人史、婚育史、家族史等。

3. 结束语　病史采集结束后应有结束语。提示患者询问的结束,同时简明交代有关诊疗注意事项等,最后应谢谢患者的合作。

(二)要善于营造环境,取得患者的信任感

1. 行为举止　仪表端庄、穿着整洁、态度和蔼有助于发展与患者的和谐关系。

2. 自我介绍的方式 佩戴胸牌,态度和蔼可亲,讲明自己的职责。

3. 以礼节性语言开始交谈 采用尊称。对年长者可用些问安的言语,对年幼者可用逗玩的语气或身体语言营造一种轻松气氛。

4. 用心倾听 尽可能耐心、专心、关心地倾听患者的诉述,尽可能让患者充分地陈述、强调其认为重要的情况和感受,并有所反应。

5. 重视非语言性沟通 以人体语言作为载体,通过目光、表情、动作和空间距离进行沟通。把握好沟通时的非语言行为分寸,自然而不失庄重、严谨又充满温情、愉悦但不夸张,恰到好处地营造一种宽松、和谐、平等、尊重的医疗环境,以解除患者不安心情,传达交谈信息。同时注意患者的接受心理和审美感受,使交谈更富有感染力,使医患沟通更富有成效。

6. 尊重隐私 对患者提供的任何资料都只能作为解决患者疾苦的科学依据,绝不做他用。对其本人或家人的任何隐私绝不能嘲弄、讥笑或任意传播。

7. 掌握语言的艺术性 恰当的言语或肢体语言表示愿意尽自己所能为患者解除病痛。保持安静、耐心、和蔼、同情,这样会很快缩短医患之间的距离,使病史采集能在轻松的环境中顺利进行。

(三)注意提问的方式和类型

为了系统有效地获得准确的资料,应根据具

体情况采用不同类型的提问。

1. 一般提问（开放式提问）　常用于病史采集之初及询问现病史、既往史、个人史等每一部分之始。如"能告诉我，你是哪里不舒服吗？"或者"请问能告诉我你的月经史吗？"。如果患者一来即显示皮肤瘙痒症状，可以问："出现皮肤瘙痒前，接触过什么吗？"。待获得一些信息后，侧重地追问一些具体问题，如："皮肤瘙痒的时候自己用过药了吗？"。用关怀的语气进行一般问话以获得某一方面的大量资料，让患者像讲故事一样叙述他的病情。

2. 直接提问（特殊提问）　用于收集一些特定的细节。如"你皮肤瘙痒有多久了？""你何时开始出现皮疹的呢？""初次来月经时你几岁？"。提出特定的问题要求获得的信息更有针对性。

3. 直接选择提问　要求患者回答"是"或"不是"，或者对提供的选择作出回答，如："你皮疹发作与季节有关么？""皮疹能自行缓解或消退吗？"。

应遵循从一般提问到直接（选择）提问的原则。

提问举例（以皮炎为例）

医生：请问你哪里不舒服？（一般提问）

患者：我脸上起疹子一个多星期了。

医生：有什么症状吗？（一般提问）

患者：痒。非常痒。

医生：起疹子前脸上接触了什么东西吗？

（直接提问）

患者：哦，我新换了一套化妆品，用了一天，然后脸上起的疹子。

医生：这是你第一次出现这样的情况吗？（直接选择提问）

患者：是，第一次，以前从来没出现过。

医生：起了疹子以后，自己用过什么药吗？（直接提问）

患者：昨天去药店买了点儿开瑞坦吃，吃了两天，没什么效果。

医生：皮疹和饮食有关吗？（直接选择提问）

患者：没有。

初始提问时应避免用直接提问或直接选择问题，因可能会限制患者交流信息的范围，使得获取资料的过程生硬、缺乏效率，使必要资料的获取变得困难、费时。而且不正确的提问可能得到错误的信息或遗漏有关信息。

4. 应注意避免以下提问方式

（1）诱导性（暗示性）提问：问题的措辞已暗示了期望的答案。由于患者容易受医生提问的诱导，回答就会带有一定的倾向性，如"服用这种药后病情好多了，对吗？"（正确的问法是"你服用这种药后感觉如何呢？"）。"你的皮疹在饮酒后会加重，是吗？"（正确的问法是"你的皮疹在什么情况下会加重或者减轻呢？"）。

（2）逼问：逼迫患者同意医生的看法或观点。患者的回答与医生的想法有差距时，应该耐心地启发引导患者思考、回忆,从而得到可靠的回答,切不可逼迫患者同意医生的想法。如:"皮疹一个星期,难道没有流过水吗?"(正确的问法是:"皮疹除了红斑,还有别的表现吗?")

(3)审问:连珠炮式的提问方式,类似审问犯人,且只允许患者回答是或否,或者在两三个答案中选择一个。这样的提问限制了患者的主动性,容易使患者处于受审地位而感到不自在,从而影响病史的客观、全面及准确的收集。如为了确切弄清楚某个症状的具体表现和原因等资料,直接选择性提问方式是可以采用的。但语气一定要温和,不能强势,更不能采用审问的口气和方式。

(4)诘难性提问:常使患者产生防御心理,从而抗拒问诊,以致于不配合病史采集,如"用艾蒿水洗脸皮疹能消退,这不可能吧?""你开玩笑吗,皮疹一边痒,一边不痒?"。这样的问话带有很强的攻击性,易使患者感到你不仅对这一问题或事实有看法,而且对他本人都有意见,而造成不愉快。如果医生确实需要了解为什么,则应说明提出该问题的原因,也可以用征询的语气与患者就某一点进行友好的探讨,征得患者的允许,会让患者比较容易接受,愿意听你表达自己的观点。

(5)连续提问:连续提出一系列问题要求患者回答可能会造成患者对要回答的问题混淆不清。如"皮疹除了痒还有别的症状吗?""皮疹除了脸上,其他地方还有吗?""你有药物过敏史吗?""皮疹和饮食有关吗?""你以前做过过敏原检测吗?""你家族中有谁患过过敏性鼻炎、哮喘、湿疹病史吗?"。

(四)合理使用重复提问

有时为了核实资料,需要就同样的问题重申要点。例如:"你刚才说,你面部起疹前两天,新换了一套化妆品,这是你第一次换化妆品吗?以前用过这牌子的化妆品吗?请再确定一下,面部起疹肯定是第一次出现这种情况吗?"但要注意无计划、杂乱无章的重复提问可能会降低患者对医生的信任度和期望值,甚至一些低级的重复提问会造成患者的反感,或者让患者怀疑提问者是否有认真倾听和记录、是否具有专业的能力。

(五)注意时间顺序

应从首发症状的确切时间及起始情况开始询问,直至目前的演变过程。如有几个症状同时出现,必须确定其先后顺序并分清主要症状、次要症状或伴随症状,准确反映疾病的发生、发展过程。根据时间顺序追溯症状的演变可避免遗漏重要的资料。例如,药物的使用或环境的变化有时可能就是病情减轻或加重的因素,仔细按时间线索询问可以更有效地获得这些资料。建议采用以下方式提问,例如:"……怎么样""然后又……"。这样,在获得资料的同时,可以了解事件发展的先后顺序。虽然收集资料时不必严格地按照症状出现的先后顺序询问,但所获得的资料应按时间顺序表述。

（六）注意过渡性语言

病史采集时在两个项目之间需用转换语言，说明将要讨论的新话题及其理由，以免患者困惑，产生敌意或不合作。良好的过渡性语言如下：

如过渡到既往史："你的皮肤症状，我初步考虑是化妆品过敏。（停顿）请问你之前有过皮肤过敏或鼻炎、哮喘这些过敏性疾病史吗？有药物过敏史吗？"

如过渡到系统回顾："你的病情我大概了解了。（停顿）但我还想对你的身体情况做一个全面的了解，可以吗？这对我掌握你的整个健康状况以及我的用药非常重要。"

如过渡到家族史："现在我想了解你家族中患病的情况，你也知道，有些疾病在有血缘关系的亲属中有遗传的倾向。（停顿）那先从你的父母开始吧，他们都健在吗？"

（七）问诊进度的把握

掌握问诊的进度和时间。为了使病史采集进展顺利，询问者应专注地倾听，不要轻易打断患者讲话，让患者有足够的时间回答问题，允许有必要的停顿或沉默（如回顾思索时）。如果患者的言行表示需要冷静深思某些问题，则短暂的停顿或许有益。你的直觉有助于判断这种交谈中的停顿，如果感到难堪，很可能是他正思维短路，如果你觉得可因此获得更多的信息，那么这种停顿正好是一种有效的病史采集技巧,或许可使患者道出敏感问题。为了节约时间,可以提出些现成的问题,如:"你能告诉我,这种情况是从什么时候开始的吗"。切不可急促地提出一连串问题,使患者几乎没有时间去考虑答案。如果患者的陈述离病情太远,则可客气地、灵活地把患者的思路引导到病史线索上来,如:"你的那些问题我理解,现在请谈谈你当时皮肤的情况吧"。切不可生硬地打断患者的叙述,甚至用自己主观的推测去取代患者的亲身感受。

（八）引证核实

患者提供的有关诊疗的信息,要尽可能加以核实。如患者回答发病后曾就医进行诊断和治疗,应问明诊断的名称,用药的名称、剂量、方法、次数等。如患者已做过相关的检查,应查看相关的检查报告和数据。询问过敏史时应确定是何物、何时过敏、当时何种表现、有无做过过敏原测试、结果如何等。

经常需要核实的资料还有体温、进食量、饮水量、呕血量、体重变化、大便和小便情况;重要药物的使用如糖皮质激素、降血糖药物、抗结核药物和抗精神药物;饮酒史、吸烟史、过敏史、家族史等。

（九）善于归纳小结病史

采集病史每一项目结束时最好进行归纳小结,这将有助于唤起询问者的记忆和理顺思路,并避免遗漏信息;同时让患者知道询问者已了解他的病史,或者了解的程度;此外,还可以通过核实患者所述病情,进一步澄清所获信息。例如:"我们来归纳一下,你的皮疹总是晚上加重,白天可以自行缓解消退,对吗?"这为询问者进行下一步的询问和工作奠定了基础。对症状较多较复杂的患者,尤其应注意及时小结。小结主诉和现病史时,详细归纳特别重要。小结家族史时,只需要简短总结阴性或不复杂的阳性家族史。小结系统回顾时,重点小结阳性发现。

(十)应鼓励患者提问和讨论问题

由于人们对于复杂的内心感受往往并不十分清楚,需要逐渐发掘、整理。患者常有一些疑问需要再解释,同时,也会想起一些在询问者直接提问前不曾想到的问题。让患者有机会提问,用适宜的言语帮助患者更深刻地理解并表达其内心感受,提供良好的互动环节,从而更有效地进行交流。

下面的对话演示了医患双方一起探索病因的过程。

患者:医生,我这面部红斑还有可能是红斑狼疮吗?我好担心。

医生:嗯,你除了刚刚表述的皮肤情况以外,还有其他不舒服吗?比如口腔溃疡,关节疼痛?

患者:有的,我每年都要发好几次的口腔溃疡,上个月刚发过,这几天好点了。关节痛倒没有,但我最近头发掉得比较厉害。

医生:你之前做过有关免疫系统的检查没

有呢?

患者:没有,医生,我有必要现在检查一下吗?我希望能好好地检查一下。

医生:你皮肤的临床不太考虑红斑狼疮,但稳妥起见,我们做些常规的检查看看。你看可以吗?

患者:好的,检查一下,我比较放心一点。

(十一)尽量避免使用医学术语

作为与患者交谈的一种技巧,必须用通俗易懂的词语代替难懂的医学术语,或者对难懂的术语作适当的解释后再使用。例如,患者熟悉"中耳炎"这个词但并不懂"心悸"的含义,由于患者不愿承认他不懂,使用术语就可能引起误解。因此,应对难懂的术语作适当的解释,以便能和患者顺利地沟通。

(十二)保持友善的举止

身体姿势、行为方式是沟通的媒介,它让患者感受到医者的关爱和体贴。因此,增进和谐关系的行为就是询问者如何使患者感到舒服的举止。谦虚礼貌能增进患者对询问者的信任,以至于说出原想隐瞒的敏感事情或提供其他有关资料。使用非语言交流或肢体语言时,应注意与患者进行必要的视线接触,既要注视患者,又要避免如同审讯般凝视或直视,适当的时候应微笑或赞许地点头示意专注地倾听,显示出能理解和接受他问题的身体语言,如交谈时应采取前倾姿势,也可用两臂、两腿交叉姿势,或一边倾听,一边记录。语音、语调、表情、眼神和不偏不倚的语言暗示(不要与肯定的加强语混淆),以及一些鼓励患者继续谈话的短语也是常用的友善举止,如点头或简单地以"嗯""哦""我明白"作为回应,患者讲完时附和几句"请接着讲,说得更详细些"等。

对于患者所说的重要部分,可以简单地重复患者的原话或以新的表达方式进行回应,有时,这种回应表面上看起来似乎是冗余的话,但却正是患者所需要的回应,让患者感到你的关心和理解,达到心理学上的共鸣,更进一步加深患者对医生的信任。

请注意:不要干扰患者对身体症状和内心痛苦的诉说,尤其不可唐突地打断患者的谈话。患者往往担心医生并没专心听他诉说,对于疑虑和抱怨多、说话重复的患者,尤其需要医生有耐心。有时患者的叙述离题太远,医生可以礼貌地提醒患者回到主题上来。

(十三)适当的赞扬和鼓励

恰当地运用一些语言行为,如评价和赞扬,有助于增进与患者的关系,使患者受到鼓舞而积极提供信息。如:"那是可以理解的""那你一定很不容易"。一些通俗的赞扬语,如:"你已经戒烟了,太好了,真有毅力!"。

请注意:对有精神障碍的患者,不可随便用赞扬或鼓励的语言。

(十四)诚恳的态度

应了解自己的知识水平与能够为患者提供

的需要是否相称,当自己不能提供足够的信息及适当的医嘱时,应承认自己经验的不足。医生不清楚、不懂的问题或者不能作出的诊断,可以建议患者去找有经验的专家或有经验的科室进一步就诊或咨询,或回答自己将随后去查书、请教他人后再作回答。如知道部分答案或相关信息,可以提供自己知道的情况供患者参考,不要简单回答"我不清楚""不知道"。

（十五）客观认识患者的理解程度

通常被认为不依从的患者其实多数是因为不理解医生的意思。询问者可巧妙的使用各种方法判断患者的理解程度,并了解患者的依从性。可要求患者重复所讲内容,或提出一种假设情况,看患者有否适当的反应。如患者没有完全理解或理解有误,应及时纠正。

（十六）了解患者的看法

患者对其所患疾病的看法对有效的诊断和治疗非常重要。例如,患者认为他因食糖过多导致糖尿病,以为停止食糖就可能治愈糖尿病,而采取禁食所有含糖食物或节食甚至绝食的方式。询问者应了解患者对这些知识的理解程度或误区,以便进行有针对性的教育。患者对病因的信念和关注,影响他叙述症状和对诊断的理解,患者对预后的看法也会影响治疗,如其亲人死于急性胰腺炎,那他一定更加看重胰腺炎,将其视为一种致命性疾病。某些患者可能隐藏了对治疗不利的问题,询问时应敏锐地发觉、分析并问明。

（十七）关切疾病的影响

疾病对患者家庭成员和家庭生活方式有巨大影响。例如,癌症患者由于长期治疗、药物的副作用以及可能降低家庭收入,必然影响到家庭成员和家庭生活方式。有些患者往往脾气较大或者较古怪,询问病史时往往要更加耐心。某些疾病会影响患者的自我心态或形象,询问者应提前考虑到相关问题。例如对年轻的乳腺癌切除术后患者,乳房的问题应小心涉及;而外伤、烧伤后遗留的瘢痕影响到患者容貌或者肢体功能障碍,这些都可能造成患者自卑以及对自我的感觉差。应平等、关爱地与患者沟通,消除患者的顾虑。

（十八）关心患者的期望

应了解患者就诊的确切目的和要求,明白患者的期望(如一张处方、一张病情证明等),如以药物治疗和改变生活方式等为目的,就需要保持长期连续的医患关系,这需要询问者与患者共同协商决定。应判断患者最感兴趣的、想要知道的信息量及每次应给予的量,从而适时、恰当地为其提供反馈信息,针对性地给予指导、引导和鼓励,本身就是治疗的目标。

（十九）关心患者的经济状况

了解患者的经济状况,支持和帮助的来源。针对不同情况作恰当的解释可增加患者对医生的信任。鼓励患者设法寻找资助,包括家庭其他成员、朋友、工作单位等,有无在紧急关头能帮助患者的个人或社团,包括募捐。

（二十）结束语的使用

病史采集结束时,应谢谢患者的合作,告诉患者或用肢体语言暗示医患合作的重要性,表明询问者的作用、义务和责任,说明下一步对患者的要求、希望和计划,如下次就诊时间或随访计划等。

第五节　病史采集的基本流程

（一）基本原则

1. 诊室环境安静卫生。桌、椅等布局合理,光线适宜,室温恰当。

2. 检查床、诊疗及各种辅助检查工具齐备。

3. 衣着仪表端庄,按照行为规范着装,保持整洁。

4. 精神面貌良好,态度亲切,努力构造和谐氛围。

5. 行为举止专业,操作规范。

6. 做好完整、准确的记录。

（二）接诊工作

1. 初步了解情况　从导诊和接诊护士处获取患者的基本信息和有价值的信息。

2. 礼貌接诊　如:"您好! 请坐"。这样礼貌的开场能很好地缓解患者的就诊紧张和压力。医务人员言行、举止、表情都会对患者产生重大影响。病史采集应规范用语,多用礼貌性语言、通俗易懂的语言,使患者感到温暖,并能主动配合。

3. 检查病历一般项目的完整性　问诊前,先尽量获取患者的完整资料。如果患者还没填写完整,请患者坐下并完成病历本的一般项目。如:"哦,请您把这些缺项填好,尤其是过敏史,这对疾病的诊断和治疗有很大的关系,请一定如实填写,谢谢!"通过患者的填写过程,医生还可以初步判断患者的文化素质、居家环境、经济状况,从而为制订个性化诊疗方案打下基础。

(三) 病史采集

病史采集对初诊患者和复诊患者有所不同。

1. 对初诊患者　对于初诊患者的病史询问,前面已经进行了比较详细的叙述。需要注意以下两点:

(1)仔细地分析疾病的病理、病情及危害性,使患者对自己所得疾病有所认识;通过语言交流,使患者能够配合医生,采取积极态度接受诊疗。

(2)一定要询问患者本次就诊前的诊治经过,对患者所阐述的曾经就诊医院和用药作出判断和相应解释、回答,从而体现对诊疗的决策能力。了解患者的就诊经历可以避免重复用药,为提升医生的信任度提供机会,患者感觉医生立于自己的立场上,对之后的处方和治疗方案疑虑会少很多。

2. 对复诊患者 门诊患者复诊主要有两个原因：

（1）患其他疾病复诊，与上次就诊疾病无关。这种情况下，除了对原有疾病进行必要了解外，新症状仍按初诊问诊方式进行详细询问。

（2）患原有疾病要求复诊，这类患者问诊时应该注意以下几个方面：

1）关注患者的就诊目的：对患者的提问作尽可能详细的解释，消除顾虑和疑惑。

2）对患者的状况再作大致评估：包括患者的心态，对病情的自我认识，患者的依从性等。让患者复述检查情况或者用药过程，是了解其依从性或者不依从原因的较好方法。

3）增加信任度和依从性：关心的作用至关重要，从语言方面进行安慰，从家庭角度进行开导，从自身的身体状况进行鼓励。

4）详细掌握病史资料：包括对患者的病情、用药种类、治疗过程、病情变化等方面。询问原有症状情况以及有无新的不适。以往症状的变化要询问其加重或者减轻的原因以及时间、性质、范围的变化等。新症状仍应该按照前述方法询问症状的性质。

5）详细解释诊疗方法和目的：针对患者的个体情况详细介绍用药种类、名称、剂量、剂型、用法、时间、疗程、疗效以及必要的重复检查或改换治疗方案的理由，在进一步增强信任度的同时达到提高治愈率目的。

6) 对一些需要男女同治的疾病,更需要向患者反复强调疾病对家庭、配偶、子女交叉感染的严重危害和后果。

7) 检验和治疗中常见问题与处理:①医患沟通出现偏差:这不仅是一项技巧,更是一门学问,应当重视。在某些场合,医生由于行为的偏差而被误解,医患之间关系紧张,处理不好关系还可能进一步恶化。从常理说,医生总是希望患者尽快康复,对于这一愿望,患者应该感激医生才是,而结果有时恰恰相反。这说明医生未能正确表达这种愿望,而患者也无法从医生的言行中感受或理解到这种愿望。因此,应用易于理解的语言、心情,把抽象的"说教"转变为具体的言行。②忽略阴性结果:应记录阳性和阴性症状,这对明确诊断或进一步的鉴别诊断有重要意义。主要症状同时有系列伴随症状是疾病诊断的主要依据,而缺乏某些伴随症状也是作为诊断和鉴别诊断的重要参考。如果忽略阴性症状,则有更大的可能导致诊断的完全错误。因此,在病史采集过程中,一定要根据患者的主要症状判断可能导致该症状的疾病,并逐一询问可能的伴随症状。疾病不应放过任何一个主要症状之外的细小伴随迹象,这样才能诊断或排除某些非常重要的鉴别诊断。机体的病理过程受多方面影响,反之,也从多方面影响机体。

第六节　特殊人群的
病史采集

（一）不合作患者

1. 依从性差　应详细解释诊疗方法和目的，进一步增强信任度。在患者接受药物治疗期间，坚持每次给患者介绍药物名称、剂量、剂型、用法、疗程、疗效，以及必要的重复检查，包括体检、化验、器械检查等，或改换治疗方案、延长疗程，以达到提高治愈率目的。强调疾病控制或治愈的重要性，减少病情的复发，可减少精神上和经济上的负担。

2. 抑郁与焦虑　应鼓励患者讲出其感受，注意其语言和非语言的各种异常线索，确定问题性质。给予宽慰和保证应注意分寸，比如说："不用担心，一切都会好起来的"这一类话时，首先应了解患者的主要问题，确定表述的方式，以免适得其反，使患者产生抵触情绪，交流更加困难。

3. 多话与唠叨　应注意以下技巧：提问应限定在主要问题上，在患者提供与病情不相关的内容时，巧妙地打断患者，同时仔细观察患者有无思维奔逸或混乱，如有，应按精神科要求采集病史和作精神检查。分次进行病史采集，告诉患者病史采集的内容及时间限制等，但均应有礼貌、诚恳表述，切勿表现得不耐烦而使患者失去信任。

4. 忧伤与缄默 对这类患者,在展开问诊前应注意情感上的交流,最大限度地取得信任,询问过程中应给充分的思考时间,注意聆听陈述,不能急于求成,以免造成缄默加重甚至产生反抗情绪而拒绝进行任何陈述。应注意观察患者的表情、目光和躯体姿势,允许有必要的停顿或沉默,为可能的诊断提供线索。另一方面,也要以尊重的态度,耐心地向患者表明理解其痛苦。并通过言语和恰当的身体语言给患者以信任感,鼓励其客观地叙述。

5. 愤怒与敌意 患病和缺乏安全感的人可能表现出愤怒和不满,而且有时患者也难说他们为什么愤怒和愤怒的具体对象,可能指向医生,仅仅因为医生在他面前或提醒他想到了自己的不适感觉,或者他们向医生(尤其是年轻医生)比向其他人表示愤怒更感到安全。不管对以上哪种情况,应采取坦然、理解、不卑不亢的态度,尽量发现患者发怒的原因予以说明,注意切勿使其迁怒他人或医院其他部门。提问应该缓慢而清晰,内容主要限于现病史为好,对个人史及家族史或其他可能比较敏感的问题,询问要十分谨慎,或分次进行,以免触怒患者。

6. 对医生不信任和说谎 对某些症状和诊断,患者常感到恐惧,恐惧各种有创性检查,恐惧疾病的后果或许多将来难以预料的情况,由此而影响对病史的叙述。如可能夸大某些症状,或害怕面对可能的疾病而淡化甚至隐瞒某些病史。医生应判断和理解这些情况,给予恰当的解释,避免记录下不可靠不准确的病史资料。恐惧会改变人的行为,一些患者对过去信任的环境也变得不信任。感觉到患者对医生的不信任和说谎时,不必强行纠正,但若根据观察、询问了解有说谎可能时,应认识到它,待患者情绪稳定后再询问病史资料。若有人没病装病或怀有其他非医学上的目的有意说谎时,应根据医学知识综合判断,予以鉴别。

（二）危重和晚期患者

需要重点的病史采集和重点体格检查,并可将其同时进行。病情危重患者反应变慢,甚至迟钝,不应该催促患者。亲切的语言,真诚的关心,表示愿意在床旁边多待些时间,对患者是极大的安慰和鼓励,有利于获取准确而全面的信息。

（三）残疾患者

残疾患者在接触和提供病史上较其他人更为困难,需要更多的同情、关心和耐心,还需要花更多的时间收集病史。仔细聆听病史叙述,并及时给出语言的应答,更能使患者放心配合。

（四）老年患者

老年人因为体力、视力和听力的减退,部分患者还有思维的障碍或者反应缓慢,可能对病史采集有一定的影响。应该注意甄别其叙述内容的可靠性,取得其家属或者共同生活者的配合,帮助纠正错误信息,提供更多的资料。

（五）儿童患者

了解儿童生长发育、心理及行为的特点，以及与儿童患者见面的环境、衣着、面容和语调。小儿多不能自述病史，须由家长或者保育人员代述，所提供的病史材料是否可靠，与其观察小孩的能力及接触小儿的密切程度有关，对此应予以重视，并在病历记录中说明。有些患儿由于惧怕住院、打针等而不肯说实际情况，与他们交谈时仔细观察并全面分析，有助于判断其可靠性。

（六）妇产科患者

了解女性生殖系统的解剖、生理特点以及妊娠、分娩生理特点，熟悉一般的和特异病种的妇产科患者的心理活动以及行为特征。

第七节　皮肤专科病史采集

（一）一般情况

同其他学科一样，皮肤科病史采集也应该仔细询问，包括患者年龄、性别、职业、籍贯、种族、婚姻状况、健康状况、爱好、居住环境、过敏史、药物使用等情况。

（二）主诉

是指患者就诊的主要症状和原因。其包括皮损及其部位、主观症状及持续时间等，这些都要详细询问。

（三）现病史

1. 疾病最初发生经过和时间；

2. 皮损的部位及特点,如发生的先后顺序;

3. 有无使病情加重或诱发的因素;

4. 有无全身或局部其他症状;

5. 疾病发展情况、快或慢、有无规律、能否自然缓解;

6. 病程中特征性病情有否改变,有无进展或演变;

7. 治疗情况、有无诊治、有无用过哪些药、疗效如何、有无副作用等。

（四）既往史

以前身体怎样,患过什么病,有无传染病史,有无高血压、糖尿病等,有无类似病史及食物、药物过敏史,有无外伤史、输血史,有无手术史,有无疫苗接种史,有无传染病地区旅行史,有无过敏性疾病史以及过敏原因。

（五）个人史

平时的生活习惯如何,饮食习惯如何,有无饮酒嗜好,有无毒品接触史,有无冶游史,月经婚育史如何等。

（六）家族史

父母是否健在,如不在,是什么原因去世;兄弟姐妹、子女身体如何;家族其他人有无一些遗传疾病、传染性疾病及过敏性疾病史;家族中有类似病史的家人现身体状况如何;有无近亲结婚史等。

门诊收集病史示例(以急性荨麻疹为例)

患者:医生,我不舒服。

医生:你好,请问你哪里不舒服?

患者:医生,我身上长了很多皮疹,非常痒。

医生:请问这皮疹出现有多长时间了?

患者:两天。

医生:这两天中皮疹有自行消退的吗?

患者:嗯,昨天晚上消退过,可是今天早上又有了,而且眼睛都肿了。

医生:你是一直都痒吗? 这种痒在什么情况下加重或减轻呢? 影响你睡眠吗?

患者:只要有皮疹就很痒,我在做饭时遇热时痒得很重,在空调房间休息时会好些。昨天晚上皮疹消退时没有痒的感觉,但是凌晨又出现瘙痒,就不能继续睡觉了,眼睛肿得都睁不开了。

医生:这两天你有过发烧吗?

患者:就觉得皮肤发烫,这两天我自己测了几次体温,一直都不高。

医生:那这两天有没有出现心慌、胸闷、喘不上气或者肚子疼的时候?

患者:嗯,有有有,昨天肚子疼过一次,还拉过一次肚子,今天早上被痒醒的时候就有点心慌、胸闷的感觉,喉咙都有点发紧的被压迫的感觉,不过现在好一点。

医生:好的,我知道了,那你在发病前有没有吃什么特殊的食物或者到什么地方去玩过,或者剧烈运动过?

患者:生活和吃东西都跟平时一样的。

医生:那你发病前有没有因为其他不舒服用

药或者打针？

患者:起疹子前一天因为咳嗽吃了头孢。

医生:你以前出现过这种症状没有？家里有人出现过你这种症状没有？

患者:以前没有,家里人也没听说有这种情况。

医生:你有没有其他疾病,比如过敏性鼻炎、哮喘？家里人有这些疾病吗？

患者:没有。

医生:好的,你的情况我已经知道了,你得的是"急性荨麻疹",一般是过敏导致的,你这次发作很有可能与你吃头孢有关,你首先不要继续吃这个药了,我给你开点儿抗过敏药,你按我说的吃,这几天不要吃海鲜,不要喝酒,不要受热比如洗澡水温不要太热。

患者:好的。

医生:你吃了药如果皮疹没有好转,或者再次出现心慌、胸闷、喉咙发紧,就再来复诊,如果皮疹慢慢消退了,就不用担心,把这次开的药继续吃完。

患者:谢谢医生。

医生:不客气。

住院部收集病史示例(以过敏性紫癜为例)

医生:你好,我是你的主治医生,我叫××。您住院后的治疗由我来负责。请问你哪里不舒服呢？

患者:我身上出现了一些红点。

医生：多久了？

患者：有一星期吧。

医生：主要在哪些部位呢？

患者：四肢都有。

医生：其他地方有吗？比如胸腹部。

患者：没有发现。

医生：能讲讲这些红点是怎么发现的吗？

患者：一周前我洗澡的时候突然发现的。

医生：红点多大呢？是一样大吗？

患者：大部分针尖大小，大小不太一样。

医生：什么颜色？

患者：紫红色

医生：有什么感觉吗？疼吗？痒吗？

患者：不疼也不痒。

医生：红点是不是高于皮肤表面呢？

患者：是平的，不高于皮面。

医生：当时按压的时候红点颜色有变化吗？

患者：没有。

医生：这些红点这几天有变化吗？

患者：刚出现的时候是紫红色的，三到四天后变成紫蓝色了，然后颜色变淡了，又开始出现新一批的红点。

医生：除了红点还有其他不适吗？

患者：你指的是什么？

医生：这几天有腹痛、关节痛、鼻出血吗？

患者：没有。

医生：刷牙时牙龈有出血吗？

患者:没有。

医生:大便怎么样? 颜色有变化吗?

患者:大便和以前一样,颜色无变化。

医生:小便颜色有变化吗?

患者:没有。

医生:你觉得有什么原因吗?

患者:我觉得没什么原因。

医生:发病前有没有咽痛、发烧?

患者:没有。

医生:有没有吃过海鲜?

患者:没吃过。

医生:这种情况以前发生过吗?

患者:没有。

医生:发病以后去过医院吗?

患者:没有,今天是第一次看病。

医生:自己吃过什么药吗?

患者:没有。

医生:发病以来精神怎么样?

患者:精神不好。

医生:发病以来饮食、睡眠和体重情况怎么样?

患者:胃口稍差,睡觉还可以,体重没有明显变化。

医生:对什么东西过敏吗?

患者:我是过敏体质,对花粉过敏,流鼻涕。读初中时感冒了,做青霉素皮试阳性。

医生:好的,我大概回顾了下你的病情:主要是发现四肢起红点一周,颜色有变化,不断出新的,其他部位没有发现,不伴腹痛、关节痛,大小便正常,有花粉和青霉素过敏史。对吗?

患者:对的。我得的是什么病?

医生:你先不要着急,我先给你做个详细的查体。先测体温、呼吸、脉搏、血压。行常规全身系统检查。最后重点皮肤专科检查,皮疹需仔细检查其分布部位、形态、颜色、性质、有无压痛感,按压皮疹有无褪色等,同时需重点再检查与过敏性紫癜有关的系统症状,如有无牙龈充血、发炎、咽喉、扁桃体、肺部有无炎症,腹部有无压痛、反跳痛,关节有无压痛等。

医生:好的,我的检查完了,根据您的病史及查体,目前考虑过敏性紫癜可能性大。稍后我会进一步做一些化验检查,等结果出来后就会知道你的病情了。

患者:谢谢大夫。

（连 昕　涂亚庭）

第八节　问题应对

（一）理解能力低和语言障碍患者

理解能力及对医学知识的贫乏可能影响患者回答以及医嘱的遵从性。问诊语言应通俗易懂,减慢提问速度,注意必要的问题重复及信息核实。对这类患者尤其要注意的是,他们由于表达或理解能力差,加上对环境的生疏,通常表现出对医生的"过分"尊重和"过度"顺从。有时对问题回答的"是",不过是不知道如何表达或者仅仅是礼貌的表示,实际上可能并不能理解问题,也不一定是同意或者肯定,对此应特别加以注意。

（二）语言不通者

最好寻找翻译,并请如实翻译,勿带有倾向性,更不应只是解释或总结。有时肢体语言、手势加上不熟练的语言交流也可抓住主要问题。反复的核实很重要。

（三）多种症状并存

似乎医生问及的所有症状患者都有,尤其是慢性过程又无侧重点时,应注意在其描述的大量症状中抓住关键、把握实质。另一方面,在注意排除器质性疾病的同时,也考虑其可能由精神因素引起,一经核实不必深究,必要时可建议其进行精神检查。

（四）精神异常

自知力是人们对自我心理、生理状态的认识能力,属于自我意识的范畴,在医学上表示患者对自身疾病的认识能力。对有自知力的精神异常者,病史采集对象是其本人。对缺乏自知力的患者,其病史提供者是患者家属或相关人员。由于不是本人的患病经历和感受,且家属对病情的了解程度不同,有时会提供大量而又杂乱无章的资料,医生应结合医学知识综合分析,归纳整理后记录。对缺乏自知力患者的交谈、询问与观察属于精神检查的内容,但有时所获得的一些资料可以作为其病史的补充。

第九节　病史采集示范

【案例】

地点住院部病房,新入院患者王××,男性,52岁,正躺在床上看报纸。穿着整洁的医生到病房进行新入院患者的病史采集,佩戴有医生全名、职称和医院名称的胸牌。

医生与患者的交流和病史采集的内容如下:

医生:您好,王先生吧。我是黄医生,是您的主管医生,现在我想了解您的病情,需要您的配合。

患者:好的,可以。入院时护士告诉我您要来看我。

医生:您现在多大年龄?

患者:我已经52岁了。

医生:做什么工作?

患者:做过教师,现在已退休。

医生:您觉得哪儿不舒服?

患者:我主要是左边胸痛,还起了一些皮疹。

医生:胸痛有多长时间?

患者:大约有六天了。

医生:白天疼还是晚上疼?

患者:都疼,不定时。

医生:是持续疼还是一阵一阵的疼?

患者:一阵一阵的疼,就像突然被针刺了一样疼。

医生：大概每次持续多长时间？

患者：不一定吧，有时持续几分钟，有时可能有几秒钟。

医生：这个疼痛影响你睡眠吗？

患者：有影响，特别是这两天出现皮疹后疼的更加频繁，半夜都会疼醒。

医生：有没有什么情况可以减轻或者加重这种疼痛？

患者：没有，总是不定时就会疼起来。

医生：以前有过左胸痛的情况没有？

患者：以前只是变天的时候会有点胸闷，没有这样疼过。

医生：你身上这些皮疹什么时间出现的？

患者：三天前。

医生：痒吗？

患者：不痒。刚开始只有几个像绿豆大小的皮疹，这两天越来越多，还长了一些水疱。

医生：你发病前有没有感冒或者特别劳累？

患者：没有感冒，当时因为过节，儿女都来，我喜欢自己给他们做饭，可能有点儿累了。

医生：喔，那您这次发病可能和劳累有点关系，劳累导致免疫力下降，要注意休息了。

患者：谢谢医生。

医生：你得病后在其他医院看过病吗，或者自己到药店买过药吗？

患者：嗯，我去附近的医院看过，刚开始没有出皮疹，医生检查了一下心脏，拍了一个胸片，说没有啥问题,给我吃了一点止疼药。

医生:请告诉我具体药名。

患者:消炎痛。

医生:效果怎么样?

患者:可能有一点点止痛效果,但是不明显。

医生:出现皮疹后,你局部用了什么外用药物没有?

患者:用了,是到药店买的。

医生:什么药物?

患者:红霉素软膏,药店的工作人员推荐的,但是好像没有什么作用,还越长越多。

医生:您得病过程中有无发烧、胃口不好或者其他什么不适吗?

患者:好像没有发烧,但是因为疼影响食欲。

医生:起病来,精神、食欲、大小便习惯有无变化?

患者:精神、食欲稍差,其他没有明显变化。

医生:瘦了吗?

患者:没称过体重,但最近没听家人说我胖了或瘦了。

医生:哦。我现在归纳一下您说的病情,您看对不对。六天前开始左侧胸部疼痛。之前有劳累的诱因,疼痛为左胸部针扎样的阵痛,每次持续数秒到数分钟不等。三天前左胸部开始出现皮疹并逐渐增多,同时疼痛加重,影响睡眠和食欲。发病后到附近医院就诊,胸部 X 线检查、心脏专科检查等无明显异常,服用了消炎痛无明显缓解,在附近药店买过红霉素软膏涂抹局部皮疹,效果也不明显。请问是这样的吗?

患者:没错! 是这样。

医生:下面我还想了解您过去的身体健康状况,您过去的身体情况好吗?

患者:好像没什么病。

医生:您小时候身体怎样呢?

患者:小时候身体很好。

医生:有没有发生过胸痛。

患者:没有。

医生:有传染病吗? 例如水痘、结核病?

患者:没有。

医生:接触较多的亲人或朋友中有类似疾病的吗?

患者:没有。

医生:您的生活环境怎样呢?

患者:家住闹市区,车多,空气不好,噪声大。

医生:出生在本地吗?

患者:是,也一直生活在武汉。

医生:平素您有什么嗜好?

患者:我不喝酒,也不吸烟。

医生:这确实是良好生活习惯,应该坚持。那您对哪些药物过敏?

患者:没有。

医生:或有其他的过敏情况吗? 比如某些食物或植物花粉?

患者:没有。

医生：为了弄清楚您患病的原因，还有必要了解您家人的一些情况。

患者：好。

医生：您家里的人有什么急性或者慢性疾病吗？

患者：妻子和孩子均健康。

医生：您家里还有其他人，如祖父母、外祖父母、母亲等家里人患病吗？

患者：祖父、祖母、外祖父、外祖母已去世多年，他们的情况我不太清楚。母亲患肺癌去世的……（哽咽。）

医生：（打断患者的话），您有兄弟姐妹吗？

患者：有两个妹妹，身体好。

医生：您再想想还有什么需要补充的吗？

患者：没有。您问得很仔细。

医生：接下来，我将给您做体格检查，然后可能还要做其他检查如血液检查、放射检查等。现在我开始给您做体格检查，请您躺下。

第十节　病史采集技能评估

（一）病史采集的评估项目

1. 交流和收集信息的能力

（1）提问的清晰度；

（2）提问的技巧性；

（3）医学语言应用是否得当；

（4）对患者信息的验证和总结；

（5）在整个过程不同阶段之间过渡的连贯性。

2. 提供和传送信息的能力

（1）提供信息的清晰度；

（2）建议的有效性和可信度；

（3）用词的准确性和恰当性；

（4）对所收集信息的总结能力；

（5）结束病史采集的技巧。

3. 医患关系的融洽性

（1）对患者的礼貌；

（2）举止是否得体；

（3）自信心和态度；

（4）与患者的融洽度以及获得患者的支持度。

4. 个人特点

（1）向患者介绍自己的方式；

（2）情绪是否恰当；

（3）对患者感受的敏感度。

（二）病史采集的评估方法

1. 病史采集内容的评估　病史采集内容的完整性和准确性对疾病的诊断至关重要。任何一种疾病的临床表现都不尽相同，即"同病异症"；而不同的疾病又有某些相同或相似的临床表现，这就是"异病同症"。因此，针对具体的疾病有相对具体的内容，但其所体现出的基本要点应是一致的，病史采集时尽量采集到这些基本要点。

（1）询问者介绍自己的姓名、职务和职责。

（2）询问患者的姓名。

（3）询问患者的年龄、职业、住址或其他相关资料。

（4）患者主诉就诊最主要的原因及持续时间。

（5）起病情况和患病的时间。

（6）主要症状的特点。

（7）病因和诱因。

（8）病情的发展和演变。

（9）伴随症状。

（10）与鉴别诊断有关的阴性资料。

（11）诊治经过。

（12）病程中一般情况。

（13）既往史的主要内容。

（14）系统回顾的主要内容。

（15）个人史的主要内容。

（16）婚姻史、月经史和生育史。

（17）家族史的主要内容。

（18）与患者讨论下一步的检查和处理意见。

2. 病史采集方法的评估 病史采集方法对获取病史资料的质量和建立良好的医患关系非常重要，前述的各条技巧都应进行评估。针对具体的患者每条技巧的应用不尽相同，这些方法都会在资料收集的过程中综合体现。

（1）从一般到特殊的提问。

（2）避免诱导性提问、诘难性提问、连续性提问、暗示性提问、逼问、审问。

（3）按病史采集的项目顺序系统提问。

（4）引证、核实患者提供的信息。

（5）病史采集过程中有小结。

（6）询问者注意聆听，不轻易打断患者讲话。

（7）不出现尴尬的停顿。

（8）友好的眼神，大方、体谅以及鼓励的话语。

（9）给予赞扬性肯定或者鼓励。

（10）不用医学名词或术语提问，如有使用，必须立即向患者解释。

（11）衣冠整洁，举止端庄，发展与患者的和谐关系。

（12）谦虚礼貌，尊重患者，获得患者的信任。

（13）有同情心，使患者感到温暖。

（14）病史采集应有过渡性语言。

（15）病史采集应有结束语。

（三）系统病史采集的评估

1. 系统病史采集的方法和技巧的重要性

系统病史采集方法和技巧对获取信息的数量与质量非常重要，直接影响诊治方案的制订及患者的依从性。对初学者而言，将病史采集方法和技巧归纳为以下技能标准作为评估参考，可以客观地反映病史采集基本技能的掌握程度。初学者可通过实习过程或询问标准化病人（standardized patient，SP）逐条熟悉，融会贯通，在临床实际工作中就能自然应对，顺利完成。

2. 项目及主要内容分值 评判 20 个问题，每个 5 分，总分 100 分；评分等级为良好、中等、较差；得分分值相应为 4~5 分、3 分和 1~2 分。

详见表 1-1。

表 1-1　病史采集技能考核评分表

编号	考核项目	评判标准	分值	得分
1	组织安排	病史采集组织结构清晰，引言、病史采集主体、结束语。对交谈目的、进程、预期结果心中有数	5 分	
2	营造环境	从礼节性交谈开始。恰当表达职责，尊重隐私。具有耐心、和蔼、同情的表现	5 分	
3	提问类型	从一般性提问开始，恰当使用直接或选择提问。避免诱导、暗示、诘难、连续性提问或逼问等	5 分	
4	重复提问	应用反问、解释、归纳小结等技巧	5 分	
5	时间顺序	分清主、次或伴随症状，准确反映疾病过程	5 分	
6	过渡性语言	说明将要讨论的新话题及其理由	5 分	
7	问诊进度	掌握进度和时间。专注地倾听，灵活地引导	5 分	
8	引证核实	寻找特殊的、有价值的证据	5 分	

续表

编号	考核项目	评判标准	分值	得分
9	归纳小结	力求核实和阐明,确保重要内容无遗漏	5分	
10	讨论问题	提供良好的互动环节,更有效地进行交流	5分	
11	避免医学术语	如用医学术语,应立即作适当解释	5分	
12	友善的举止	感到温暖亲切,轻松自在,易于交流	5分	
13	赞扬与鼓励	恰当地运用一些语言、行为赞扬和鼓励	5分	
14	诚实的态度	不能随便应付或不懂装懂以致乱解释	5分	
15	患者的理解程度	检查理解程度和依从性,及时纠错	5分	
16	患者的看法	特别要启发诱导出隐藏的忧虑	5分	
17	关切疾病的影响	与患者深入探讨问题,消除患者顾虑	5分	
18	关心患者的期望	了解就诊确切目的或要求,解决问题	5分	
19	关心患者的经济状况	关心现有资助来源和帮助	5分	
20	结束语	谢谢患者的合作,说明下一步的计划	5分	
考官			总分	

（四）重点病史采集的评估

重点病史采集后必须得到的关键信息即是病史采集内容评估的要点，而收集资料的能力、基本的交流能力和建立融洽医患关系的能力，则反映了询问者病史采集的基本技巧，就是病史采集方法的评估。

1. 重点病史采集评估项目

（1）病史采集的系统性：组织安排有条不紊，连贯进行询问，各部分内容过渡遵循逻辑顺序。无杂乱无章的重复提问。内容与具体疾病表现两者结合，围绕病情，条理分明。

（2）病史采集的技艺性：提问方式、技巧应用得当，恰当使用非语言交流（视线、目光、肢体语言等）。

（3）重点病史深入采集：详尽细致，方法适宜，必要时使用特殊问诊方法技巧。根据深入程度和关键症状的采集进行评分。

（4）检查中与患者交流：关心患者的反应，医患关系融洽，结束时进行适当交谈，交代有关事项。根据交流，沟通技巧评分。

2. 重点病史采集评估要点　具体应用时可逐条分列评分标准，供评分参考，附加评语栏目，可以对重点病史集中的优缺点和特殊注意事项予以文字说明，借以提高评分的说服力。采用SP问诊时，应事先进行培训，使之掌握评估指标。用于具体患者考核时，观察者一般由教师担任，宜事先熟悉项目，统一标准，以确保评估的客观公正,前后一致。

(吴 艳 涂亚庭)

参考文献

1. 吴汉妮,孔维佳.临床医学基本技能训练教程.北京:人民卫生出版社,2012.
2. 万学红,卢雪峰.诊断学.8 版.北京:人民卫生出版社,2013.
3. 黄长征.英汉皮肤性病学.武汉:华中科技大学出版社,2010.

第二章

体格检查技能训练与评估

【目的和要求】

1. 掌握体格检查的方法与技巧。

2. 熟悉体格检查的基本项目与内容。

【重点和难点】

1. 体格检查的方法与技巧。

2. 重要脏器的体格检查。

【训练内容】

1. 体格检查的注意事项和基本要求。

2. 体格检查的内容、步骤、方法与技巧。

3. 重要脏器的体格检查与评估。

【训练方式】

综合教学讲授、多媒体课件、示教、分组讨论、分组训练、SP训练、模型训练、模具练习。

体格检查是医生运用自己的感官和借助于简便的检查工具来客观了解和评估身体状况的一系列基本的检查方法。通过检查所发现的异常征象称为体征。体征往往反映疾病的本质，是疾病诊断和鉴别诊断最重要、最特异的证据，也是进一步选择有诊断价值的辅助检查项目以协助诊断的主要依据。

熟练地进行全面、系统、有序、重点、规范和正确的体格检查,不仅需要扎实的医学知识,更需要反复的临床实践和丰富的临床经验。在学习和进行体格检查训练时,将基础医学与临床医学既紧密结合又相互渗透,充分利用所学的解剖学、病理学知识,准确地在检查部位进行视诊、触诊、叩诊、听诊,确定有无病变以及病变的性质。

体格检查的过程既是基本技能的训练过程,也是临床经验的积累过程,以及与患者交流、沟通、建立良好的医患关系的过程。体格检查具有很强的技艺性,检查顺序、手法如不正确,即使患者存在异常征象,也难以发现;而动作不规范、不协调,则可能增加患者的不适。因此,应反复实践,熟练掌握体格检查的方法与技巧。

第一节 职业素质要求

由于体格检查的特殊性、操作的技巧性、判断的经验性,所以体格检查中需要特别强调职业素质的要求,需做到以下几点:

1. **严肃认真** 一丝不苟地体格检查是完成健康评估和完整病历记录的依据。

2. **实事求是** 客观记录体格检查结果是疾病诊断中不可缺少的一部分,寻求对诊断有价值的客观表现,真实、准确的记录。检查结果记录在案也会成为具有法律效应的医疗文件。

3. **勤学苦练,精益求精** 体格检查的基本方法都是通过医生的感官实现的,采用各种方式分段学习、逐一消化,反复联系,最后熟练掌握各种检查方法与技巧并灵活应用,直至达到使检查与客观存在相一致的程度才能为诊断提供有意义的资料。

4. 知行合一,综合运用　体格检查的内容和方法均有其深厚的学历背景,知其所以然,对体格检查的所见要深入探究,将各种临床技术有机结合,获取更有价值的资料,提出合理的诊断假设和进一步的检查措施。

总之,在临床实践之初,就应从职业素质的高度严格要求,形成良好的行为规范和职业习惯。

第二节　体格检查的准备工作和注意事项

(一) 准备工作

1. 环境　光线适当,最好以自然光线作为照明;室温适宜,环境安静。

2. 体位　被检者取卧位或坐位,适当披盖。背部检查可取坐位或俯卧位,不能坐起及俯卧者,只能侧卧进行。

3. 检查工具　需配备检查床(病床或体检床),需行妇科检查时,要配备妇检床。同时需配备以下检查常用工具:体温表、血压计、视力表、检眼镜、直尺、软尺、计时器、叩诊锤、鹅颈灯、压舌板、检鼻镜、棉签、纱布、手电筒、裂隙灯、大头针、胶布、音叉、手套、扩阴器等。

（二）注意事项

1. 穿着整洁、仪表端庄、态度和蔼、举止大方，有良好的医德修养。

2. 礼貌地向被检者介绍自己的身份及进行体格检查的原因、目的和要求，以取得密切配合。

3. 当被检者面洗手，避免交叉感染。对某些传染病进行体格检查时，穿隔离衣，戴口罩、帽子和手套，做好消毒隔离工作。

4. 通常立于被检者右侧，一般以右手进行检查，指甲剪短，手法规范。

5. 根据被检者不同体位，按下述顺序进行。

卧位：一般情况和生命体征→头颈部→前、侧胸部（心、肺）→（坐位）后背部（肺、脊柱、肾区、骶部）→（卧位）腹部→上肢、下肢→肛门直肠→外生殖器→神经系统（最后站立位）。

坐位：一般情况和生命体征→上肢→头颈部→后背部（肺、脊柱、肾区、骶部）→（卧位）前、侧胸部（心、肺）→腹部→下肢→肛门直肠→外生殖器→神经系统（最后站立位）。

6. 依次适当暴露被检查部位。胸部检查时暴露部位上至胸骨上窝，下至剑突；腹部检查时暴露部位上至乳头，下至耻骨联合上缘，乳头以上（女性应遮盖乳房）及耻骨联合以下部位应遮盖。

7. 按照合理顺序有目的、有层次进行。避免反复翻动，避免重复和遗漏，尽可能做到在一个体位时完成更多的检查。

8. 注意原则的灵活性,根据病情轻重,避免影响检查结果等因素,可调整检查顺序。注

意左、右及相邻部位等的对照检查。注意掌握检查的时间和进度,一般应尽量在 30~40 分钟内完成,以最大限度地保证体格检查的效率和速度。

9. 检查过程中关心、体贴病人,可适当交谈,对被检者给予的配合表示谢意,建立良好的医患关系。

10. 体格检查结果力求准确,并应根据病情变化复查,以助于病情观察、补充或修正诊断。

第三节 体格检查的基本方法

(一) 视诊

视诊是用眼睛观察被检者全身或局部表现的一种诊断方法。特殊部位的视诊如眼底、鼓膜、喉、支气管等需借助于某些器械协助检查。全身视诊用于全身一般状态和许多体征的检查。局部视诊用于了解被检者身体各部分的改变。将视诊与其他检查方法紧密结合,将局部征象与全身表现结合,减少和避免视而不见的现象。

(二) 触诊

触诊是通过手接触被检查部位时的感觉进行判断的一种诊断方法。手的感觉以指腹和掌指关节部掌面的皮肤最为敏感。指腹对于触觉

较为敏感,掌指关节部掌面对震动较为敏感,手背皮肤对温度较为敏感。

按检查部位和目的不同可分为浅部触诊法和深部触诊法。

1. 浅部触诊法 将一手置于被检查部位,利用掌指关节和腕关节的协同动作以旋转或滑动方式进行轻压触摸。检查腹部有无压痛、抵抗感、搏动、包块和某些肿大脏器时,以右手并拢的手指桡侧部分或指腹(避免用指尖)检查每个区域后,手应提起并离开腹壁,不能停留在整个腹壁上移动。浅部触诊常在深部触诊前进行。

2. 深部滑行触诊法 常用于腹腔深部包块和胃肠病变的检查。嘱被检者张口平静呼吸,或与其谈话以转移其注意力,尽量使腹肌松弛。以右手并拢的示、中、环三指平置于腹上,以指端逐渐触向腹腔的脏器或包块,在被触及的包块上做上、下、左、右滑动触摸,如为检查肠管或条索状包块,应与其长轴垂直的方向进行滑动触诊。

3. 双手触诊法 常用于肝、脾、肾和腹腔肿物的检查。将左手掌置于被检脏器或包块的背部,并向右手方向托起,使被检脏器或包块位于双手之间,并更贴近体表,有助于右手诊检查。

4. 深压触诊法 用于探测腹腔深在部位的病变或确定腹腔压痛点。以 1 或 2~3 个并拢的手指逐渐深压腹壁被检部位,检查反跳痛时,在手指深压的基础上稍等片刻,约 2~3 秒后迅速将手抬起,询问被检者是否感觉疼痛加重,或察看其是否出现痛苦表情。

5. 冲击触诊法（浮沉触诊法）　一般只用于大量腹腔积液时肝、脾及腹腔包块难以触及者。以右手中间三指并拢取 70°～90°角,置于腹壁相应检查部位,做数次急速而较有力冲击动作,此时指端会有腹腔脏器或包块浮沉的感觉。操作时应避免用力过猛。

提示:①检查前解释触诊的目的,取得被检者的密切配合。②被检者通常取仰卧位,双手置于体侧,双腿稍屈,腹肌尽可能放松。③检查肝、脾、肾时可取侧卧位。④手应温暖,手法轻柔,检查过程中,随时观察被检者表情。⑤检查腹部时,嘱被检者排尿,有时也需排便后检查。手脑并用,边检查边思索。注意病变的部位、特点、毗邻关系,明确病变性质和来源。

（三）叩诊

叩诊是用手指叩击身体表面某一部位,使之震动而产生音响,根据震动和音响的特点来判断被检脏器有无异常的一种诊断方法。

根据检查目的与手法不同可分为间接叩诊法和直接叩诊法。

1. 间接叩诊法　将左手中指第 2 指节紧贴叩诊部位,其他手指稍微抬起,勿与体表接触;右手指自然弯曲,用中指指端叩击左手中指末端指关节处或第 2 节指骨的远端。叩击方向应与叩诊部位的体表垂直。叩诊时以腕关节与掌指关节的活动为主,避免肘关节和肩关节参与运动。

叩击动作灵活、短促、富有弹性。叩击后右手中指应立即抬起,以免影响音响的振幅与频率而对叩诊音不易判断。在同一叩诊部位可再连续叩击2~3次。应避免不间断地连续地快速叩击,因为这不利于叩诊音的分辨。

检查肝区或肾区有无叩击痛时,可将左手手掌平置于叩诊部位,右手握成拳状,并用其尺侧叩击左手手背,询问或观察被检者有无疼痛感。

2. 直接叩诊法 将右手中间三指并拢,用其掌面直接拍击被检部位,借助于拍击的反响和指下的震动感来判断病变情况。

(四)听诊

听诊是根据被检者身体各部位发出的声音判断正常与否的一种诊断方法,可分为直接听诊和间接听诊两种方法。

1. 间接听诊法 是使用听诊器进行听诊的一种检查方法。听诊器体件有钟型和膜型两种,钟型体件适于听取低调声音,使用时应轻触体表被检查部位;膜型体件适于听取高调声音,使用时应紧触体表被检查部位。

2. 直接听诊法 是将耳郭直接贴附于被检者的体表上进行听诊的一种检查方法。该法所能听到的体内声音很弱,目前仅在某些特殊或紧急情况下才会采用。

提示:①环境安静、温暖、避风。根据病情和听诊的需要,采取适当的体位。②正确使听诊器。听诊器软管长度应与医生手臂长度相适应,耳件方向正确,硬管和软管通畅。③听诊时注意力集中,必要时请被检者控制呼吸配合听诊。

(五)嗅诊

嗅诊是通过嗅觉来判断发自被检者的异常气味与疾病之间关系的一种诊断方法。嗅诊时用手将被检者散发的气味扇向自己鼻部,然后仔细判别气味的特点与性质。但必须结合其他检查才能作出正确的诊断。

第四节 系统体格检查
具体步骤和方法

检查前先清点器械与所需物品,包括体温表、血压计、听诊器、叩诊锤、视力表、检眼镜、电筒、压舌板、棉签、大头针、软尺、直尺、计时器等。按全身体格检查项目列出的基本内容和逻辑顺序进行。皮肤、淋巴结、神经系统采取分段检查,统一记录,以减少不必要的体位变动。

(一)一般检查/生命体征

1. 被检者取仰卧位。检查者立于被检者右侧,自我介绍,礼节性简短交谈以融洽医患关系。

2. 观察被检者发育、营养、面容、表情、意识、体位等一般状态。

3. 当被检者之面洗手。

4. 被检者仰卧,头部抬高 30°~45°。

5. 测量体温,将甩好的体温计置于腋下,将其头端(水银球部)夹紧于腋窝深处 5 分钟,取出体温计记录数值。

6. 触诊桡动脉 将一手示、中、环三指指尖并拢平置于桡动脉近手腕处,手指适当施压感受到动脉搏动。注意脉搏频率和节律至少 30 秒。

7. 双手同时触诊 左右桡动脉,检查其对称性。双手分别置于被检者左右侧桡动脉上,仔细触诊至少 30 秒,比较其对称性。

8. 计数呼吸频率 通过观察被检者胸廓的起伏变化同时注意节律与深度。因呼吸受主观因素影响,切勿有任何暗示。技巧之一是在触诊脉搏后继续置手指于桡动脉处计数呼吸频率,也可留在背部检查时进行。

9. 测量血压 间接测量法(汞柱式)。一般以右上肢为准。让被检者安静休息片刻,尽量消除劳累或紧张因素的影响,取坐位或仰卧位测血压。

(1)打开血压计汞柱开关,确认汞柱凸面水平在"0"点。

(2)被测肢(通常为右上肢)裸露,伸开并外展 45°,肘部置于心脏同一水平,坐位时应与第 4 肋软骨,仰卧位时平腋中线。

(3)血压计置于心脏同一水平,将袖带展平均匀紧贴皮肤缚于上臂,气袖中部对准肱动脉,袖带大小应适于上臂臂围,至少应包裹 80%上臂,袖带下缘距肘窝以上 2~3cm、肱动脉表面,袖带松紧度适宜,以恰能放进 1 个手指为妥。

(4)左手指在肘窝上肱二头肌腱内侧触及肱动脉,将听诊器膜型体件置于肱动脉搏动处

（不能塞于气袖下）。

（5）右手以适当速度向气袖内充气，边充气边听诊，待肱动脉搏动消失，再将汞柱升高 20～30mmHg 为宜，缓慢放气，双眼平视汞柱表面，随柱下降，注意变音与消音。

（6）根据听诊和汞柱位置读出血压值。听到第一个响亮拍击声所示压力值是收缩压，继续放气，声音突然变弱、低沉、消失，取消失时的压力值为舒张压。间隔 1～2 分钟，同样方法再测定 1～2 次，取平均值。测量完毕，记录（报告）血压读数。

（二）头部

1. 检查毛发　先视诊检查毛发密度、颜色、光泽及分布等，然后用双手分开头发，观察头皮，触诊有无压痛。检查头颅畸形、缺损、异常活动等。

2. 视诊双眼及眉毛　注意眉毛的分布，有无脱落，观察有无上睑下垂、眼睑水肿、倒睫、闭合障碍。

3. 检查视力　用近视力表距离眼睛 33cm 处进行检查，照明可采用窗口处自然弥散光或人工照明，先右后左分开检查，采取 Jaeger 法记录。正常视力能看清楚第 10 行的"E"即近视力记录为J1。对于屈光不正者，要改变检查距离方可测得其最佳视力和估计其屈光性质和度数（平时戴眼镜者，可戴上眼镜，如此粗略估计其视力）。

4. 检查下睑结膜、球结膜、巩膜及泪囊　双手拇指置于下睑中央,请被检者向上看,同时向下掰开下睑边缘,观察球结膜、穹窿结膜、下睑结膜及巩膜。双手拇指轻压下睑内眦处(即泪囊区),检查泪囊。同时观察有无分泌物或泪液自上下泪点溢出(有急性炎症时避免此检查)。

5. 检查上睑结膜、球结膜、巩膜及泪囊　置拇指于上睑中分,轻轻向上牵拉,请被检者向下看,观察球结膜和巩膜。注意手法轻柔,勿使被检者流泪,必要时翻转眼睑观察上睑结膜。

6. 检查面神经(第Ⅶ对脑神经)运动功能　观察前额有无皱纹,请被检者皱额和闭目,看能否完成其对称性。再请被检者闭目,检查者置手指于上下睑中分用力分开眼睑,根据其抗力判断面神经上支的运动功能。

7. 观察眼球外形,检查眼球运动功能　①眼球运动检查:将目标物(棉签或一手指尖)置于被检者眼前 30~40cm 处,请被检者头部固定,眼球随目标方向运动,一般以左、左上、左下、右、右上、右下六个方向顺序检查。②眼球震颤:请被检者头部不动,眼球随检查者手指所示方向(水平和垂直)运动数次,观察是否出现眼球震颤(一系列有规律的快速往返运动)。

8. 瞳孔对光反射　①直接对光反射,请被检者双眼平视前方,检查者将手电筒打开后从眼外侧迅速将光线移向一侧瞳孔部位(注意同时照射双眼,请被检者不要注视光线),可见该侧瞳孔缩小,移开光线,瞳孔扩大。同样方法检查另一眼。②间接对光反射,让被检者以一手手指并拢展开置于鼻梁部挡住光线,将光线照射一眼时,对侧眼瞳孔立即缩小,移开光线,瞳孔扩大。同样方法检查另一眼。

9. 检查集合反射和角膜反射　①集合反射,置一手指于被检者眼前约 1m 处,指尖向上,与双眼同一高度,请被检者注视指尖,然后匀速移近手指距被检者眼前 5～10cm,观察两侧瞳孔由大缩小的变化和双眼内聚情况。②角膜反射,将消毒棉捻成棉丝,让被检者眼睛向另侧旁视,以棉丝轻触其角膜(不能触及睫毛),观察闭目反应。

10. 视、触诊两侧外耳及耳后区　注意有无皮损、结节、畸形和疼痛。用手将耳郭向后上牵拉,观察外耳道,用 1 或 2 个手指指尖同时压住两侧耳屏前区域,触诊颞颌关节,再请被检者张口及闭口,可触到该关节的运动。也可用示指轻轻插入耳道内(不可过深),指腹稍用力触及前壁,同时请被检者张口和闭口,可触到颞下颌关节的运动。

11. 分别检查两耳听力　请被检者一手掩耳、闭目,检查者用两手指摩擦,从距受检耳外的 1m 处逐渐移近,直至被检者作出听见声音的反应。同样方法检查对侧。两侧手指摩擦的声音应尽量相等。比较其两耳听力或与检查者的听力比较而粗略判断有无听力障碍,也可用秒表检查听力。

12. 视、触诊外鼻　注意皮肤颜色与外形。外鼻触诊应从鼻根部(两眼内眦之间)逐渐向下至鼻尖、鼻翼,检查有无压痛、畸形。

13. 观察鼻前庭、鼻中隔　请被检者头稍后仰,检查者用拇指将鼻尖轻轻上推,用电筒照射观察鼻前庭(皮肤,鼻毛分布,有无毛囊炎、疖肿及鼻中隔偏曲)。

14. 检查鼻道通气状态　用手指压闭一侧鼻翼,请被检者吸气,以判断通气状态。同样方法检查另一侧。

15. 检查上颌窦　双手固定于被检者的两侧耳后,将拇指分别置于左右颧部检查有无压痛,可请被检者判断两侧压痛有无差别,也可用手指叩击颧部判断有无叩击痛。

16. 检查额窦　一手扶持被检者头部,以另一手拇指、示指置于眼眶上缘内侧用力向后上按压或以两手固定头部,双拇指置于眼眶上缘内侧向后上按压,检查有无压痛,两侧压痛有无差别或用手指叩击该区,检查有无叩击痛。

17. 检查筛窦　双手固定被检者两侧耳后,将拇指分别置于被检者鼻根部与眼内眦之间,向内后方按压,检查有无压痛或用手指叩击该区,检查有无叩击痛。

18. 检查口、咽、喉　请被检者张口,检查者左手持电筒以适当角度照明口腔(或用自然光线照明),右手持压舌板,依次检查口唇、两侧颊黏膜、牙齿、牙龈、舌质和舌苔。

19. 检查口底　请被检者舌尖上抬至硬腭，如有异常应同时触诊，触及有无新生物的存在。颌下腺导管结石宜采用触诊。双手触诊法，戴指套的手置于口腔内触诊，另一手在口外配合。

20. 检查口咽部　请被检者张大口腔发"啊……"音，检查者右手持压舌板于舌中后 1/3 交界处迅速下压，此时软腭上抬，配合照明，即可见软腭、悬雍垂、舌腭弓、咽腭弓、扁桃体及咽后壁，注意观察悬雍垂位置，咽部有无充血、红肿、黏膜粗糙等。注意有无声嘶。

21. 检查舌下神经（第 XI 对脑神经）　请被检者张口、伸舌，观察伸舌有无偏斜，有无舌萎缩、舌震颤。

22. 检查面神经（第 VII 对脑神经）　观察面部是否对称，有无鼻唇沟变浅及口角偏向侧，请被检者露齿、鼓腮、吹口哨，观察两侧是否对称。

23. 检查三叉神经（第 V 对脑神经）运动支　双手分别置于被检者左右下颌角咬肌隆起处或颞侧颞肌处，请被检者咬紧牙齿，检查两侧咬肌收缩力。也可一手置于被检者颏下向上用力，请被检者作张口动作，以判断其肌力。

24. 检查三叉神经感觉支　三叉神经分为三支：上支分布于前额和角膜；中支分布于面中部及鼻部；下支分布于下颌区。请被检者闭眼，对称地用棉签自内向外轻触两侧（检查触觉）或针尖轻刺（检查痛觉），观察其反应。检查者用力应均匀，注意两侧及上下比较。

提示:因头部器官的功能和特点,检查项目和内容繁多,以视诊、触诊为主,还常需要一些特殊检查方法。检查者必须重点熟悉和记忆相关检查项目和内容,避免遗漏,并能在较短的时间内顺利完成检查。

(三) 颈部

1. 充分暴露颈部至颈根。

2. 观察颈部外形、皮肤、颈静脉充盈和颈动脉搏动 注意其对称性,有无异常肿块,淋巴结、甲状腺区等情况。

3. 检查颈椎屈曲及活动 除去枕头,以手托住被检者枕部作被动屈颈动作,测试其抵抗力,然后左右转动头部,检查颈椎活动情况。

4. 检查副神经(第XI对脑神经)的运动能 ①检查斜方肌肌力,双手置于被检者双肩并向下用力,请其抵抗此阻力向上耸肩;②检查胸锁乳突肌肌力,一手置于被检者一侧颞部,请其抵抗阻力向该侧旋转头部。同样方法检查另一侧。指腹紧贴检查部位,由浅入深滑动触诊。如发现淋巴结肿大,应注意其部位、大小、数量、质地、活动度,以及有无压痛、粘连、肿胀或瘢痕。

5. 检查淋巴结 触诊耳前淋巴结、耳后淋巴结、枕后淋巴结、颌下淋巴结、颏下淋巴结(屈曲手指于颈下中线处触诊);触诊颈前淋巴结浅组(乳突下,胸锁乳突肌前缘浅表处);触诊颈后淋巴结(被检者取坐位或仰卧位,头稍前屈,检查者左手触右侧,右手触左侧,由浅部逐渐触摸至锁骨后深部)。

6. 触诊甲状软骨　用拇指、示指触诊甲状软骨有无压痛及移动度。男性甲状软骨较女性突出。正常有一定程度移动且无疼痛。

7. 触诊甲状腺峡部　用示指(立于被检者后面)或拇指(立于被检者前面)从胸骨上切迹往上触摸,可感到气管前软组织,判断有无增厚,请被检者吞咽,同时触摸此软组织在手指下滑动,判断有无肿大和结节。

8. 触诊甲状腺侧叶　①前位触诊,被检者头偏向检查者侧以松弛皮肤和肌肉,检查者一手拇指施压于一叶甲状软骨,将气管推向对侧,另一手示、中指在对侧胸锁乳突肌后缘向前推挤甲状腺侧叶,拇指在胸锁乳突肌前缘触诊,配合吞咽动作重复检查,可触及被推挤的甲状腺。检查有无肿大、变硬、压痛、结节、震颤等。同样方法检查另一叶甲状腺。注意在前检查时,右拇指检查左侧,左拇指检查右侧。②后位触诊,可于检查后胸时自被检者后面检查。一手示、中指施压于一叶甲状软骨,将气管推向对侧,另一手拇指在对侧胸锁乳突肌后缘向前推挤甲状腺,示、中指在其前缘触诊甲状腺。配合吞咽动作重复检查。同样方法检查另一叶甲状腺。

9. 听诊甲状腺　当触到甲状腺肿大时,用钟型听诊器置于肿大的甲状腺上,听取有无杂音。

10. 分别触诊两侧颈动脉　用手指腹侧在被检者甲状软骨水平胸锁乳突肌内侧颈动脉搏

动处轻轻触摸,并比较两侧。但不可两侧同时触摸,以免引起晕厥。

11. **检查气管位置**　请被检者头部摆正,两眼平视前方,两肩等高。用示指和环指分别置于左、右胸锁关节上,中指置于气管之上,观察中指是否在示指与环指中间,或以中指置于气管与两侧胸锁乳突肌之间的间隙,据两侧间隙是否等宽判断气管有无偏移。

提示:颈部血管、甲状腺、气管的检查方法是学习的重点和难点,应熟练掌握检查的手法和对检查结果准确的描述与记录。

(四) 前、侧胸部

1. 充分暴露胸部。

2. 观察胸壁肌肉和静脉情况、胸廓外形、对称性、肋骨走向、肋间隙宽度、呼吸运动及类型(频率、节律、深度及辅助呼吸肌运动情况)。显露扩张或曲张的静脉应检查血流方向。方法是选取一段显露清楚、无分叉、较直的静脉,将右手示指与中指并拢置于静脉上,稍用力轻压并分别向两侧推移,此时两指之间的一段静脉无血液充盈,然后放开压迫上端血管的手指,若血液迅速充盈血管,说明血流方向为自上而下,反之亦然。

3. 观察两侧乳房位置、大小、形态及对称性(注意皮肤有无溃疡、瘢痕、色素等),乳头的位置(大小、形状)和乳晕颜色。

4. **触诊乳房**　手指平置,压力适当,一般以能触及肋骨而不引起疼痛为宜。手指掌面以圆周运动方式进行触摸(不要捏挤乳房,如乳房较大,也可用双手合诊检查)。先由健侧乳房开始,后检查患侧。按照外上、外下、内下、内上顺序由浅入深触诊乳房四个象限,最后用手指掌面触诊乳晕和乳头,并注意有无乳头溢液。

5. 触诊腋窝淋巴结　抬高上肢观察并触诊腋窝五群淋巴结。手置于被检者腋窝顶部,将被检者手放下,放松肌肉,触诊尖群,然后手指掌面转向腋前壁触诊前群,再转向内向下滑动触诊内侧群。再次将被检者上肢抬高,将手重新置于腋窝顶部,然后手指掌面转向后方,触诊后群,最后转向肱骨,沿肱骨内侧面向下滑动触诊外侧群。右手触诊左侧,左手触诊右侧。

6. 触诊胸壁弹性　双手置于胸廓前、外下方对称部位,向内后方挤压后放开。用手指轻压胸壁、胸骨,注意有无压痛,有无皮下气肿时的捻发感。

7. 胸廓扩张度　将两手置于胸廓下前侧部,左右拇指分别沿两侧肋缘指向剑突,拇指尖在前正中线两侧对称部位,指间距约 2cm,手掌和伸展的其余四指置于前侧胸壁。请被检者深呼吸,观察两手拇指随胸廓扩张而分离的距离,并感觉呼吸运动范围和对称性(两手动度是否一致)。

8. 胸壁摩擦感　将两手置于呼吸运动幅度最大的前胸下侧部或腋下部(腋中线第 5、6 肋间),注意有无胸膜摩擦感。

9. 触觉语颤　将两手掌尺侧缘轻轻平置于胸壁两侧对称部位(不需用力太大,否则会减弱胸壁的震动),请被检者用同样强度重复发"1"长音,双手交叉重复一次,从上至下,从内到外,比较两侧相应部位两手感触到语音震颤的异同、增强或减弱。

10. 两侧对称地叩诊肺尖　自斜方肌前缘中央部开始叩诊,逐渐叩向外侧,当清音变浊音时即为外侧终点,再由中央部叩向内侧,清音变浊音时即为内侧终点,该清音带的宽度即为肺尖的宽度,正常为 4~6cm。

11. 叩诊两侧前胸和侧胸　检查前胸,由锁骨上窝开始,自上而下,由外向内进行;检查侧胸,请被检者双手上抬,置于枕后,从腋窝开始,沿每一肋间隙,按对称部位两侧对比叩诊,注意叩诊音的改变及板指的震动感,在单独进行胸部叩诊时常按前胸、侧胸、后胸的顺序进行(后胸的叩诊见背部检查)。

12. 两侧对称听诊肺尖　如锁骨上窝较窄或女性被检者,可用钟型体件适当加压进行听诊。

13. 听诊两侧前胸和侧胸　让被检者微张口,平静或稍深呼吸,用膜型体件听诊前、侧胸部,顺序同叩诊,注意每处至少听诊 1~2 个呼吸周期,左右对比,有无呼吸音的改变和附加音,如啰音、胸膜摩擦音等。

14. 视诊心脏　视线自上向下,并取切线方向观察心前区有无异常隆起或凹陷,注意心尖搏动部位、强度及范围(最好在呼气末观察),有无异常搏动。

15. 触诊心尖搏动　两步法:先用右手掌触诊心尖搏动,压力适当;再用指腹(可用单一示指)触诊,确认心尖搏动的准确位置、范围和强弱。必要时请被检者左侧卧位,使心尖靠近胸壁易于触及,但也使心尖左移 2~3cm,故在估计心尖搏动的位置和时限时仍应以仰卧位为准。

16. 触诊心前区　用手掌尺侧小鱼际或并拢的示、中、环指指腹触诊心前区,包括胸骨左缘第 3~5 肋间、主动脉瓣区和肺动脉瓣区。注意有无异常搏动、震颤和心包摩擦感。

17. 叩诊心脏相对浊音界　指指叩诊法:以左手中指为叩诊板指,先叩左界,后叩右界,由下而上,由外向内进行。被检者取平卧时,板指与肋间平行;坐位时,板指与肋间垂直(消瘦者例外)。左界从心尖搏动外 2~3cm(正常可从左第5 肋间锁骨中线外 1~2cm)处由外向内轻叩,用力均匀,叩诊音由清音变为相对浊音时,用笔标记,再叩上一肋间,直至第 2 肋间。叩右界时,先叩出肝上界,在其上一肋间(通常为第 4 肋间)由外向内叩出浊音界,再依次上移至第 2 肋间为止,分别标记,用硬尺测量前正中线至各标记的垂直距离,即为心脏边界(大多数情况下心脏叩诊已被心脏触诊所替代,只有当心尖搏动触不清时,如大量心包积液,才主张依次按肋间叩诊心脏浊音界,并应比较坐、卧位时浊音界的变化)。

注意同时要标出左锁骨中线与胸骨中线的间距。

18. 听诊心脏　各瓣膜听诊区听 15～60 秒。顺序可从二尖瓣区开始,按逆时针方向依次听诊肺动脉瓣区→主动脉瓣区→主动脉瓣第二听诊区→三尖瓣区。如在心尖区不易分清第一、第二心音时,可先从心底部肺动脉瓣区开始,然后主动脉瓣区→主动脉瓣第二听诊区→二尖瓣区→三尖瓣区。先用膜型体件听诊,再用钟型体件听诊,听诊内容包括频率、节律、心音、杂音和心包摩擦音,必要时取左侧卧位或坐位听诊。

提示:①乳房检查应有女医务人员在场,检查前告知被轻者检查目的,以获得配合;②肺部检查是全身体格检查的重要内容,肺部触诊、叩诊、听诊是学习的重点和难点,应掌握检查手法,并能准确地发现和记录阳性体征;③心脏检查是全身体格检查的重要内容,力求检查手法规范,并能准确地发现和记录阳性体征,听诊是心脏检查的重点和难点,应反复训练,熟记心脏各瓣膜听诊区的部位及听诊的内容。

（五）背部

1. 请被检者坐起,充分暴露背部。

2. 从颈部至髋部,观察脊柱有无畸形,胸廓外形和呼吸运动。

3. 检查胸廓扩张度　双拇指在第 10 肋水平、平行、对称地置于脊柱的两侧数厘米处,将两侧皮肤向中线轻推,其余手指掌面置于胸廓两侧的对称部位,请被检者用力深呼吸,观察两手拇指随胸廓扩张而分离的距离,并感觉呼吸运动的范围和对称性(两手动度是否一致)。

4. 触觉语颤和胸膜摩擦感检查方法同前胸。

5. 叩诊后胸部　请被检者双上肢交叉,双手分别置于对侧肩部或肘部,自上而下,由外向内,先左后右对称地叩诊后胸部。肩胛间区叩诊时板指与脊柱平行,肩胛下区叩诊时板指与肋间平行。注意两侧对比。

6. 叩诊肺下界移动度　在被检者平静呼吸时,于肩胛线上先叩出肺下界的位置;然后嘱其在深吸气后屏气,迅速沿该线继续向下叩出深吸气后肺下界的最低点(由清音变为浊音时),用笔标记。当被检者恢复平静呼吸时,再嘱深呼气后屏气,自上而下叩出深呼气后肩胛线上肺下界的最高点(由清音变为浊音时),以笔标记。两个标记间的距离为肺下界移动度,正常人肺下界移动范围为 6~8cm。

7. 听诊两侧后胸部　请被检者轻微张口稍作深呼吸,将膜型体件置于胸壁肋间隙处,听诊后胸部,顺序同叩诊对比两侧呼吸音的改变,注意有无啰音和胸膜摩擦音。语音共振检查方法同前胸。

8. 检查脊柱畸形、压痛　用示指和中指沿脊柱棘突,自上而下逐一划过,在皮肤上清楚地留下一条红线,观察脊柱有无侧凸畸形,并注意有无压痛。

9. 脊柱叩击痛　①直接叩击法:用叩诊锤或

手指,自上而下叩击脊椎棘突;②间接叩击法:用左手掌置于被检者颅顶,右手握拳叩击左手背。

10. 肾区压痛和叩击痛　双拇指置于被检者左、右肋脊点和肋腰点,先后用力按压检查有无压痛,再将左手掌先后平置于左、右肋脊角处,右手握拳用轻至中等的力量叩击左手背,注意有无肾区叩击痛和被检者反应。

（六）腹部

1. 请被检者仰卧,头垫低枕。

2. 正确暴露腹部,上至乳头(女性盖住乳房),下至耻骨联合上缘。

3. 请被检者屈膝,尽量放松腹肌,双上肢自然置于躯干两侧,平静呼吸。

4. 自上而下视诊,观察腹部外形、对称性、腹壁皮肤、阴毛分布、脐的位置和形态、腹式呼吸及腹股沟区。应从切线方向观察腹部外形及蠕动波。如有腹壁静脉扩张和曲张,应检查血流方向,选择一段没有分支的腹壁静脉,将右手示指和中指并拢压在静脉上,然后一指紧压静脉向外滑动,挤出该段静脉内血液,至一定距离放松该手指,另一指紧压不动,观察静脉是否迅速充盈,如是,则血流方向即是从放松的一端流向紧压的一端。再同法放松另一手指,即可核实血流方向。

5. 听诊肠鸣音　将听诊器膜型体件置于脐附近,听诊肠鸣音至少 1 分钟。注意肠鸣音次数、强度、音调,如未听到肠鸣音则应延长至听到肠鸣音或 5 分钟。

6. 听诊腹部血管杂音　在脐周围及其左右上方,仔细听诊有无血管杂音。

7. 检查振水音　可将听诊器置于上腹部用手指连续冲击被检者上腹部,或用一耳凑此处,两手左右摇晃上腹部,如听到胃内气体与液体相撞击而发出的声音,称为振水音。

8. 叩诊全腹部　一般自左下开始,逆时针方向叩诊四个象限。正常多为鼓音,注意叩诊音的改变。

9. 叩诊肝浊音界　在右锁骨中线上,从肺部清音区(一般为第 2、3 肋间)开始向下叩至出现浊音时,即为肝上界,从脐平面开始向上叩至浊音时,即为肝下界。估计肝上、下界间距离,必要时应予测量。右锁骨中线上肝浊音界正常为 9～11cm。

10. 肝胆叩击痛　用左手掌平置于肝区、胆囊区,右手握掌叩击左手背,观察被检有无疼痛反应。

11. 移动性浊音　由腹中部脐水平面开始向左叩诊直到出现浊音,叩诊板指不动,嘱咐被检查者右侧卧位,再度叩诊,如呈鼓音表明浊音移动;再以同样方法向右叩诊,至叩到浊音后嘱患者左侧卧位叩诊,以核实检查。

12. 浅部触诊全腹部　请被检者微张口做腹式呼吸,腹肌放松。检查者右前臂在被检者腹部表面同一水平,先以全手掌置于腹壁上,使被检者适应片刻,并感受腹壁紧张程度,然后再开始触诊。注意动作要轻柔,一般从左下腹开始逆时针方向检查全腹,了解腹肌紧张度、压痛、抵抗感、肿块和脏器肿大等。

13. 深部触诊全腹部　用右手手指掌面的前半部压向腹壁,同时前后滑动,顺序检查全腹,主要是了解腹内深部病变及脏器情况。更深的触诊或对于手指力量较弱的检查者常需用双手重叠触诊法,左手指尖加压于右手远端指间关节处进行触诊。

14. 反跳痛　若触诊腹部出现深压痛,手指可于原处稍停片刻,使被检者压痛感觉趋于平稳,然后迅速将手抬起,离开腹壁,如此时被检者感觉腹痛骤然加重,并常伴有痛苦表情或呻吟,则为反跳痛(+),代表按压处腹膜有炎症。

15. 单手法触诊肝脏　右手掌平置于被检者右侧腹壁锁骨中线上,掌指关节自然伸直,与肋缘大致平行地置于右上腹部或脐右侧、腹直肌外缘,估计肝下缘的下方,手指并拢,使示指的桡侧缘对着肋缘,也可使示指和中指的指端指向肋缘,自右髂前上棘水平开始,逐渐向上移动触诊。请被检者张口做腹式深呼吸,随被检者呼气时,手指压向腹深部,再次吸气时手指向前上迎触下移的肝缘,如此反复进行。中手指不能离开腹壁,并逐渐向肝缘滑动,直到触及肝缘或肋缘为止。如有肝脏肿大可能撞击手指尖。呼气时则右手提前下压,以便再次触到肝脏边缘。故在两个呼吸周期有两次机会触及肝脏。如触及肝脏,应注意其大小、硬度、形态、压痛、边缘和表面情况等。

16. 双手法触诊肝脏　用左手托住被检者右后腰部(相当于第 11、12 肋骨与其稍下的部位),拇指张开置于季肋部,触诊时左手向上托推,使肝下缘紧贴前腹壁下移,并限制右下胸扩张,以增加膈肌下移幅度利于右手指迎触肝脏。右手触诊方法同上。需在右锁骨中线上及前正中线上分别触诊肝缘,并在平静呼吸时分别测量其与肋缘、剑突根部的距离,结果以厘米(cm)表示。

17. 触诊肝脏左叶　在前正中线上,自脐平面开始逐渐向上触诊肝脏左叶。颈静脉怒张者,应将床头抬高 30°~45°,使颈静脉怒张水平位于颈根部。右手掌面轻贴肝区,逐渐加压,持续 10 秒,同时观察颈静脉怒张程度。如颈静脉持续而明显怒张,于停止点(即腹直肌外缘与肋弓交界处)指腹用力按压,请被检者缓慢深吸气。如吸气过程中,因发炎的胆囊碰及按压之拇指,引发疼痛而突然中断吸气,称为胆囊触痛征(Murphy sign)阳性。

18. 双手触诊脾脏　左手绕过被检者腹前方,手掌置于左腰部(第 9~11 肋处),将脾脏托起,从后向前肋缘加压,并与拇指共同限制胸廓运动。右手掌平置于左肋缘下脐水平,与肋弓大致垂直,沿腋前线方向,以手指弯曲的力量下压腹壁,自脐平面逐渐移向肋弓。迎触事项同肝脏触诊。

19. 双手法触诊肾脏 左手掌托起左(右)后腰部将后腹壁推向前上,右手掌平置于左(右)腰部,手指大致与肋缘相平行,随着被检者在吸气肾下移时进行较深触诊,可能触及右肾下极。

20. 液波震颤(波动感) 为防止腹壁本身的震动传至对侧,请被检者(或另一人)用一手掌尺侧缘压于脐部腹中线上,阻止其传导;检查者一手掌面轻贴于被检者一侧腹壁,另一手四指并拢稍屈曲,指端拍击对侧腹壁。如贴于腹壁之手掌有液体冲击感,说明腹腔内有大量液体存在。

21. 检查腹部触觉(或痛觉) 请被检者闭目,用棉签轻触(或大头针轻刺)腹壁上、中、下各部皮肤,令被检者给出反应,注意两侧、上下对比。

22. 检查腹壁反射 用钝头竹签(或火柴杆)按上、中、下三个部位分别沿肋缘下线、脐水平线、腹股沟线的平行方向,自外向内轻划腹壁皮肤,腹壁反射存在时,可见相应部位的腹壁肌肉收缩。

提示:腹部检查项目较多,应熟记检查内容,以免遗漏。触诊是腹部检查的重要方法,有些体征如腹膜刺激征、腹部肿块、脏器肿大等主要以触诊发现。触诊时手指必须并拢,避免用指尖猛戳腹壁。检查每个区域后,手应提起并离开腹壁,不能停留在整个腹壁上移动。腹腔内病变如脏器的炎症、淤血、肿瘤、破裂、扭转,以及腹膜的刺激(炎症、出血)等均可引起腹部压痛,根据压痛部位可推测受累脏器。因此,熟练掌握腹部触诊的原则和手法,能够帮助检查者尽快得出准确的检查结果。此外,肝区叩诊、移动性浊音的检查是腹部叩诊的重点内容,应反复训练,熟练掌握检查手法。

（七）上肢

1. 暴露应从肩至指尖。

2. 检查两侧是否对称,皮肤、肌肉、关节有无异常,有无畸形、皮损、肌萎缩、水肿、红斑及瘀斑(皮下出血)等。

3. 检查双手及指甲,有无发绀、杵状指。

4. 触诊指间关节　用拇指和示指逐个按捏各指间关节侧面、掌面和背面,检查有无疼痛、肿胀等。

5. 触诊掌指关节　被检者掌心向下,检查者用拇指按压该关节的背面,示指和中指按压其掌面,适当用力检查有无疼痛、肿胀等。

6. 检查指关节运动　被检者伸开手指,弯曲近端和远端指间关节呈爪状,握拳。拇指对掌运动,嘱被检者拇指靠向手掌尺侧缘(小指侧),其余四指平伸。

7. 检查上肢远端肌力　要求被检者紧握检查者1~2个手指,并用力对抗检查者回抽,注意两侧对比。

8. 触诊腕关节　嘱被检者伸出双手,掌心向下,检查者用双拇指按住腕背面,示指和中指按住掌面,稍用力触摸。注意有无水肿、压痛和结节。

9. 检查腕关节运动 被检者伸出双手,掌心向下,呈中立位(即第3掌骨与前臂纵轴呈一直线,无背伸和掌屈),让被检者手腕尽量主动向手背部上翻,正常者最大约70°。如被检者不能完成主动运动,可做被动运动检查关节活动度,检查者用一手固定被检者前臂,另一手轻轻将被检者手腕向上弯曲,正常约80°。检查者也可一手固定被检者前臂,另一手轻轻将被检者手腕向下弯曲,做被动掌屈检查。

10. 触诊双肘鹰嘴和肱骨髁状突 髁状突是位于肘部两侧的肱骨圆形骨质突起。一手握住前臂,请被检者屈肘,另一手拇指和其余四指按压髁状突、鹰嘴及周围区域。正常肘关节伸直时,肱骨内、外上髁与尺骨鹰嘴在一条直线上;屈肘90°时,此三点呈一等腰三角形,以内、外上髁连线为底边,称为肘后三角。

11. 触诊滑车上淋巴结 右手扶托被检者右前臂,并嘱被检者用力屈肘,看清肱二头肌、肱三头肌肌间沟,然后嘱其放松。右手握住被检者右腕,左手四指并拢用指腹从其上臂外侧后方伸至肱二头肌内侧,于肱骨内上髁上3~4cm处肌间沟内自上而下滑动触摸滑车上淋巴结。右手用同样方法检查左侧滑车上淋巴结。

12. 检查肘关节运动 检查屈肘、伸肘,注意活动度。屈肘:请被检者尽量主动屈曲肘关节紧靠上臂。检查者也可用手心托住被检者肘部，另一手抓住其手腕，然后使其前臂尽可能地屈向肩部，正常可达 150°。如运动受限，应注意其程度，并将前臂返回到起始状态(0°)再重复一次。伸肘:嘱被检者尽量主动伸直双臂，当前臂伸直时，肘部则完全伸展(0°~15°)。不能完全伸展的为屈曲挛缩，并应测量其挛缩程度。最后，请被检者抵抗检查者的阻力做屈肘、伸肘运动，以检查屈、伸肘肌力。

13. 充分暴露肩部，视诊肩部外形。

14. 触诊肩关节及周围　嘱被检者双手上举，分别触及对侧耳朵，以检查肩关节运动情况。

15. 检查上肢触觉(或痛觉)　嘱被检者闭目，用棉签轻触(或大头针轻刺)两臂，请被检者描述感觉或给出反应，注意两侧及上下对比。

16. 检查肱二头肌反射　被检者前臂屈曲，检查者左手托扶被检者屈曲的肘部，并将拇指置于肱二头肌肌腱上，右手用叩诊锤叩击自己拇指指甲，观察其前臂有无屈曲，并可感到肱二头肌肌肉收缩。正常反应为肱二头肌收缩，引出屈肘动作。

17. 检查肱三头肌反射　被检者肘部屈曲，前臂内旋，检查者左手托扶被检者前臂及肘关节，右手用叩诊锤直接叩击鹰嘴上方的肱三头肌肌腱，反应为肱三头肌收缩，前臂伸展。

18. 检查桡反射　左手轻托被检者的前臂于半屈半旋前位，并使腕关节自然下垂、放松，右手用叩诊锤轻叩桡骨茎突,正常反应为屈肘和前臂旋前。

19. 检查 Hoffman 征　左手轻托被检者腕关节上方,右手以中指及示指夹持被检者的中指稍向上提,以拇指迅速弹刮被检者中指指甲,如其余四指出现轻微掌屈反应为阳性。

(八) 下肢

1. 遮盖腹部和会阴部,充分暴露双下肢。

2. 观察下肢长度、周径、对称性、毛发分布,有无皮损、水肿、静脉曲张和畸形。

3. 触诊腹股沟区有无肿块、疝等,触摸淋巴结横组和纵组。

4. 触诊股动脉搏动,必要时听诊。股动脉位于髂前上棘至耻骨联合连线中点处,检查者可在此处触及股动脉搏动,注意两侧对比。

5. 检查髋关节屈曲运动　嘱被检者主动屈膝,尽可能屈向胸部。

6. 检查髋关节外旋运动　将被检者膝髋各屈大约 90°,向外旋转其足即表现为髋关节内旋运动,向内旋转其足表现为髋关节外旋运动。

7. 检查双下肢近端肌力　双手掌向下按压被检者两大腿中份,嘱被检者对抗阻力屈膝,注意两侧对比。

8. 触诊膝关节　双手触摸膝关节前、后方和两侧,包括前正中髌韧带、两侧胫骨坪(胫骨上端关节面边缘)和后面的腘窝及其周围的软组织。注意有无触痛和不规则突起。

9. 浮髌试验 一手拇指和其余手指分别固定在关节上方两侧,另一手拇指和其余手指分别固定关节下方两侧,然后用一手示指将髌骨连续向后方按压数次,压下时有髌骨与关节面碰触感、松开时如有髌骨浮起感,提示关节腔有积液。

10. 检查髌阵挛 用拇指和示指捏住髌上缘,用力向远端方向快速推动数次,然后保持适度推力。阳性反应为股四头肌节律性收缩使髌骨上下运动。

11. 触诊踝关节及跟腱 触摸踝关节前后方、两侧以及跟腱,注意有无触痛。

12. 检查凹陷性水肿 在踝关节前侧、内侧或胫前,用拇指深压皮肤至少5秒,移去拇指后,观察有无凹陷性水肿。

13. 检查双足背屈和跖屈运动 让被检者做主动背屈和跖屈。检查者也可一手握住患者足跟,另一手将足上下移动,即表现为足背屈和跖屈。

14. 检查双足背屈和跖屈肌力 双手置于被检者足背和足底施加压力,嘱其背屈、跖屈检查肌力。

15. 触诊双足背动脉 足背动脉经过踝关节前方,行走于第1、2跖骨之间,在跖骨基底部易于触及其搏动。注意比较搏动强度及皮温是否对称。

16. 检查踝关节内翻和外翻运动 嘱被检者做主动内翻和外翻运动,内翻是足底朝向人体中线的运动,外翻是离开人体中线的运动。也可一手握住被检者踝部,另一手握住足底,将踝关节向内外作内翻、外翻运动。

17. 检查屈趾和伸趾运动　请被检者主动屈趾和伸趾,注意活动范围。

18. 检查双足位置觉　首先给被检者示范足趾向上向下,然后请被检者闭目,用拇指和示指夹住足趾两侧,向上或向下运动足趾请受检者说出足趾位置。

19. 检查下肢触觉(或痛觉)　在双下肢上、中、下各部,用棉签轻触(或大头针轻刺),请受检者描述感觉或做出反应。

20. 检查膝腱反射　患者仰卧位,两腿并拢,检查者用左前臂托住被检查者两腿腘窝处,髋关节与膝关节呈钝角屈曲,足跟不要离开床面(以免影响反射性运动而不易得出正确的结果),检查者用右手持叩诊锤叩击股四头肌肌腱,反应为出现小腿伸直。坐位时小腿完全松弛下垂与大腿成直角,叩击膝盖下部四头肌肌腱,反应为小腿伸展。

21. 检查跟腱反射(踝反射)　被检者部分屈膝和外旋大腿,检查者左手将其足背屈呈直角,另一手用叩诊锤叩击跟腱,反应为腓肠肌收缩,足向跖面屈曲(踝关节跖屈)。如卧位不能测出,可嘱被检者跪于椅面上,双手自然下垂,然后轻叩跟腱,反应同前。

22. 检查夏达克征(Chaddock sign)　被检

查者仰卧,两下肢伸直,足跟着床。检查者用手握住被检查者一侧踝关节,另一只手用竹签自足背外踝下方,由后方向前至趾掌关节处轻划皮肤,阳性出现踇趾背屈。

23. 检查凯尔尼格征(Kernig sign) 被检查者仰卧,先将一侧髋关节屈呈直角,再用手抬高小腿,阳性表现为伸膝受限。

24. 检查布鲁津斯基征(Brudzinski sign) 被检查者仰卧,去枕,下肢自然伸直,检查者一手托被检查者枕部,一手置于被检者胸部,使头部前屈,阳性表现为两膝、髋关节屈曲。

25. 直腿抬高试验(Lasegue sign) 被检者仰卧,下肢伸直,检查者一手置于被检者膝关节上,使下肢保持伸直,另一手将下肢抬起,如抬高不到30°即出现由上而下的放射痛为阳性。

提示:①在全身体格检查中,四肢的检查主要是突出重点项目和内容,应熟悉检查内容和方法。掌握关节的系统检查方法和顺序,并熟悉由于疾病而造成的典型体征之临床意义。②神经系统检查的重点内容为神经反射(浅反射、深反射、病理反射和脑膜刺激征),应熟记检查项目和内容,掌握规范的检查手法,才能得到正确的检查结果。神经系统检查项目可穿插在各部位的检查中进行。

(九)肛门直肠(仅必要时检查)

1. 嘱被检者左侧卧位,右腿屈曲。

2. 观察肛门、肛周、会阴区。

3. 戴上手套,示指涂以润滑剂行直肠指检。

4. 观察指套上是否沾有分泌物。

提示:向被检者充分解释检查的必要性,以解除恐惧,获得配合。选择正确的体位、正确的手法,动作要轻柔温和,切勿急躁和粗暴,这些是完成检查的必备先提。记录检查结果时应注明检查体位,并按时钟定位方式描述病变部位。如肘膝位时肛门后正中点为 12 点钟位,前正中点为 6 点钟位,而仰卧位时的时钟位则与此相反。

(十) 外生殖器(仅必要时检查)

【男性】

1. 视诊阴毛、阴茎、冠状沟、龟头、包皮。

2. 视诊尿道外口。

3. 触诊阴囊,必要时做提睾反射。

4. 触诊双侧睾丸、附睾及精索。

【女性】

1. 视诊阴毛、阴阜、大小阴唇、阴蒂。

2. 视诊尿道口、阴道口。

3. 触诊阴阜、大小阴唇。

4. 触诊尿道旁腺、前庭大腺。

5. 上扩阴器检查子宫口及阴道内壁(此项检查仅限于已婚妇女或已有性生活的未婚女性)。

提示:①应在病情需要时对生殖器、肛门、直肠进行全面系统的体格检查。②检查前需和患者沟通,解释检查的必要性,并注意保护隐私。③男医务人员检查女性被检者时,应有女医务人员在场。

（十一）共济运动

1. 嘱被检者取站立位。

2. 指鼻试验　嘱被检者睁眼同时上肢伸直平举，从不同方向用示指反复指鼻，先慢后快，注意动作是否协调并两侧对比；闭眼重复上述动作。

3. 检查双手快速轮替运动　请被检者伸直手掌，做快速旋前、旋后动作，也可做其他动作，观察拮抗肌群的协调情况。

4. 检查闭目难立征　请被检者站立，双足并拢，两臂向前平伸，手掌向下，先睁眼站立数秒，后闭眼。检查者立于被检者身旁，注意保护，观察其身体有否左右摇晃或倾斜。

5. 步态观察　请被检者在室内走动，双臂自然摆动，观察其行走姿态，上下肢的运动是否协调，不允许其双臂紧贴身体两侧。

6. 检查屈腰运动　嘱被检者主动弯腰，双手尽量触及足趾，观察屈腰程度。

7. 检查伸腰运动　检查者立于被检者背后，让被检者主动伸展，尽量后仰，观察后伸程度。

8. 检查腰椎侧弯运动　固定被检者的髋部，让其主动向左右两侧弯腰，观察其侧弯程度。

9. 检查腰椎旋转运动　立于被检者身后，按上述方法固定其髋部两侧，请被检者转向左右两侧，观察其旋转程度。

（十二）检查结束

体格检查完毕后，感谢被检者的配合，整理记录数据，收拾检查器械与物品，并道别。

第五节　重点体格检查规范操作

重点体格检查应针对主诉及病史需要重点做有关内容的体格检查,这需要丰富的医学知识和建立假设的能力,实际上也就是医生的临床诊断思维能力的反映。

在日常医疗工作中,时间是相当有限的,面对具体患者,医生通过问诊已经获得病史,进行体格检查应带有一定的目的性,这样可以用较少的时间来进行有重点的、有效的体格检查,其顺序与全身体格检查基本一致。但应根据患者的病情、体位和需要,对重点体格检查的部位和内容适当调整,尽量减少患者不适。同时应符合逻辑、较快地完成需要的、有针对性的检查,澄清可疑问题,明确诊断。如患者主诉为腹部包块,体格检查时就必须特别注意澄清该包块存在的与否,以及包块的特征。重点体格检查主要适用于门诊或急、危、重症患者。

提示:①首先检查生命体征;②坐、卧位检查顺序与全身检查一致,只是有选择地进行;③重点、深入的器官系统检查,视、触、叩、听诊必须全面系统;④增加一定特殊检查方法,使阳性发现更加明确,更具诊断价值;⑤问题逐一澄清,若有新的发现且用原有假设不能解释时,应重新仔细问诊,提出新的诊断假设,再做重点检查。

一、生命体征的检查

(一)体温

检查前将体温计汞柱甩到36℃以下。

1. 腋测法　注意腋窝处应无致热或降温物品,擦干腋窝汗液。将体温计头端置于腋窝深处,用上臂将体温计夹紧,5分钟后读数。正常值范围36℃~37℃。

提示:该方法简便安全,且不易发生交叉感染,为常用的体温测定方法。

2. 口测法　测量前10分钟内禁饮热水、冰水及进食。将消毒后的体温计头端置于舌下,紧闭口唇,用鼻呼吸,5分钟后读数。正常值范围36.3℃~37.2℃。

提示:该方法测值较为准确,但不能用于婴幼儿及神志不清者。

3. 肛测法　被检者取侧卧位,将肛门体温计头端涂以润滑剂后,徐徐插入肛门内达体温计长度的一半,5分钟后读数。正常值范围36.5℃~37.7℃。

提示:该法测值稳定,多用于婴幼儿及神志不清者。

(二)脉搏

触诊法检查桡动脉搏动。将一手示、中、环指三指指尖并拢,指腹平于桡动脉近手腕处,以适当压力触摸桡动脉搏动,并注意两侧对照,至少30秒,计算每分钟搏动次数。也可以检查颞动脉、颈动脉、肱动脉、股动脉和足背动脉等。注意脉搏频率、节律、强弱以及呼吸对脉搏的影响等。若脉搏不规则应延长触诊时间。脉率可因年龄、性别、活动、情绪状态等不同而有所波动。

（三）呼吸

检查脉搏结束后，手指仍应置于桡动脉处，观察患者胸廓或腹部随呼吸而活动的情况，一般应计数 1 分钟。

（四）血压

注意操作规则、血压标准、血压变动的临床意义。

1. 测量方法 ①直接测量法:将心导管经周围动脉穿刺送入主动脉,导管末端经传感器与压力监测仪相连,可直接准确显示血压数据。②间接测量法:选择符合计量标准的汞柱式血压计,或者经过英国高血压学会(BHS)、医疗器械促进会(AAMI)和欧洲高血压学会(ESH)验证的电子血压计。

2. 操作流程

间接测量法(汞柱式)测量上肢血压。

（1）被检者准备:检测前 30 分钟内禁止吸烟和饮用咖啡等兴奋或刺激物,排空膀胱,安静环境下休息 5~10 分钟。取坐位或仰卧位,被测上肢(通常为右上肢)裸露、伸开并外展 45°。

（2）检查血压计:打开血压计汞柱开关,调整汞柱凸面水平在"0"位。

（3）肘部置位正确:被检者肘部和血压计应与心脏同一水平,坐位时平第 4 肋软骨,仰卧平腋中线。

(4)袖带绑扎部位正确:袖带均匀紧贴皮肤缚于上臂,松紧以恰能放进1个手指为宜。

(5)体件放置部位正确:膜型体件置于肘窝部肱二头肌肌腱内侧的肱动脉搏动处(不应塞于气袖下),轻压之。

(6)测量过程流畅:旋紧与气袖相连的气球充气旋钮,充气过程中同时听诊肱动脉搏动音,观察汞柱上升高度。待肱动脉搏动音消失后,将汞柱再升高 20~30mmHg。松开充气旋钮缓慢放气,同时水平注视缓慢下降的汞柱凸面水平,下降速度以 2~4mmHg/s 为宜。注意变音与消音。

(7)读数正确:按柯氏分期法,汞柱下降过程中,当听到第一次汞动脉搏动声响时汞柱凸面所示数值为收缩压(第1期),随着汞柱下降,搏动声音逐渐加强(第2期),继而出现吹风样杂音(第3期),之后声音突然减弱而低沉(第4期),最终声响消失(第5期),此时汞柱所示效值为舒张压。同样的方法测血压至少两次,间隔1~2分钟,如收缩压或舒张压两次读数相差5mmHg 以上需再次测量,取平均值作为测量结果。(收缩压与舒张压之差为脉压。舒张压加1/3脉压为平均动脉压。)

(8)检测完毕:将气袖排气,卷好袖带平整置于血压计中,将玻璃管中汞柱完全进入水银槽后,关闭汞柱开关和血压计。

提示:使用气韵长 22~26cm、宽 12cm 的标准规格裙带,气袖至少包裹上臂臂围的80%。

3. 成人血压水平分类和定义 成人血压水平分类和定义如下:

正常血压:收缩压(mmHg) < 120 和舒张压(mmHg) < 80

正常高值:收缩压(mmHg) 为 120~139 和(或)舒张压(mmHg) 为 80~89

高血压:收缩压(mmHg) > 140 和(或)舒张压(mmHg) > 90

1级高血压(轻度):收缩压(mmHg) 为 140~159 和(或)舒张压(mmHg) 为 90~99

2级高血压(中度):收缩压(mmHg) 为 160~179 和(或)舒张压(mmHg) 为 100~109

3级高血压(重度):收缩压(mmHg) ≥ 180 和(或)加舒张压(mmHg) ≥ 110

单纯收缩期高血压:收缩压(mmHg) ≥ 140 和舒张压(mmHg) < 90

备注:mmHg = 0.133kpa。若收缩压与舒张压分属不同级别时,以较高的分级为准。

二、浅表淋巴结的检查

(一)浅表淋巴结的组群分布表(表2-1)

表2-1 浅表淋巴结的组群分布表

名称	解剖区域
耳前淋巴结	耳屏前方
耳后淋巴结	乳突表面、胸锁乳突肌止点处,也称为乳突淋巴结

续表

名称	解剖区域
枕部淋巴结	枕部皮下,斜方肌起点与胸锁乳突肌止点之间
颌下淋巴结	颌下腺附近,下颌角与颈部之间部位
颏下淋巴结	颏下三角内,下颌舌骨肌表面,两侧下颌骨前端中点后方
颈前淋巴结	胸锁乳突肌表面及下颌角处
颈后淋巴结	斜方肌前缘
锁骨上淋巴结	锁骨与胸锁乳突肌所形成的夹角处
腋窝淋巴结	腋尖淋巴结群(尖群):腋窝顶部 中央淋巴结群(前群):腋窝内侧壁近肋骨及前锯肌处 胸肌淋巴结群(内侧群):胸大肌下缘深部 肩胛下淋巴结群(后群):腋窝后皱襞深部 外侧淋巴结群(外侧群):腋窝外侧壁
滑车上淋巴结	上臂内侧,肱骨滑车上即内上髁上方3~4cm处,肱二头肌、肱三头肌之间的肌间沟内
腹股沟淋巴结	腹股沟韧带下方股三角内,分为上、下两群 上群也称腹股沟韧带横组或水平组,位于腹股沟韧带下方,与韧带平行排列 下群也称腹股沟淋巴结纵组或垂直组,位于大隐静脉上端,沿静脉走向排列
腘窝淋巴结	小隐静脉和腘静脉的汇合处

（二）被检者准备

采取适当体位（坐位或仰卧位），尽可能放松。充分暴露检查部位。

（三）检查顺序

1. 头颈部淋巴结耳前、耳后（乳突区）、枕部（枕骨下区）、颌下、颏下、颈后三角、颈前三角、锁骨上淋巴结。

2. 上肢淋巴结腋窝（尖群、中央群、胸肌群、肩胛下群和外侧群），滑车上淋巴结。

3. 下肢淋巴结腹股沟部（先查上群、后查下群），腘窝部。

（四）检查内容肿大淋巴结的部位、大小、数目、质地、活动度、压痛、边界、有无粘连，以及局部皮肤有无红肿、瘢痕、瘘管等。

（五）检查方法

①视诊：局部征象（有无皮肤隆起、颜色变化、皮疹、瘢痕、瘘管等）和全身状态。②触诊：是检查淋巴结的主要方法。触诊的原则是使该处皮肤和肌肉尽量松弛，将示、中、环指三指并拢，指腹平置于被检查部位皮肤上由浅入深进行滑动触诊。具体不同部位淋巴结检查方法如下：

1. 头颈部淋巴结　被检者头稍低或偏向检查侧，使肌肉和皮肤松弛。检查者用示、中指指腹紧贴检测部位进行滑动触诊。可用双手进行触诊，左手触诊右侧，右手触诊左侧。

2. 腋窝淋巴结　右手触诊左侧，左手触诊右侧。一般先查左侧，后查右侧。面对被检者，握住被检者手腕并抬高约 45°,观察并触诊腋窝五群淋巴结。将手置于腋窝顶部,再转向内侧轻轻向下滑动触诊内侧群。再次将被检者上肢抬高,将手重新置于腋窝顶部,然后手指掌面转向后方,触诊后群;最后转向肱骨,沿肱骨内侧面向下滑动触诊外侧群。

3. 滑车上淋巴结 滑车上淋巴结约位于肱骨内上髁上方 3~4cm 处。正常人一般触摸不到滑车上淋巴结。

4. 腹股沟淋巴结 首先沿腹股沟韧带触诊上群(横组或水平组),包括上内侧和上外侧;然后沿大隐静脉走向触诊下群(纵组或垂直组)。

5. 腘窝淋巴结 使用滑动触诊法于小隐静脉和腘静脉的汇合处进行触诊。

提示:①滑动是指在手指指腹按压的皮肤与皮下组织之间滑动,而不是在手指与皮肤之间动滑动方式应取相互垂直的多个方向或转动式滑动,这有助于淋巴结与肌肉和血管结节的区别。②全身体格检查时,淋巴结的检查应在相应身体部位检查过程中进行。为了避免遗漏应特别注意淋巴结的检查顺序。头颈部淋巴结的检查顺序是:耳前、耳后、枕部、颌下、颏下、颈前、颈后、锁骨上淋巴结。上肢淋巴结的检查顺序是:腋窝淋巴结、滑车淋巴结。腋窝淋巴结应按尖群、中央群、胸肌群、肩胛下群和外侧群的顺序进行。下肢淋巴结的检查顺序是:腹股沟部(上群、下群),腘窝部。

三、重要脏器的体格检查

（一）肺与胸膜检查

【胸部解剖】（表2-2）

表2-2　胸部的解剖复习

体表标志	骨骼标志:胸骨上切迹、胸骨柄、胸骨角、剑突、腹上角（又称胸骨下角）、肋骨、肋间隙、肩胛骨,脊柱棘突
	垂直线标志:前正中线、胸骨线、胸骨旁线、锁骨中线、腋前线、腋后线、腋中线、后正中线、肩胛线
自然陷窝	腋窝、胸骨上窝、锁骨上窝
解剖区域	肩胛上区、肩胛下区、肩胛区、肩胛间区
肺/胸膜界限	肺尖、肺上界、肺外侧界、肺内侧界、肺下界、叶间肺界、胸膜、肋膈窦、胸膜下界

【基本方法及注意事项】

1. **基本方法**　视诊、触诊、叩诊、听诊。

2. **注意事项**　被检者仰卧或坐位,充分暴露胸部;光线来自左侧,室温不低于20℃。

【视诊】

1. **要点**　前胸壁观察胸壁肌肉和静脉情况、胸廓外形、对称性、肋骨走向、肋间隙宽度、呼吸运动及类型、呼吸辅助肌运动等。

2. **内容**　呼吸运动及类型腹式呼吸、胸式呼吸;呼吸频率、节律、深度。坐位时,检查者在被检者身体侧面取切线位观察两侧呼吸运动的细微差别。

【触诊】

1. 胸廓扩张度 检查前胸时将两手平置于胸廓前下部,双拇指分别沿两侧肋缘指向剑突,拇指尖在前正中线两侧对称部位,指间距约2cm,手掌和伸展的手指置于前侧胸壁。检查后胸时将两手平置于背部约第10肋骨水平,两拇指与中线平行对称置于后正中线两侧数厘米处,将两侧皮肤向中线轻推。嘱被检者深呼吸,比较两手动度是否一致。

2. 语音震颤(触觉震颤) 将双手尺侧缘或掌面轻置于两侧胸壁对称部位,嘱被检者重复发"1"的长音,比较两侧相应部位语音震颤的异同。自上至下,从内到外有序进行。

3. 胸膜摩擦感 让被检者反复作深慢呼吸运动,用手掌轻贴被检者动度较大的前胸下前侧部或腋中线第5、6肋间胸壁,并感觉有无两层胸膜相互摩擦的感觉(如皮革相互摩擦)。

【叩诊】

1. 方法 分间接叩诊(指指叩诊法)和直接叩诊(手指稍并拢以其指尖或指腹对胸壁进行叩击)。让被检者取坐位或仰卧位,放松肌肉,两臂下垂,呼吸均匀。按先前胸,再侧胸,后背部的顺序进行。由上至下,由外向内,左右对比,并注意叩诊音的变化。

2. 内容

(1)叩诊音:正常肺部叩诊为清音。

（2）肺界:肺上界正常人肺尖区有一清音带（Kronig 峡），宽度约 4～6cm,右侧较左侧稍窄。被检取坐位,检查者立于其身后,指指叩诊肩斜方肌前缘中央部开始叩诊,逐渐叩向外侧,当音响由清音变为浊音时,做一标记,然后再由上述中央部叩向内侧,直至清音变为浊音时为止,该清音带的宽度即为肺尖宽度。心肺前界正常左肺前界相当于心脏绝对浊音界右肺前界相当于胸骨线位置。肺下界两侧大致相同,平静呼吸时位于锁骨中线第 6 肋间隙、腋中线第 8 肋间隙、肩胛线第 10 肋间隙。

（3）肺下界移动度:相当于呼吸时横膈的移动范围。首先在平静呼吸时,于肩胛线上叩出肺下界位置,然后分别叩出深呼气及深吸气时肺下界位置,两者间距离即为肺下界移动度。正常成人肺下界移动度为 6～8cm。

【听诊】

1. 要点　听诊顺序与叩诊相同。被检者取坐位或卧位,微张口均匀呼吸,必要时可深呼吸或咳嗽数声后听诊,更有利于检查到阳性体征。

2. 技巧　用钟型体件听低频音,膜型体件听高频音。请被检者张口作较正常为深的呼吸,以听诊器之膜面紧压胸壁,听呼吸音时分别比较两侧肺脏对称部位,每处至少听 1～2 个呼吸周期;注意听呼气及吸气的音调高低、强弱及持续时间。通常后下肺野呼吸音较大且可能每一区域皆有些微差异,若呼吸音微弱可要求患者呼吸用力些。

3. 内容

（1）正常呼吸音：分支气管呼吸音和肺泡呼吸音。支气管呼吸音于喉部、胸骨上窝、背部第6、7颈椎及第1、2胸椎附近可听及，越靠近气管区，其音响越强，音调也渐降低。支气管肺泡呼吸音于胸骨两侧第1、2肋间隙，肩胛间区第3、4胸椎水平以及肺尖前后部可听及。其他部位听到支气管肺泡呼吸音时属异常，提示有病变存在。肺泡呼吸音在大部分肺野可听及，在肺泡组织较多、胸壁肌肉较薄部位，如乳房下部及肩胛下部最强，其次为腋窝下部，肺尖及肺下缘区域则较弱。

（2）异常呼吸音：包括异常肺泡呼吸音、异常支气管呼吸音、异常支气管肺泡呼吸音。以腔径大小和腔内渗出物多寡分为粗湿啰音、中湿啰音、细湿啰音（小水泡音）、捻发音、干啰音、高调干啰音（哨笛音）、低调干啰音。

（3）语音共振：让被检者用一般声音强度重复发"1"长音，由听诊器听及。其临床意义同语音共振，但较其敏感。

（4）胸膜摩擦音：最常听到的部位是前下侧胸壁，其性质颇似用指腹摩擦耳郭时的声音，一般于吸气末或呼气初较为明显，屏气时消失。

（二）心脏检查

【基本方法及注意事项】

1. 基本方法　视诊、触诊、叩诊、听诊。

2. 注意事项　被检者仰卧或坐位,充分暴露胸部,光线来自左侧,室温不低于20℃视诊

(1)要点:立于被检者右侧,双眼与被检者胸廓平齐,视线与心尖区呈切线位。

(2)内容:观察心前区隆起和凹陷、心尖搏动、心前区搏动。

【触诊】

1. 要点　示指和中指并拢以指腹触诊心尖搏动的准确位置、强度和范围;右手手掌或手掌尺侧小鱼际触诊震颤和心包摩擦感。

2. 内容　检查心尖搏动、心前区搏动、震颤、心包摩擦感。心脏触诊与视诊互相印证。

【叩诊】

1. 要点　遵循一定顺序,先叩左缘,后叩右缘,由下而上,由外向内。被检者坐位则左手叩诊板指与心缘平行(即与肋间垂直),仰卧位则左手叩诊板指与心缘垂直(与肋间平行);叩诊力度适中,用力均匀。

2. 内容　确定心脏相对浊音界(心界,表2-3),反映心脏的实际大小、形状和位置。

表2-3　正常成人心脏相对浊音界

右界(cm)	肋间	左界(cm)
2~3	Ⅱ	2~3
2~3	Ⅲ	3.5~4.5
3~4	Ⅳ	5~6
	Ⅴ	7~9

【听诊】

1. 要点　环境安静,思想集中,方法规范,认真仔细。

2. 内容　五个传统心脏瓣膜听诊区听诊顺序和内容(心率、心律、心音、额外心音、杂音、心包摩擦音)。①二尖瓣区:位于心尖搏动最强点,又称心尖区;②肺动脉瓣区:在胸骨左缘第2肋间;③主动脉瓣区:位于胸骨右缘第2肋间;④主动脉瓣第二听诊区:在胸骨左缘第3肋间,又称 Erb 区;⑤三尖瓣区:在胸骨下端左缘,即胸骨左缘第4、5肋间。

3. 心脏杂音

(1)听诊要点:①听诊时,听诊器软管不能打折,体件应置于皮肤上,避免隔衣听诊及不必要的干扰音。②听诊时的体味:平卧位适合全面心脏听诊检查;左侧卧位主要听诊心尖部低调杂音,坐位或前倾位适合听诊主动脉瓣高调反流性杂音。③呼吸对听诊的影响:深吸气时右心系统的杂音或异常心音增强,深呼气时减弱;而左心系统的杂音或异常心音则相反。

(2)分级:舒张期杂音一般不按强度分级。收缩期杂音的强度一般采用 Levine 6 级分级法。1级:在安静的环境下听到;2级:较易听到,柔和;3级:明显的杂音;4级:响亮的杂音;5级:很响,向周围甚至背部传导;6级:震耳,即使听诊器离开皮肤也可听到。

(3)临床意义:注意生理性杂音与器质性杂

音的鉴别。功能性杂音几乎全为收缩期杂音,在肺动脉瓣区和心尖区容易听到,且多局限柔和,响度为1~2级,持续时间较短。而病理性杂音多在3级以上,比较粗糙,占全收缩期。一般舒张期杂音均见于心脏器质性病变。

4. 心包摩擦音

(1)听诊要点:通常在胸骨左缘第3、4肋间隙处较易听及,采取前倾坐位或于深呼气末更易听及。屏气后摩擦音仍存在,据此可与胸膜摩擦音相鉴别。

(2)特点:性质粗糙,呈搔抓样,与心尖搏动一致,与呼吸无关。类似用指腹摩擦耳郭的声音。

(三) 血管检查

1. 脉搏

(1)要点:选择浅表动脉,以示、中、环指三指指腹触诊,两侧同时对比。一般多用桡动脉。

(2)内容:脉率,节律,紧张度及动脉壁状态,强弱,波形(水冲脉、交替脉、奇脉、迟脉,重搏脉、无脉)。

2. 血压

具体测量方法参见本节重点体格检查规范操作中生命体征的检查。

3. 周围血管

(1)颈静脉充盈、怒张或搏动

正常人平卧去枕时颈静脉充盈,坐位或半坐(上身与水平面成45°角)时颈静脉塌陷。若坐位或半坐位时,颈静脉明显充盈、怒张或搏动,均为异常征象,见于右心衰竭、缩窄性心包炎、心包积液、上腔静脉阻塞综合征,以及胸、腹腔压力增加。颈静脉搏动可见于三尖瓣关闭不全等。平卧位时若不见颈静脉充盈,提示低血容量状态。

（2）血管杂音

1）静脉杂音:①颈静脉营营声:在颈根部近锁骨处,尤其是右侧颈下部。如在右锁骨上窝听到低调、柔和、连续性杂音,坐位及站位时较明显,性质随体位变动、转颈、呼吸等改变,用手指压迫颈静脉后即可消失,该杂音可能为颈静脉血流快速流入上腔静脉口径较宽的球部产生,属无害性杂音。②脐周或上腹部静脉嗡鸣声:肝硬化时由于门静脉高压,腹壁侧支循环静脉扩张,血流增快,在脐周围或上腹部可听到一种连续的静脉嗡鸣声。

2）动脉杂音:颈部大血管区血管性杂音见于颈动脉或椎动脉狭窄。颈动脉狭窄的典型杂音发自颈动脉分叉部,向下颌部放射,出现于收缩中期,呈吹风样高音调。若锁骨下动脉狭窄可于锁骨上窝处听到杂音,多见于颈肋压迫。甲状腺上下极连续性杂音:见于甲状颈后三角区、背部等。肾动脉狭窄:于上腹部、腰背部听到收缩期杂音。动静脉瘘:于病变部位可听及连续性杂音。

3）周围血管征:①颈动脉搏动增强:脉压增大时可见颈动脉增强或伴点头运动。②水冲脉:手掌紧握被检者手腕掌面桡动脉处,将其前臂高举过头,感知脉搏迅速上升又突然下降,有如潮水冲涌。③毛细血管搏动征:手指径压被检者指甲末端,或用清洁玻片经压被检者口唇黏膜,使局部变白,其边缘出现随心脏搏动而有规律的红白交替现象。④枪击音:在四肢较大动脉处,轻放听诊器膜型体件可听到与心跳一致短促如射枪的声音。⑤Duroziez双重杂音:将听诊器钟型体件置于股动脉上稍加压力,并使体件开口方向稍偏向近心端,于收缩期与舒张期皆可听到吹风样杂音,为连续性。

提示:周围血管征阳性主要见于主动脉瓣重度关闭不全、甲状腺功能亢进症、严重贫血。

（四）腹部检查

【腹部解剖】(表2-4)

表2-4 腹部的解剖复习

体表标志	腹上角、剑突、肋弓,脐、腹中线、腹直肌外缘、髂前上棘、耻骨联合、腹股沟韧带
腹部区域	上起横膈,下至骨盆,前面及侧面为腹壁,后面为脊柱及腰肌
腹部分区	四分法:左上腹部、左下腹部、右上腹部、右下腹部 九分法:左季肋部、左腰部、左髂部;上腹部、中腹部(脐部)、下腹部;右季肋部、右腰部、右髂部

【要点】

1. 基本方法 视诊、触诊、叩诊、听诊。

2. 操作环境　室内温暖,光线充足而柔和,宜从前侧方射入视野。

3. 检查顺序　为避免叩诊、触诊对胃肠蠕动产生影响使得肠鸣音发生改变,腹部检查顺序应为视诊、听诊、叩诊、触诊,但记录时仍以统一格式按视诊、触诊、叩诊、听诊的顺序。

4. 被检者准备　检查前排尿排便。仰卧、屈膝、尽量放松腹肌、双上肢置于躯干两侧,平静呼吸,充分暴露腹部,上至乳头(女性盖住乳房),下至耻骨联合上缘。

5. 检查者准备　衣帽穿戴整齐、清洁洗手,立于被检者右侧。

【内容】

1. 视诊　按一定顺序自上而下对整个腹部进行观察,如检查腹部细微改变,可将视线呈切线方进行观察(先俯视,再下蹲,视线平腹平面)。观察腹部外形、皮肤、体毛分布、脐的位置和形态、腹壁静脉、呼吸运动、腹股沟、胃肠型及蠕动波、上腹部搏动、有无疝等。应从切线方向观察腹部外形及蠕动波,如有腹壁静脉扩张和曲张,应检查血流方向。

2. 听诊肠鸣音、血管杂音、摩擦音和搔弹音等。妊娠5个月以上的妇女可在脐下方听到胎心音。摩擦音:在脾梗死、脾周围炎、肝周围炎或胆囊炎累及局部腹膜等情况下,深呼吸时,可于各相应部位听到摩擦音,严重时可触及摩擦感。

腹膜纤维渗出性炎症时,也可在腹壁听到摩擦音。

3. 叩诊　脏器的大小、有无叩击痛,胃肠道充气情况,腹腔内有无积气、积液和肿块等,配合触诊协助判断,一般自左下开始,逆时针方向叩诊四个象限。正常多为鼓音,应注意叩诊音的改变。胃泡鼓音区:位于左前胸下部肋缘以上,约呈半圆形,为胃底穹窿含气而形成。其上界为横膈及肺下缘,下界为肋弓,左界为脾脏,右界为肝左缘。其大小则受胃泡含气量和周围器官组织病变的影响。此区明显缩小或消失可见于中重度脾脏肿大、左侧胸腔积液、心包积液、肝左叶肿大,也见于急性胃扩张或溺水者。

4. 触诊

(1)方法:请被检查者微张口做腹式呼吸,腹肌放松。浅部触诊:右手四指并拢,平置于腹壁,手指压下腹壁约 1cm 深度。一般从左下腹开始逆时针方向检查全腹,以了解腹肌紧张度、压痛、抵抗感、肿块和脏器肿大。深部触诊:用右手手指掌面的前半部压向腹壁,同时前后滑动,顺序检查全腹,了解腹内深部病变及脏器情况。更深的触诊或手指力量较弱的检查者,常需用双手重叠触诊法,左手指尖加压于右手远端指间关节处。

(2)内容:腹壁紧张度、压痛及反跳痛、脏器触诊、腹部包块、液波震颤、振水音等。进一步确定视诊、听诊、叩诊所得。

（3）脾脏肿大的测量与记录

第Ⅰ线（甲乙线）：左锁骨中线与左肋缘交点至脾下缘距离。轻、中度脾大时只测量第Ⅰ线。

第Ⅱ线（甲丙线）：左锁骨中线与左肋缘交点至脾脏最远点距离，一般应大于第Ⅰ线。

第Ⅲ线（丁戊线）：脾右缘与前正中线距离。超过正中线，测量脾右缘至正中线的最大距离以"+"表示；未超过正中线则测量脾右缘与正中线的最短距离以"−"表示。

临床记录中，常将脾大分为轻、中、高三度。脾缘不超过肋下 2cm 为轻度肿大；超过 2cm 在脐水平线以上为中度肿大；超过脐水平线或前正中线则为高度肿大，即巨脾。

提示：腹部区域包含腹壁、腹膜腔和腹腔脏器等内容。由于各个脏器互相交错重叠，正常脏器与异常肿块容易混淆，良性与恶性病变难以区分，需要仔细检查加以辨别。腹部检查之前应注意被检者一般情况，头颈、心肺各脏器的变化，如面容、表情、体位、呼吸等微妙的发现可作为腹部体检的重要线索，也可能为诊断提供丰富的信息。腹部体检以触诊为主，其中又以脏器触诊最为重要。需要勤学苦练，不断提高触诊水平。

（五）意识障碍检查

细微观察、与被检者交谈和一些必要的检查是评估意识状态的主要方法。

1. 嗜睡　最轻的意识障碍。一种病理性倦睡，经刺激可被唤醒并能正确回答问题，配合体检做出各种反应。

2. 意识模糊 较嗜睡为深的一种意识障碍。表现为注意力减退,情感反应淡漠,定向力障碍,活动减少,语言缺乏连贯性,对周围环境的理解和判断低于正常水平,可有错觉、幻觉、躁动、精神错乱等,常见于急性重症感染的高热期。另有一种兴奋性增高为主的意识模糊,伴有知觉障碍,称为谵妄。表现为定力丧失,感觉错乱,躁动。

3. 昏睡 接近于人事不省的意识状态。需强烈刺激方能唤醒,但很快又入睡。回答问题含糊不清或答非所问,昏睡时随意运动明显减少或消失,但生理反射存在。

4. 昏迷 严重的意识障碍、表现为意识持续中断或完全丧失(表 2-5)。

表 2-5 昏迷程度阶段表

昏迷程度	检查方法
轻度昏迷	意识大部分丧失,不能唤醒,无自主运动、对声、光刺激无反应,对疼痛刺激可出现痛苦的表情,或肢体有退缩等防御反应。角膜反射、瞳孔对光反射、眼球转动、吞咽反射等可存在。
中度昏迷	对周围刺激无反应,防御反应、角膜反射减弱,瞳孔对光反射迟钝,眼球无转动
深度昏迷	吞咽反射及咳嗽反射均消失,生命体征明显异常。肌张力低下,尿、便失禁或出现去脑强直状态

临床上采用 Glasgow 昏迷评分表量化意识清晰程度(表2-6)。

表2-6　Glasgow 昏迷评分表

评估项目	评分指标	评分结果(分)
睁眼反应	自动睁眼	4
	呼唤睁眼	3
	疼痛刺激睁眼	2
	无反应	1
语言表达	对话判断正常	5
	回答切题,但不准确	4
	答非所问,自语不当	3
	字音模糊不清,无法理解	2
	无反应	1
运动反应	能按要求活动	6
	能辨识疼痛位置	5
	能躲避疼痛	4
	肢体异常屈曲	3
	肢体异常过伸	2
	无反应	1
	总计	3~15

注:最低总分为3分,最高总分为15分。一般9分以上为清醒,分数越高,意识状态越佳。7分以下为昏迷,3分为深昏迷。

5. 特殊的意识障碍状态　包括朦胧状态、

无动性缄默、去大脑皮质状态、木僵等。不在此详细叙述。

（六）脑神经检查

脑神经共 12 对，主要支配头面部，依次命名嗅神经、视神经、动眼神经、滑车神经、展神经、三叉神经、面神经、位听神经（耳蜗神经和前庭神经）、舌咽神经、迷走神经、副神经、舌下神经（表2-7）。

表 2-7　脑神经检查

检查内容	操作方法
嗅神经	被检者闭目，用手指压闭一侧鼻腔。用有气味、对黏膜无强烈刺激、被控者熟悉的溶液或物品置于另一鼻腔下辨别。两侧分别测试。如鼻腔炎症或阻塞不做此检查
视神经	包括视力、视野和眼底
动眼、滑车和展神经	观察眼球运动幅度、运动方向，有无震颤、斜视、复视等（参见本章第四节）
三叉神经	感觉功能：用圆头针、棉签测试三叉神经分布区皮肤的痛觉和触觉，两侧对比 运动功能：双手触按被检者颞肌、咀嚼肌，嘱被检并做咬合动作，比较两侧肌力，并嘱其张口，以上下门齿中记为标志，判定下颌有无偏斜 角膜反射：用捻成细束的棉絮轻触角膜外缘，正常反应为迅速闭眼

检查内容	操作方法
面神经	运动功能:被检者做皱额、皱眉、闭目、示齿、鼓腮和吹哨等动作,额纹、眼裂、鼻后和口角是否对称及有无瘫痪 味觉:以食糖、食盐、醋或奎宁溶液轻涂于被检者一侧舌前 2/3 处,嘱其用手指出写在纸上的甜、咸、酸、苦字样。每试一种溶液后用温水漱口
位听神经	听力:在一定距离内辨别耳语、音叉声。如被检者存在听力减退,应进行进一步检验 前庭功能:观察有无眼球震颤、平衡障碍等
舌咽、迷走神经	运动功能:注意有无声音嘶哑或带鼻音,有无呛咳、吞咽困难;被检者发"啊"音时,双侧软腭抬举是否一致,悬雍垂是否偏斜 感觉功能:舌咽神经可传导舌后 1/3 味觉,检查法同面神经 咽反射:用压舌板分别轻触两侧咽后壁,正常可出现作呕及软腭上抬动作
副神经	观察胸锁乳突肌和斜方肌有无萎缩,嘱被检者做转颈和耸肩运动,检查者用手给予阻力,比较两侧肌力
舌下神经	舌的位置及形态、有无伸舌偏斜、舌肌萎缩和肌束颤动

（七）感觉功能检查(表 2-8)

表 2-8 感觉功能检查内容与方法

检查内容		操作方法
深感觉	关节觉	被检者闭目,检查者用示指和拇指轻持被检者手指或足趾,做被动伸或屈动作,让被检者闭目回答"向上"或"向下" 被检者闭目,将其肢体置于某种位置上,询问被检者是否能明确回答肢体所处的位置
	震动觉	用震动的音叉(C128 或 Z56)置于被检者肢体的骨隆起处(如内、外踝,腕关节、髂峙等),两侧对比
复合感觉 (皮质感觉)	皮肤定位觉	用手指轻触皮肤某处,让被检者用手指出被触位置
	两点辨别觉	用分开的两脚规刺激两点皮肤,如被检者有两点感觉,再将两脚规刺激距离缩短,直到被检者感觉为一点为止
	实体辨别觉	被检者闭目,将铅笔、小刀、橡皮置于被检者手中,经抚摸后能否说出物体名称。检查时先测患侧
	体表图形觉	被检者闭目,之后在其皮肤上面图形或写字,被检者能否辨别

（八）自主神经功能检查（表 2-9）

表 2-9　自主神经功能检查内容与方法

检查内容	操作方法
眼心反射	被检者仰卧，双眼自然闭合，计数 1 分钟脉搏后，检查者用示指和中指置于其眼球两侧，逐渐施压（以不产生疼痛为限），压迫眼球 20~30 秒后再计 1 分钟脉搏。不可同时压迫两侧眼球，以防引起心搏骤停
卧立位试验	被检者平卧，计数 1 分钟脉搏后迅速转为直立位，再次计数脉搏 1 分钟
皮肤划痕试验	用钝竹签在皮肤上适度加压划一条线，数秒后出现先白后红条痕为正常反应
竖毛反射	将冰块置于被检者颈后或腋窝，数秒钟后可见竖毛肌收缩，毛囊处隆起如鸡皮。根据竖毛反射障碍部位来判断交感神经功能障碍的范围
发汗试验	常用碘淀粉法，即以纯碘 2g、蓖麻油 10ml、无水酒精 100ml 混合成淡碘酊涂布于皮肤，干后再敷以淀粉。皮下注射毛果芸香碱 10mg，作用于交感神经节后纤维而引起出汗，可协助判断交感神经功能障碍的范围
握拳试验	被检者用力握拳 5 分钟，可引起心率增快与收缩压、舒张压增高，常用于检测交感神经传出纤维功能

续表

检查内容	操作方法
Valsalva 动作	深吸气后,在屏气状态下用力做呼气动作 10~15 秒。计算此期间最长心搏间期与最短心搏间期的比值

(陈善娟 冯爱平)

参考文献

1. 吴汉妮,孔维佳.临床医学基本技能训练教程.北京:人民卫生出版社,2012.
2. 万学红,卢雪峰.诊断学.8 版.北京:人民卫生出版社,2013.

第六节 特殊部位的体格检查

(一)乳房检查

【视诊】

1. 体位 被检者端坐,面对光线,两肩等高,充分暴露颈部、前胸和两上臂。检查者面对被检者,两眼在被检者双乳头水平上 10cm。

2. 检查内容

(1)外形:对称性,发育,异常表现(如隆起、下陷、乳房轮廓等)。

(2)皮肤:色泽,有无粘连、凹陷、水肿、发红、破溃等。

（3）乳头：部位（两侧乳头是否在同一水平，如乳头上方有癌肿），大小，内陷，裂口，破溃等，有无溢液、发红、水肿、糜烂等。

（4）乳晕：大小、形状、对称性、颜色、表面特征等。

（5）注意观察腋窝、锁骨上下方是否膨满，有无副乳腺。

【触诊】

1. 体位　被检者端坐，面对光线，两臂自然下垂，必要时双手举高或叉腰。两侧乳房充分暴露。乳房肥大下垂明显者，可取仰卧位，肩下垫小枕，手臂置于枕后，有助于乳房对称地分布于胸前，以利对比。

2. 要点　示、中、环指三指并拢，用指腹（非指尖）触诊，循序对乳房外上（包括腋尾部），外下，内下，内上各象限及中央区（乳头、乳晕）全面检查，先查健侧，后查患侧。

3. 乳房肿块特点　大小、位置、数目、质地、外形、表面情况、边界、活动度、压痛、与周围组织粘连情况等。轻轻捻起肿块表面皮肤明确肿块是否与皮肤粘连。如有粘连而无炎症表现，应警惕乳腺癌可能。一般良性肿瘤边界清楚，活动度大；恶性肿瘤边界不清，质地硬，表面不光滑，活动度小。肿块较大者，还应检查肿块与深部组织的关系。可让被检者两手叉腰，使胸肌保持紧张状态，若肿块活动度受限，表示肿瘤侵及深部组织。

4. **乳房小肿块触诊法** 被检者取坐位或立位,两上肢外展或上举。一手的示指固定被检者乳房内的小肿块,另一手指末节指腹触诊。两手可轮流固定和触诊。也可将两手指分别按在小肿块两个边缘,用一手示指按压肿块,另一手指感觉肿块特点。

5. **检查乳晕、乳头** 轻挤乳头,如有溢乳,记录溢液性质(血性、脓性、黄色、血色液体等),并依次以手指轻压乳晕四周,记录溢乳来自哪一乳管。

6. **检查腋窝淋巴结** 详见本章第四节。

提示: 检查前要和被检查者交代清楚乳房检查的意义和必要性。检查中切忌用手指抓捏乳房,以免造成病人的不适或将正常腺体误认为包块。

(二)直肠、肛门检查

1. **适应证** 肛门及直肠疾病的诊断。男性可触诊前列腺及精囊,女性可检查子宫颈、子宫、输卵管等对盆腔其他疾病如阑尾炎、髂窝脓肿也有诊断意义。

2. **禁忌证** 肛裂。

3. **检查方法** 以视诊、触诊为主,辅以内镜检查。

4. **检查体位**(表 2-10)

表 2-10　直肠、肛门检查体位

体位	要点
肘膝位	两肘关节屈曲置于检查台上,胸部尽量靠近检查台,两膝关节屈曲呈直角跪于检查台上,臀部抬高
左侧卧位	右腿向腹部屈曲,左腿伸直,臀部靠近检查台右边。检查者位于被检者背后进行检查。此体位适用于病重、年老体弱或女性
仰卧位或截石位	仰卧,臀部垫高,两腿屈曲、抬高并外展。适用于病重体弱及膀胱直肠窝检查。也可进行膀胱直肠双合诊,即右手示指在直肠内,左手在下腹部,双手配合,检查盆腔脏器或病变情况
蹲位	下蹲呈排大便姿势,屏气向下用力。检查直肠脱出、内痔及直肠息肉

5. 结果记录　肛门与直肠检查结果及病变部位按时钟方向进行记录,并注明体位。如肘膝位时肛门后正中点为 12 点钟位,前正中点为 6 点钟位,而仰卧位时的时钟位则与此相反。

6. 操作步骤

(1)根据具体病情和需要选择体位。

(2)右手示指戴指套,并涂以润滑剂,将示指置于肛门外口轻轻按摩,待肛门括约肌适应放松后,再徐徐插入肛门、直肠内。

(3)先检查肛门及括约肌紧张度,再查肛管及直肠内壁,注意黏膜是否光滑,有无压痛,肿块

及搏动感。具体步骤如下:

1)肛管紧张度:正常肛管有较好的收缩力和弹性,仅能伸入 1 指。若肛门括约肌松弛,则失去弹性,可进 2~3 指,并有排便失禁;如肛管的紧张度提高,常提示有炎症反应。

2)肛管直肠环:由肛门内、外括约肌和肛提肌、耻骨直肠肌共同构成。此肌环收缩能力强弱可部分反映肛门括约肌的功能。

3)直肠内检:可触摸到直肠下段 8cm 左右的长度。触诊直肠前后左右壁有无压痛、包块及狭窄。

提示:①动作轻柔。如突然用力将手指插入肛门内,括约肌可因受到刺激而痉挛,产生疼痛,尤其是肛管有裂口、创面时,更要小心,这时可让被检查者张口呼吸以减少肛门的紧张感。②检查结束后,察看指套有无血迹或黏液。注意血迹颜色,黏液的颜色、性质、气味等,可作为诊断的参考。

(三)女性内生殖器检查

1. 基本注意事项

(1)光源良好,冬季注意保暖。

(2)态度严肃认真,语言亲切,做好解释工作,操作轻柔。如被检者腹壁紧张嘱其张口呼吸使腹肌放松,可边检查边交谈以分散其注意力。嘱被检者稍向下用力以使括约肌较为松弛。

(3)检查前排空膀胱,必要时须导尿。大便充盈者应排便。

（4）注意用具消毒，垫单、手套应每查一人更换一次，防止医源性交叉感染。

（5）检查完毕协助被检者穿衣下检查床，避免摔伤。

（6）男医生作检查时，需有女医护人员在场。

（7）月经期不作妇科检查，如阴道有出血而必须检查时，须消毒外阴后，使用无菌手套和器械进行操作。

2. 检查方法

包括视诊、触诊和阴道窥具的检查。

3. 检查体位

一般取膀胱截石位，使臀部置于检查台边缘，头略抬高，双手平置于体侧或腹部。检查者面向被检者，立于其两腿之间。少数尿瘘者需取胸膝卧位。

4. 物品准备

检查床，无菌垫单，窥阴器，一次性手套，润滑剂，光源。

5. 阴道窥具检查

（1）放置窥阴器：戴无菌手套，左手示、中指分开两侧小阴唇，另一手将窥阴器两叶并拢，涂上润滑剂，以45°侧向沿阴道后侧壁缓慢置于阴道内，然后向上向后推进，同时将窥阴器转平并张开两叶，暴露宫颈、阴道壁、穹窿部，固定螺丝。

（2）视诊宫颈：大小、颜色、外口形状，有无裂伤、糜烂、腺体囊肿、息肉、肿瘤或接触性出血。

（3）放松螺丝,将窥阴器轻轻退出少许离开宫颈,两叶呈部分打开状态。

（4）视诊阴道:黏膜颜色,阴道皱襞,有无充血、溃疡、赘生物、畸形,分泌物量、性质、颜色、有无气味等。

（5）窥视完毕,合拢窥阴器上下叶后取出。

（6）脱去手套,协助患者穿衣下床。

提示:阴道窥具检查禁用于未婚、无性生活史及阴道闭锁者。选择合适的阴道窥具,提醒被检者检查开始。窥阴器置入过程中,中部螺丝始终松弛,张开窥阴器时稍离开宫颈以免损伤。若宫颈暴露不理想可调节中部螺丝并固定。窥阴器检查时可能引起不适、疼痛,甚至损伤小阴唇、宫颈,应平稳轻柔操作,避免暴力。

（四）胸锁乳突肌深面淋巴结及包块触诊

面对被检者,右手检查左侧,左手检查右侧。拇指置于被检者胸锁乳突肌前缘,其余四指并拢置于胸锁乳突肌后缘,用拇指、其余四指轻轻将胸锁乳突肌向外牵拉,与此同时手指对胸锁乳突肌深面进行滑动触摸,检查有无肿大淋巴结及包块。

（五）肋骨挤压试验

被检者取坐位或立位,两上肢外展或上举。检查者一手按在胸骨上,另一手按在脊柱上,两手在同一高度同时加压,若有肋骨骨折则在相应部位出现疼痛,尤其是肋骨中段骨折更为可靠。

（六）屏气试验

被检者取坐位,深吸气末屏气,直到无法忍

受不得不呼气为止。记录深吸气末至呼气开始的时间,正常为 40~60 秒。或深呼气末屏气,直到无法忍受不得不吸气为止,正常为 20~35 秒。屏气时间缩短提示呼吸功能不全。

（七）胡佛征

正常人吸气时胸廓下部季肋向前外扩张,如果吸气时季肋部内收即胡佛征阳性。双侧阳性可见于肺气肿,单侧阳性可见于一侧气胸或胸膜腔积液。

（八）鉴别收缩期杂音的特殊方法

1. 改变静脉回流与杂音的鉴别（表 2-11）。

表 2-11　改变静脉回流与杂音的鉴别

方式	方法	杂音改变的时间
深吸气	作吸气动作	深吸气末
深呼气	作呼气动作	深呼气末
Valsalva 动作（回流减少）	吸气后紧闭声门用力做呼气动作,对抗关闭的声门 20 秒	同时注意杂音的变化
由蹲位至立位（回流减少）	下蹲位至少 30 秒后迅速站立	站立后立即听诊
由立位至蹲位（回流增加）	从立位迅速下蹲,保持正常呼吸	蹲下后立即听诊
被动抬腿（回流增加）	仰卧位,抬举下肢 45°左右	下肢抬举15~20 秒后听诊

2. 活动方式与收缩期杂音的鉴别(表 2-12)。

表 2-12　活动方式与收缩期杂音的鉴别

活动方式	肥厚梗阻型心肌病	二尖瓣脱垂	主动脉瓣狭窄	二尖瓣关闭不全
Valsalva 动作(降低前负荷)	杂音增强	杂音延长	杂音减弱	杂音减弱
立位至蹲位或抬腿(增加前负荷)	杂音减弱	杂音变短	杂音增强	杂音增强
等张握力运动(增加后负荷)	杂音减弱	杂音变短	杂音减弱	杂音增强

(九)粗测下肢收缩压

嘱被检者平卧,双下肢自然伸直、放松。在一侧小腿腓肠肌肌腹下部缚上普通血压计袖带,下缘距内踝 2~3cm,松紧适当置左手示、中指指腹于第 1、2 趾骨间的足疗处触摸足背动脉搏动,右手将袖带气囊充气旋钮旋紧并充气,当袖带内压力使足背动脉搏动消失后,将压力再升高 20~40mmHg,然后逐渐松开充气旋钮缓慢放气。在放气过程中,右手第一次触摸到足背动脉搏动时血压计汞柱凸面所示的数值即为收缩压值。

(十)腹主动脉触诊

双手在相对位置向腹中线附近深触诊,在瘦长或腹壁松弛者可见到或触到腹主动脉搏动并估计其侧壁宽度,正常人不超过 3.5cm。如在腹中线附近触到明显的膨胀性搏动,则应考虑腹主动脉或其分支的动脉瘤。偶可触及震颤。

（十一）腹部包块的鉴别

1. 屏气起坐试验　区别腹壁或腹腔内包块。被检者仰卧,屏气,使腹肌收缩,不用手支撑而自行起坐,腹壁包块将变得更为明显,腹腔内包块则受到腹肌掩盖而变得不清楚。

2. 肘膝位检查法　与仰卧位对比可区别腹腔内抑或腹膜后包块。腹腔内包块,由于腹腔内脏器大多数受腹膜层完全覆盖,借系膜而固定于腹后壁,肘膝位检查时包块更为清楚,活动度增加,而且有下垂感腹膜后包块,大多深而固定,不能推动,也无下垂感,腹膜后包块,大多深而固定,不能推动,也无下垂感,不如在仰卧位清楚。

（十二）腹膜炎症的辅助监测

1. 牵涉性触痛　在腹部一处深触诊,疼痛发生于远处,提示远处可能存在局限性腹膜炎。

2. 后跟试验　被检者站立,膝关节伸直反复做踮脚、放松动作,使足跟反复着地,身体震动,如引起或加重腹痛为阳性,提示腹膜激惹如阑尾炎症。

（十三）阑尾炎症的辅助检查

1. 结肠充气试验　右手压迫左下腹降结肠,向近端施压可使结肠积气传至盲肠和阑尾部位,如有右下腹痛提示局部有炎症。

2. 腰大肌试验　将下腹痛患者患侧髋关节屈曲90°,用手固定其膝、踝关节,嘱做伸髋对抗动作。如有腹痛,提示后有激惹如后位阑尾炎。也可嘱被检者卧于健侧,将患侧下肢向后过伸,如有腹痛为阳性。

3. 闭孔内肌试验 将下腹痛患者患侧髋关节屈曲 90°,手持其大、小腿将股部向内旋转。如伴随髋关节旋转有下腹痛提示闭孔内肌有激惹,见于盆腔与后位阑尾炎症。

(十四)腹外疝检查

1. 腹股沟疝 腹股沟区是位于下腹壁与大腿交界的三角区,腹股沟疝是指腹腔内脏器通过腹股沟区的缺损向体表突出所形成的包块,俗称"疝气"。根据疝环与腹壁下动脉的关系,腹股沟疝分为腹股沟斜疝和腹股沟直疝两种。

(1)视诊:嘱被检查者取站立位,观察其(疝气)所在的部位。腹股沟斜疝位于腹股沟区,经腹股沟管可下降至阴囊;腹股沟直疝位于直疝三角内,不进入阴囊。观察结束后再嘱被检查者取平卧位,观察包块可否自行回纳消退。

(2)触诊:检查者一手置于被检者腰背部,另一手手臂和示指大致和被检者的腹股沟韧带平行,示指向上外方向插入阴囊皮肤以检查外环(皮下环),注意外环的大小、张力及海氏(Hesselbach)三角区的腹壁肌张力。嘱被检者头部偏向对侧并咳嗽,如指尖有冲击感为阳性,提示疝存在。右手检查右侧,左手检查左侧。

(3)疝块回纳试验:如被检者站立时腹股沟区或阴囊区出现包块,应做回纳试验。一手置于被控者腰背部,另一手掌侧置于腹股沟区与腹股沟韧带平行,轻柔包块并持续加压向腹腔推送。开始常有轻微阻力,随即很快包块被推入腹腔而消失,在其进入腹腔时、若疝内容是小肠则听到咕噜声,若为大网膜则有一种坚实感无弹性。

(4)压迫内环试验:疝块回纳后以手指抵住腹股沟管内环(深环,腹股沟韧带中点)。疝块不再出现或咳嗽有冲击感为斜疝,如不能控制疝块或仍从腹前壁突出为直疝。

2. 股疝 疝囊经股环、股管而自卵圆窝突出者为股疝。视诊股疝疝块一般较小,呈半圆形,位于腹股沟韧带内侧下方卵圆窝处。触诊回纳内容物后疝块不能完全消失,股疝突出时皮下环空虚以示指抠入皮下环中嘱被检者咳嗽,指尖冲击感不明显。

(十五)腹水的辅助检查

1. 直立叩诊法 被检者排空膀胱站立数分钟,则下腹部积有液体而呈浊音,液体上界呈一水平线,在此上为浮动的肠曲呈鼓音。

2. 水坑试验 取肘膝位数分钟,使腹腔内液体集中在脐部,此时脐部可明显浊音,而仰卧时,脐部叩诊呈鼓音。用叩诊方法比较是否由浊音变成鼓音或浊鼓音,借以判断微量腹水的测定。用此法检查可鉴定出至少 120ml 的游离腹水。

(十六)下肢静脉曲张检查

1. 浅静脉瓣膜功能试验 被检者仰卧,患肢抬高,使下肢静脉空虚。腹股沟下方扎止血带压迫大隐静脉阻止血液倒流。嘱被检者站立,松解止血带后 10 秒内若出现自上而下静脉充盈曲张,提示大隐静脉瓣膜功能不全。相同原理,在腘窝处扎止血带,可检查小隐静脉瓣膜功能。

2. 穿通静脉瓣膜功能试验　被检者仰卧,患肢抬高,于腹股沟下方扎止血带。先从足趾向上至腘窝绑缚第一根弹力绷带,再从止血带处向下绑缚第二根弹力绷带。嘱被检者站立,一边向下松解第一根弹力绷带,一边继续向下绑缚第二根弹力绷带,若在两根绷带之间的间隙出现曲张静脉,提示该处穿通静脉功能不全。

3. 深静脉通畅试验　被检者站立,于腹股沟下方扎止血带压迫大隐静脉。待静脉充盈后,嘱被检者用力踢腿或下蹲十余次,若充盈的曲张静脉明显减轻或消失、提示深静脉通畅。反之,提示深静脉阻塞。

第七节　特殊人群的体格检查

一、老年人的体格检查

(一) 老年人身体变化特点

1. 记忆力减退,视力、听力有一定下降,皮肤弹性降低。

2. 瞳孔对光反应稍迟钝,眼球向上凝视能力下降,角膜边缘及周围出现老年环。

3. 胸廓前后径增加与脊柱后弓、椎体下塌有关;肺部捻发音不意味着疾病,心脏收缩期杂音明显;肠蠕动功能下降;性器官萎缩,男性前列腺增大。

4. 肌肉常有轻度萎缩,步态变慢,跨步一般变小。

(二) 老年人体格检查技巧

1. 老年人可能因骨关节改变而行动不便,根据病情轻重和避免影响检查结果等因素,可调整检查顺序,耐心、细致进行体格检查。

2. 检查内容与成人无异,生命体征十分重要;检查血压最好包括坐、卧、立位,以了解循环代偿能力,并两侧对比。

3. 检查方法应灵活机动。可在交谈中了解记忆力、智力、定向力,从家人和护理人员中获得信息,从一般状态、情感反应及语言、行为是否适度评价精神状态。

4. 注意视力、听力下降程度,一般对耳语音及高调语音分辨特别差。

5. 心、脑血管方面的检查要作为重点体检项目。

6. 腹部听诊注意血管杂音,触诊注意腹主动脉有否增宽。

7. 骨关节改变应区分骨关节炎,观察步态,各运动器官功能可结合日常生活自理能力。

8. 神经系统检查时注意踝反射减弱,其他深反射及肌力可减弱。

提示:老年人体检应正确区分年龄增长后的生理改变与病态改变。

二、小儿的体格检查

体格检查对象为 14 岁以下儿童,年龄越小,体检次数越多。内容包括体格发育测量及全身各系统的检查。重视问诊与查体的结合,并评估。

(一)小儿年龄变化

1. 询问出生年月日(公历),计算实足年龄。

2. 各年龄段体检重:新生儿出生后一般健康状况,有无窒息、黄疸;婴幼儿有无佝偻病早期症状,小儿会坐、爬、站、走的月龄,小儿视力、听力、语言发育情况;学龄前儿童的神经精神发育情况。

3. 各年龄段小儿正常呼吸、脉搏频率(表2-13)

表 2-13 小儿正常呼吸、脉搏频率

年龄(岁)	呼吸(次/分)	脉搏(次/分)
新生儿	40~45	120~140
<1	30~40	110~130
2~3	25~30	100~120
4~7	20~25	80~100
8~14	18~20	70~90

4. 各年龄段小儿正常心脏相对浊音界(表2-14)

表 2-14　小儿正常心脏相对浊音界

年龄（岁）	左界	右界
<2	左乳腺外 1~2cm	右胸骨旁线
2~5	左乳腺外 1cm	右胸骨线和右胸骨旁线之间
5~12	左乳腺上或乳腺内 0.5~1cm	接近右胸骨线
>12	左乳腺内 0.5~1cm	右胸骨线

（二）小儿体格发育测量

临床常通过重要体格生长指标的测定,以评估儿童生长发育是否正常,这些指标的测定称为体格测量。常用下列测量指标。

1. 头颅骨发育

（1）前囟对边中点连线的长度在出生时约 1.5~2cm,6 个月变小,1~1.5 岁时闭合。

（2）后囟出生时很小或已闭合,最迟于生后 6~8 周闭合。

（3）颅骨缝出生时尚分离,于 3~4 个月时闭合。

2. 牙齿发育

乳牙应有 20 个。

3. 体重的测量

（1）选秤:新生儿、婴儿用婴儿秤,1 岁以上儿童用儿童秤。

（2）校零:体重计应平稳地置于桌面或地面上,校正 0 点。

（3）时间：每日在同一时间测量，最好在早晨喂奶前或早餐前、排便后。

（4）去衣：脱去鞋袜、帽子和外衣，或称后减去衣服的重量。

（5）测量：婴儿卧于秤盘中。年长儿赤足安静地立于立式体重计的踏板脚印上，两手掌自然下垂、不可摆动，不可触及他物。注意安全与保暖。

（6）读数：记录以千克（kg）为单位，读至小数点后 1 位。

提示　儿童的标准体重可根据下述公式计算：

1~6 个月婴儿：标准体重（g）= 出生时
　　　　　　体重（g）+月龄×700（g）

7~12 个月婴儿：标准体重（g）= 6 000g+月
　　　　　　龄×250（g）

1~12 岁儿童：标准体重（kg）= 实足年龄×2+8

4. 身长

（1）婴儿身长测量计（婴、幼儿使用）

1）体位：小儿仰卧其上，头顶接触到头板，头部量于测量计的正中线上；头之位置应使耳屏上缘与眼眶下缘最低点所成之连线垂直于底板上，而与头板平齐；两腿伸直，特别注意将两膝关节伸直。

2）测量：将测量计脚侧的活动木板向小儿足底移动，使其紧靠小儿足底。

3）读数：头顶与足底两木板之间的距离即小儿身长。

（2）儿童测量计（年长儿使用）

1）体位：小儿头部枕骨粗隆、肩胛骨、臀部、足跟成一直线，紧贴垂直板；两手自然下垂，腹股内收，两足跟并拢，足尖分开成 45°；双眼向前看，使耳上缘和眼眶下缘最低点之连线成水平线，不可俯头或仰头。

2）测量：移下头板与头顶接触，数即为身高读数。

3）读数：以厘米（cm）为单位计算，读至小数点后 1 位。

5. 坐高

（1）3 岁以下小儿用量床测坐高（或称顶臀长）

1）体位：提起小儿小腿使膝关节屈曲；大腿与底板垂直；骶骨紧贴底板。

2）测量：移动足板紧压臀部。

3）读数：读量床两侧刻度读数即为坐高。

（2）3 岁以上小儿坐于坐高计凳上测坐高

1）体位：身体前倾使骶部紧靠量板，再挺身坐直，大腿靠拢紧贴凳面与躯干成直角，膝关节屈曲成直角，两脚平放，移动测量杆与头顶接触。

2）读数：量板上的读数即为坐高。以厘米（cm）计算，读至小数点后 1 位。

提示： 坐高占身高的百分比随年龄而下降（同龄儿正常为 55%）。

6. 头围

（1）体位：立位、坐位或仰卧位。

（2）测量：立于被量者右前方或后方。左手拇指将软尺 0 点固定于头部右侧齐眉弓上缘处，软尺从头都右侧经过枕骨粗隆最高处而回至 0 点。软尺紧贴皮肤、松紧适中、左右对称；头发长者应先将头发在软尺经过处向上、下分开。

（3）读数：以厘米（cm）计算，读至小数点后 1 位。

提示：新生儿头围为 33～34cm，出生后前半年增加 8cm，后半年增加 3cm，第 2 年约增加 2cm，第 3、4 年内约增加 1.5cm，4～10 岁共增加约 1.5cm，至 18 岁可达 53cm 以后几乎不再变化。

7. 胸围

（1）体位：3 岁以下小儿取卧位或立位，3 岁以上取立位。平静呼吸，两手自然平放或下垂，两眼平视。

（2）测量：立于被量者前方或右方。左手拇指将软尺固定于小儿乳头下缘（乳腺已发育的女孩，以胸骨中线第 4 肋水平为准），右手拉软尺绕经后背以两肩胛骨下角下缘为准，经左侧而回至 0 点。软尺位置前后左右对称，各处轻轻接触皮肤，但不束缚呼吸。

（3）读数：取平静呼吸中间读数或呼、吸气时平均数。以厘米（cm）计算，读至小数点后 1 位。

8. 腹围

（1）体位：无论何年龄组均应取卧位。

（2）测量时间：空腹时测量。

（3）测量方法：儿童取脐平面测量；婴儿取

剑突与脐的中点测量。经同一水平绕腹 1 周读数。

（4）读数：以厘米（cm）计算，读至小数点后 1 位。

9. 上臂围

（1）体位：立位、坐位或仰卧位，两手自然平放或下垂。

（2）测量：一般测量左上臂。将软尺 0 点固定于上臂外侧肩峰至鹰嘴连线中点，沿该点水平将软尺绕上臂 1 周读数。

（3）读数：以厘米（cm）计算，读至小数点后 1 位。上臂围<12.5cm 为营养不良。

10. 皮下脂肪

（1）定位：上臂：左上臂中点。背部：左肩胛骨下角稍偏外侧，皮褶与脊柱 45°。腹壁：锁骨中线与脐平面交点。

（2）测量：示指、拇指各旁开 1.5cm，垂直捏起皮肤，标尺测量皮褶厚度。

（3）读数：小数点后 1 位。

提示：①检查前先与家长沟通，取得家长和小儿的配合。②适当表扬或抚触，有时可用一些物品如玩具来吸引小儿。③不能过多问诊，以免造成小儿恐惧而不实回答。④耐心仔细，了解全面情况，视诊尤为重要，密切观察精神状况、面色。⑤选用适合儿童的体检辅助工具。⑥动作轻柔适度，手法正确，注意被检查者保暖。⑦不一定按检查顺序进行，可根据情况灵活掌握，先进行对小儿无明显刺激或不太需要完全配合的体检。给被体检儿童一个慢慢适应的过程，利用合适时机再作相应检查(如安静时先检查听诊，而口腔检查等对小儿刺激大的检查可放在后面)。⑧打乱顺序但尽可能不漏检。⑨要注意小儿神经发育的检查，新生儿、婴儿神经系统检查应注意姿势反射。

第八节　皮肤专科体格检查

人体是有机的整体，皮肤病往往是全身疾病的一种反映，因此必须要有整体观念，必要时结合全身体格检查。

（一）视诊

检查皮肤时，光线要明亮，最好是自然光线，其次是日光灯。对皮损较广泛的疾病，应尽量暴露全身皮肤以检查。除了皮肤外，还应检查患者的毛发、指甲及黏膜，对于色素性疾病如白癜风、黄褐斑等，可以借助伍德灯及皮肤镜等来观察，怀疑接触性皮炎或者寄生虫感染的(虱病)，还要检查衣服并且借助放大镜来观察。

【初步视诊要点】

初步视诊皮肤有无缺损，颜色是否正常，表面有无肿胀，毛发区域注意毛发分布情况，有无毛发稀疏、缺失等。如有皮损，大致观察皮损的类型、颜色、界限、分布范围等(表2-15)。

表 2-15　皮损初步视诊的注意要点

皮损性质	是原发损害还是继发损害,一种损害还是多种并存
皮损分布	为局限性或全身性,是否沿血管分布、神经节段分布或对称分布
皮损排列	可呈孤立或群集,排列方式可呈线状、带状、环状或无规律
皮损大小	大小可实际测量,也可用实物描述,如芝麻、小米、黄豆、鸡蛋等
皮损数目	单发、多发或用数字表示
皮损颜色	黑色、蓝色、褐色、红色、白色或正常皮色等。根据颜色深浅还可进一步划分描述,如红色可分为淡红色、暗红色、浅红色、紫红色等
皮损边缘及界限	边缘可为整齐或不整齐,界限可为清楚、比较清楚和模糊
皮损形状	可为圆形、椭圆形、多角形、不规则形或地图状等
皮损基底	可为较宽、较窄或呈蒂状
皮损表面	可为光滑、粗糙、扁平、隆起、中央脐凹、乳头状、菜花状等
内容物	主要用于观察水疱、脓疱或囊肿,内容物可为血液、黏液、浆液、脓液、皮脂等
皮损与皮面关系	与皮面平行,高于皮面或低于皮面
皮损部位	根据皮损部位可对皮肤性病种类进行大致归类,详见后述

【重点视诊要点】

1. 判断皮损的性质(原发损害/继发损害)

(1)皮肤的原发性损害:主要有八种。

1)斑疹:皮肤黏膜的局限性颜色改变,皮损与周围平齐,无隆起或凹陷。①直径一般小于1cm,大于1cm时称斑片。②分为红斑、出血斑、色素沉着及色素减退斑等。③出血斑直径小于2mm时称瘀点,大于5mm时称瘀斑,2~5mm时称紫癜。

2)斑块:为直径大于1cm的隆起性、浅表性皮损,顶端较扁平,多为丘疹扩大或融合而成。

3)丘疹:①为限局性、充实性、浅表性皮损,隆起于皮面,直径小于1cm。②形态介于斑疹与丘疹之间的稍隆起皮损称斑丘疹。③丘疹顶部有小水疱时称丘疱疹。④丘疹顶部有小脓疱时称丘脓疱疹。

4)风团:为暂时性、隆起性皮损,由真皮乳头层血管扩张、血浆渗出所致。皮损发生快,消退快,消退后不留任何痕迹。

5)水疱和大疱:①水疱为高出皮面、内含液体的局限性、腔隙性皮损。②直径一般小于1cm,大于1cm者称大疱。③内容物含血液者称血疱。

6)脓疱:为高出皮面,内含脓液的局限性、腔隙性皮损。

7)结节:为局限性、实质性、深在性皮损,位置可深达真皮或皮下,可由炎症浸润或代谢物沉积所致。

8）囊肿：为含有液体、半固体黏稠物或细胞成分的囊性皮损，一般位于真皮或更深位置，可隆起于皮面或仅可触及。

（2）皮肤的继发损害：主要有九种。

1）鳞屑：指脱落或即将脱落的角质层，表现为大小、厚薄及形态不一的干燥碎片。

2）糜烂：皮肤表皮或黏膜上皮的缺损露出红色湿润面，由水疱脓疱破裂或浸渍处表皮脱落形成。

3）结痂：皮肤损害的浆液、血液或脓液和被破坏了的上皮组织干涸后所形成的症状。

4）溃疡：皮肤或黏膜的深达真皮以下的缺损。溃疡形态、大小、深浅随病因而异，愈后有瘢痕形成。溃疡面可有浆液、脓液、坏死组织或痂皮覆盖。

5）瘢痕：指真皮或更深层的组织缺损或破坏后，由新生结缔组织修复而形成的损害。损害高于皮面者为增生性瘢痕；低凹于皮面者为萎缩性瘢痕；其与皮面平不凹下亦无凸起为平滑瘢痕。

6）裂隙：表皮角质过度干燥，或真皮内有炎症浸润，使皮肤失去弹性而形成的深浅不一的线状裂口。

7）萎缩：指皮肤组织的一种退行性变所致的皮肤变薄。萎缩可发生于表皮、真皮或皮下组织。表皮萎缩为局部皮肤变薄，呈半透明，可有细皱纹,正常皮沟变浅或消失。真皮萎缩为局部皮肤凹陷,表面纹理及颜色均正常,常伴有皮肤附属器的萎缩,毛发变细或消失。皮下组织萎缩为皮下脂肪组织减少所致,其局部皮纹正常,但凹陷明显。

8)抓痕:搔抓或摩擦所致的表皮或真皮浅层点线状缺损。

9)浸渍:为皮肤皱褶处因长期湿潮、浸水使角质层吸收较多水分后而变白变软的形状。

10)苔藓样变:也称苔藓化,是皮肤局限性浸润、肥厚、粗糙、变硬、干燥、脱屑、皮沟加深、皮嵴突起等类似革样的表现。

2. 观察皮损的形状及排列 皮损的形状及排列有助于皮肤病的诊断及鉴别诊断,常见的如下:

(1)线状损害及线状排列:损害呈线形排列,或沿 Blaschko 线分布,可见于创伤、扁平疣、表皮剥脱性损害。

(2)环形、弧形损害及环状、弧形排列:皮损中央消退,边缘呈环状,可见于多形红斑、钱币状湿疹、体癣、匐形性回状红斑等。

(3)群集性排列:皮损相对集中,呈群集性,可见于带状疱疹等。

(4)网状排列:皮损呈网状外观,有时类似环形皮损,也可为线状或匐形性,可见于火激红斑、网状青斑等。

3. 观察皮损的分布　很多皮肤病的皮损分布具有一定的规律性,如全身性、局限性、对称性、单侧性、沿神经分布、沿血管分布、沿淋巴管分布、沿 Blaschko 线分布等。

（1）全身性分布:如病毒疹、急性荨麻疹、药物疹。

（2）局限性分布:某些皮肤病往往好发于特定的部位,如股癣好发于股内侧;甲真菌病好发于指(趾)甲;尖锐湿疣好发于外生殖器;花斑癣好发于胸前、腋下;脂溢性皮炎好发于油脂分泌部位;单纯疱疹好发于皮肤黏膜交界处;太田痣好发于面颊眼眶周边;丹毒好发于小腿等。

（3）沿神经分布:如带状疱疹。

（4）沿淋巴管分布:如着色芽生菌病、孢子丝菌病。

（5）沿 Blaschko 线分布:如扁平苔藓、毛囊角化病、线状表皮痣、线状硬皮病、线状皮肤型红斑狼疮、线状苔藓。

提示:同一部位可能会被不同的皮肤病所累及,常见部位的好发皮肤病详见表 2-16。

表 2-16　常见部位的好发皮肤病

部位	好发疾病
头部	脂溢性皮炎、银屑病、头癣、各种脱发、毛囊炎、疖病、皮脂腺囊肿、头虱、湿疹、脓疱疮等

部位	好发疾病
面部	黄褐斑、太田痣、痤疮、丹毒、特应性皮炎、红斑狼疮、脂溢性皮炎、扁平疣、面部肉芽肿等
唇部	多形红斑、单纯疱疹、光化性唇炎、静脉湖、接触性皮炎、化脓性肉芽肿、结节病等
躯干	玫瑰糠疹、银屑病、体癣、花斑癣、蕈样肉芽肿、二期梅毒、药疹、病毒疹等
乳房	接触性皮炎、湿疹、佩吉特病、乳头状腺瘤等
腋部	软纤维瘤、疥疮、念珠菌病、化脓性汗腺炎、增殖性天疱疮、黑棘皮病、红癣、花斑糠疹等
腹股沟及臀部	疖、疖病、蜂窝织炎、股癣等
生殖器及肛周	一期梅毒及二期梅毒、淋病、软下疳、性病性淋巴肉芽肿等
下肢	脂膜炎、血管炎、湿疹、银屑病、瘀积性皮炎、卡波西肉瘤、皮肤纤维瘤、静脉曲张、皮肤淀粉样变、类脂质渐进性坏死等
前臂和手	白癜风、血管角皮瘤、皮肌炎（Gottron 征）、扁平苔藓、连续性肢端皮炎、硬皮病等
足部	足癣、跖疣、鸡眼、冻疮、黑踵、黑素瘤等

4. 观察皮损的颜色　不同的皮肤病可能会出现某些特征性的颜色。如鲜红色提示血液系

统或血管病变;玫瑰红色提示玫瑰糠疹;紫红色提示红斑狼疮、皮肌炎、扁平苔藓;白色提示单纯糠疹、白癜风、无色素痣、贫血痣;银白色提示银屑病;黑色提示色素痣、黑素瘤;黄色提示黄瘤病、皮脂腺痣;蓝色提示蓝痣、蓝色橡皮-大疱性痣综合征;灰褐色提示太田痣;黄褐色提示脂溢性角化症、黄褐斑等。

5. 毛发的视诊要点

(1)毛发数量的异常:①数量减少:弥漫性毛发减少见于少毛症、休止期脱发等;局限性毛发减少见于斑秃、拔毛癖等。②数量增加:毳毛增加常见于先天性或获得性毳毛增多症;终毛增加可见于妇女多毛症。

(2)毛发结构的异常:毛干脆裂(结节性和套叠性脆发症、裂发症和结节性裂发,毛干不规则(纵嵴、沟、发叉状发和念珠状发),毛干扭转(扭曲发、羊毛状发、结毛症等),物质附着于毛干。

(3)毛发颜色的异常:汉族人毛发一般为黑色,当发色呈现其他颜色时可提示代谢性疾病的发生。苯丙酮尿症患者的毛发呈浅黄色;高胱氨酸尿时毛发脱色;白化病患者为白发或黄发;Menkes 卷发综合征毛发色淡;婴儿蛋白质营养不良的患者毛发呈淡红色或灰白色;

6. 甲的视诊要点

不同解剖的位置可提示不同的甲病变(表2-17)。

表 2-17　不同解剖位置的甲病变

近端甲母质	博氏线（Beau 线）、凹陷、纵嵴、纵向裂隙、指甲粗糙脆裂
远端甲母质	真白甲病
近端甲母质+远端甲母质	甲缺失、匙状甲、甲变薄
甲床	甲剥离、甲下角化过度、白甲、甲碎裂出血

（二）触诊

1. 皮损的坚硬度　坚实或柔软。

2. 皮损的边界、范围　有无囊性感及与周围组织的关系。

3. 皮损有无触痛及压痛。

4. 皮损的温度。

5. 浅表淋巴结的情况　有无肿大、触痛。下列皮肤病可引起淋巴结肿大：

（1）感染性皮肤病：病毒疹、丹毒、梅毒等。

（2）非感染性皮肤病：朗格汉斯细胞组织细胞增生症、结节病、天疱疮、系统性红斑狼疮、成人斯蒂尔病、嗜酸性粒细胞增多综合征等。

（3）皮肤肿瘤：淋巴瘤、浆细胞肿瘤、皮肤转移癌、恶性黑素瘤等。

（三）其他物理检查

1. 皮肤划痕实验　在患者上臂屈侧面用钝器以适当的压力划过，出现以下三联反应，称为皮肤划痕试验阳性：划后 3～15 秒，在划处出现红色线条，可能由真皮肥大细胞释放组胺引起毛细血管扩张所致；15～45 秒后，在红色线条两侧出现红晕，此为神经轴索反应引起小动脉扩张所致；划后 1～3 分钟，划过处出现隆起、苍白色风团状线条，可能是组胺、激肽等引起水肿所致。多见于荨麻疹。

2. 玻片压诊法　选择干净、透明度好的玻片压迫皮损处至少 15 秒，观察皮损颜色变化情况。充血性红斑会消失，而出血性红斑不会消失。寻常狼疮可出现苹果酱色。

3. 感觉检查　包括痛觉、温觉、触觉等。

（1）温度觉检查：用两支大小相同的小试管，一置冷水，一置热水（50℃ 左右），用试管下端触试正常皮肤，病人能辨别冷热，回答准确，然后再试皮损。如果皮损分辨不出冷热，则为温度觉丧失；如果回答迟缓或稍欠正确，则为温度觉减退。

（2）痛觉检查：用大头针或缝针以其尖头分别刺试正常皮肤及皮损，让患者回答痛或不痛，并观察其表情，如感觉比正常皮肤刺痛轻，则为痛觉迟钝；如无感觉，则为痛觉丧失。

（3）触觉检查：用棉絮或羽毛轻触皮损及相对应正常皮肤，让患者闭眼用手指指出每次触试的部位，或按顺序回答触试次数，如部位指点不准确，或偏于上、下、左、右，患者自述不如正常皮肤感觉清楚，则为触觉减退；如无感觉或不能回答触试次数,则为触觉丧失。

4. Köbner 现象(同形反应)　正常皮肤在受非特异性损伤后可诱发与已存在的某一种皮肤病相同的皮肤变化(皮损),最特征的见于银屑病,也见于扁平苔藓、湿疹的急性期,有时见于某些其他皮肤病。

5. 鳞屑刮除法　可以了解皮损的表面性质,如花斑糠疹轻刮后可出现糠样鳞屑,寻常型银屑病刮除后可出现特征性薄膜现象和点状出血。

6. 滤过紫外线检查　是高压汞灯发射出的波长为 320nm～400nm 的光波,可用于色素异常性皮肤病、皮肤感染及卟啉病的辅助诊断,方法为暗室内将患处置于伍德灯下直接照射,观察荧光类型。

7. 棘层细胞松解现象检查法(尼氏征)　是某些皮肤病发生棘层松解(如天疱疮)时的触诊表现,可有四种阳性表现:①手指推压水疱一侧,水疱沿推压方向移动;②手指轻压疱顶,疱液向四周移动;③稍用力在外观正常皮肤上推擦,表皮即剥离;④牵扯已破损的水疱壁时,可见水疱周边的外观正常皮肤一同剥离。

8. 皮肤镜检查　皮肤镜在临床上可检查表皮及浅层真皮中黑素的分布,主要用于诊断一些可疑的色素性皮损,特别是用于区别良性黑素细胞性损害与黑素瘤。皮肤镜检查也可用于确认疥疮的隧道及疥虫,区分血管瘤、血管角化病,以及将色素细胞性损害与色素性基底细胞癌及脂溢性角化病区分开来。

第九节　体格检查中的常见问题

1. 缺乏规范训练,忽略全身与重点体格检查的目的、内容及方法。

2. 缺乏思想准备和组织安排,使体格检查项目遗漏、内容重复、顺序颠倒。

3. 病史采集不全,因此体格检查重点不突出或有误。

4. 对检查项目不熟悉,不能有序地进行体格检查。

5. 检查器械准备不充分或不会使用,忽略被检者的配合。

6. 最易忽略的查体部位:耳、鼻、颈部血管、腋窝、腹股沟、肛门直肠、外生殖器。

7. 最易忽略的技术难点:眼外肌的检查、甲状腺触诊、气管移位、语颤改变、各种呼吸音的判别、心脏舒张期杂音的识别、腹部脏器触诊、神经系统检查结果的判断。

8. 判断的难点:颈部包块、颈静脉怒张、气管移位、语颤改变、呼吸音的性质、收缩期杂音的意义、腹部压痛与张力、腹部肿块、肝脾肿大、神经系统检查结果的判断。

9. 记录的难点:包块性状、心脏大小、心脏杂音的描述,呼吸音的强弱、音调和性质、脾脏大小的记录,不恰当的名词和缩略语记录。

10. 皮肤专科体检对皮损的描述需全面、详细,重点掌握各种物理检查的手法及适应证。

提示:为解决这些问题,除了勤学苦练、不断强化、不断完善,最重要的是要有责任感。

第十节 体格检查技能评估

(一)体格检查的评估项目

1. 体格检查的方法与技巧 检查者需先作自我介绍,注意保持良好的医患关系与职业态度。关心体贴、尊重隐私;用器械检查前予以解释,取得理解与配合;检查部位暴露适当,查完后复原;检查系统全面,无重复、颠倒、遗漏;手法规范,注意对比;动作轻柔,不增加痛苦。

2. 医患关系的融洽性 检查过程中与患者要适当、亲切地交流;检查过程中体现健康教育及精神支持。

3. 个人特点 进行体格检查时应注意患者的感受,包括适当地遮盖患者身体;职业态度、诊室布局、检查器械是否及时归位。

(二)体格检查的评估方法

重点评估检查操作是否正规、熟练,以及与患者的交流。

1. 体格检查内容的评估　检查者洗手；检查生命体征；检查一般状况；检查皮肤黏膜、浅表淋巴结；检查头部、颈部及其器官；检查胸廓、呼吸、乳房、胸壁、肋间隙触诊胸廓扩张度、语音震颤；叩诊后肺野，至少 2 个部位；叩诊前肺野，至少 2 个部位；视诊心前区、心尖搏动或心脏搏动；触诊心前区、震颤、心包摩擦感；叩诊心脏相对浊音界；听诊心脏（心率、心律、心音、额外心音、杂音、摩擦音）；检查桡动脉、周围血管征；测量腹围，视诊腹部形状、呼吸气运动、胃肠蠕动波、包块等；触诊腹壁肝、胆、脾、肾、膀胱、肝颈静脉回流征；叩诊腹部肝脏、移动性浊音、肾区；听诊肠鸣音、振水音、血管杂音；检查脊柱、四肢（视病情需要检查肛门、直肠、外生殖器）；检查神经反射（生理反射、病理反射、脑膜刺激征，必要时作运动、感觉及神经系统其他特殊检查）。

2. 体格检查方法的评估　检查前予以解释，取得理解；按列出的检查项目顺序认真仔细地检查；按局部查体顺序原则认真仔细地检查；检查部位暴露适当，查完后复原，检查熟练，手法正确规范；检查中注意对比，无重复、颠倒、遗漏；检查方法选择恰当；对患者的感受具有敏感性；检查中注意与患者进行交流；检查完毕后有结束语，检查器械归位。

（三）系统体格检查的评估(表 2-18)

表 2-18　系统体格检查评分表

一般检查及生命体征(9 分)					
内容	分值	评判			
		遗漏	错误	颠倒	得分
1. 准备和清点器械	1.0				
2. 自我介绍,简短交谈以融洽医患关系	1.0				
3. 观察发育、营养、面容、表情和意识等一般状态	1.0				
4. 当被检者面洗手	1.0				
5. 测量体温(腋温,10 分钟)	1.0				
6. 触诊桡动脉(至少 30 秒)	1.0				
7. 双手同时触诊两侧桡动脉,检查其对称性	1.0				
8. 计数呼吸频率(至少 30 秒)(节律、类型、深度)	1.0				
9. 测右上肢血压 2 次,记录平均值	1.0				
总分	9				
头部检查(32 分)					
内容	分值	评判			
		遗漏	错误	颠倒	得分
1. 观察外形、毛发分布、异常运动等	1.0				

头部检查(32 分)					
内容	分值	评判			
		遗漏	错误	颠倒	得分
2. 触诊头颅	1.0				
3. 视诊双眼及眉毛	1.0				
4. 分别检查左右眼的近视力（用近视力表）	1.0				
5. 检查下眼睑结膜、球结膜和巩膜	1.0				
6. 检查泪囊	1.0				
7. 翻转上眼睑，检查上眼睑结膜、球结膜和巩膜	1.0				
8. 检查面神经运动功能（皱额、闭目）	1.0				
9. 眼球运动（检查六个方位，两眼分别做）	1.0				
10. 瞳孔直接对光反射	1.0				
11. 瞳孔间接对光反射	1.0				
12. 集合反射	1.0				
13. 角膜反射	1.0				
14. 视诊两侧外耳及耳后区	1.0				
15. 触诊两侧外耳及耳后区	1.0				
16. 触诊颞颌关节及其运动	1.0				

续表

头部检查(32分)					
内容	分值	评判			
		遗漏	错误	颠倒	得分
17. 分别检查双耳听力(擦手指或用手表)	1.0				
18. 观察外鼻	1.0				
19. 触诊外鼻	1.0				
20. 检查鼻前庭、鼻中隔	1.0				
21. 分别检查左右鼻道通气状态	1.0				
22. 检查上颌窦(肿胀、压痛、胃痛)	1.0				
23. 检查额窦(肿胀、压痛、叩痛)	1.0				
24. 检查筛窦	1.0				
25. 检查口腔、牙齿、上颚、舌质和舌苔	1.0				
26. 借助压舌板及照明查颊黏膜、牙齿、牙龈、口底	1.0				
27. 借助压舌板及照明查软腭、悬雍垂、舌腭弓、咽腭弓	1.0				
28. 借助压舌板及照明查扁桃体、咽后壁	1.0				
29. 检查舌下神经(伸舌)	1.0				
30. 检查面神经运动功能(露齿、鼓腮或吹口哨)	1.0				

续表

头部检查(32 分)

内容	分值	遗漏	错误	颠倒	得分
		评判			
31. 检查三叉神经运动支(两侧咬肌、或以手对抗张口动作)	1.0				
32. 检查三叉神经感觉支(上、中、下三支)	1.0				
总分	32				

颈部检查(18 分)

内容	分值	遗漏	错误	颠倒	得分
		评判			
1. 暴露颈部	1.0				
2. 颈部外形、皮肤、包块、颈静脉充盈和颈动脉搏动	1.0				
3. 颈椎屈曲及左右活动情况(是否强直,有无抵抗及布鲁津斯基征)	1.0				
4. 检查副神经(耸肩及对抗头部旋转)	1.0				
5. 触诊耳前淋巴结	1.0				
6. 触诊耳后淋巴结	1.0				
7. 触诊枕后淋巴结	1.0				
8. 触诊颌下淋巴结	1.0				
9. 触诊颏下淋巴结	1.0				

颈部检查(18分)					
内容	分值	评判			
		遗漏	错误	颠倒	得分
10. 触诊颈前淋巴结	1.0				
11. 触诊颈后淋巴结	1.0				
12. 触诊锁骨上淋巴结	1.0				
13. 触诊甲状软骨	1.0				
14. 触诊甲状腺峡部(配合吞咽)	1.0				
15. 触诊甲状腺侧部(配合吞咽)	1.0				
16. 触诊两侧颈动脉	1.0				
17. 触诊气管位置	1.0				
18. 听诊颈部(甲状腺、血管杂音)	1.0				
总分	18				

前、侧胸部检查(16分)					
内容	分值	评判			
		遗漏	错误	颠倒	得分
1. 暴露胸部(上至胸骨上窝,下至剑突)	1.0				
2. 视诊胸部外形、对称性、皮肤、呼吸运动	1.0				
3. 触诊左侧乳房(四个象限及乳头)	1.0				

前、侧胸部检查(16分)					
内容	分值	评判			
		遗漏	错误	颠倒	得分
4. 触诊右侧乳房(四个象限及乳头)	1.0				
5. 右手触诊左侧腋窝淋巴结(五群)	1.0				
6. 左手触诊右侧腋窝淋巴结(五群)	1.0				
7. 触诊胸壁弹性、压痛	1.0				
8. 触诊呼吸动度(上、中、下,两侧对比)	1.0				
9. 触诊触觉语颤(上、中、下,两侧对比)	1.0				
10. 触诊胸膜摩擦感	1.0				
11. 叩诊两侧肺尖	1.0				
12. 叩诊前胸、侧胸和肺下界(自上而下,由外向内,两侧对比)	1.0				
13. 听诊两侧肺尖	1.0				
14. 听诊前胸、侧胸(自上而下,由外向内、两侧对比)	1.0				
15. 听诊语音共振(上、中、下,两侧对比)	1.0				

续表

前、侧胸部检查(16 分)					
内容	分值	评判			
		遗漏	错误	颠倒	得分
16. 听诊两侧胸膜摩擦音	1.0				
总分	16				

心脏检查(10 分)					
内容	分值	评判			
		遗漏	错误	颠倒	得分
1. 切线方向视诊心前区、心尖搏动	1.0				
2. 两步法触诊心尖搏动	1.0				
3. 用手掌触诊心前区及上腹部	1.0				
4. 叩诊左侧心脏相对浊音界	1.0				
5. 叩诊右侧心脏相对浊音界	1.0				
6. 听诊二尖瓣区(心率、心律、心音、额外心音、杂音、摩擦音)	1.0				
7. 听诊肺动脉瓣区(心音、杂音、摩擦音)	1.0				
8. 听诊主动脉瓣区(心音、杂音、摩擦音)	1.0				
9. 听诊主动脉瓣第二听诊区(心音、杂音、摩擦音)	1.0				
10. 听诊三尖瓣区(心音、杂音、摩擦音)	1.0				
总分	10				

续表

背部检查（17分）					
内容	分值	评判			
		遗漏	错误	颠倒	得分
1. 请被检者坐起	1.0				
2. 暴露背部	1.0				
3. 视诊脊柱、胸廓外形和呼吸运动	1.0				
4. 胸廓活动度及对称性	1.0				
5. 触诊两侧语音震颤	1.0				
6. 触诊两侧语音摩擦感	1.0				
7. 请被检查者双上肢交叉，双手抱肘，头前倾	1.0				
8. 叩诊两侧后胸部	1.0				
9. 叩诊两侧肺下界	1.0				
10. 叩诊两侧肺下界移动度	1.0				
11. 听诊两侧后胸部	1.0				
12. 听诊胸膜摩擦音	1.0				
13. 听诊两侧语音共振	1.0				
14. 触诊脊柱有无畸形，压痛	1.0				
15. 直接叩诊法检查脊柱叩击痛	1.0				
16. 两侧肋脊点和肋腰点压痛	1.0				
17. 两侧肋脊角叩击痛	1.0				
总分	17				

续表

腹部检查(26分)				
内容	分值	评判		
		遗漏	错误	颠倒 得分
1. 正确暴露腹部(上至乳头,下至耻骨联合上缘,女性应遮盖乳房)	1.0			
2. 被检查者屈膝,放松腹肌、双上肢置躯干两侧,平静呼吸。	1.0			
3. 视诊腹部外形、对称性、皮肤及腹式呼吸等	1.0			
4. 听诊肠鸣音(至少1分钟)	1.0			
5. 听诊血管杂音	1.0			
6. 叩诊全腹(左下腹开始,逆时针方向)	1.0			
7. 叩诊肝上界	1.0			
8. 叩诊肝下界	1.0			
9. 检查肝脏叩击痛	1.0			
10. 叩诊移动性浊音	1.0			
11. 浅触诊全腹部(左下腹始、逆时针方向至脐部)	1.0			
12. 深触诊全腹部(左下腹始、逆时针方向至脐部)	1.0			

续表

腹部检查(26 分)					
内容	分值	评判			
		遗漏	错误	颠倒	得分
13. 训练被检者作加深的腹式呼吸 2~3 次	1.0				
14. 右锁骨中线上单手法触诊肝脏	1.0				
15. 右锁骨中线上双手法触诊肝脏	1.0				
16. 前正中线上双手法触诊肝脏	1.0				
17. 检查肝颈静脉回流征	1.0				
18. 检查胆表点压痛	1.0				
19. 双手法触诊脾脏	1.0				
20. 右侧卧位触诊脾脏	1.0				
21. 双手法触诊两侧肾脏	1.0				
22. 触诊季肋点及上、中输尿管点	1.0				
23. 检查波动感	1.0				
24. 检查振水音	1.0				
25. 腹部触觉(或痛觉)	1.0				
26. 腹壁反射	1.0				
总分	26				

续表

上肢检查(22分)					
内容	分值	评判			
		遗漏	错误	颠倒	得分
1. 正确暴露上肢(从肩峰至指尖)	1.0				
2. 视诊上肢皮肤,肌肉,关节等	1.0				
3. 观察双手及指甲	1.0				
4. 触诊指间关节	1.0				
5. 触诊掌指关节	1.0				
6. 指关节运动	1.0				
7. 上肢远端肌力	1.0				
8. 触诊腕关节	1.0				
9. 腕关节运动(行伸、掌屈、注意活动度)	1.0				
10. 触诊双肘鹰嘴和肱骨髁状突	1.0				
11. 触诊滑车上淋巴结	1.0				
12. 肘关节运动	1.0				
13. 屈肘、伸肘的肌力	1.0				
14. 暴露肩部	1.0				
15. 视诊肩部外形	1.0				

续表

上肢检查（22 分）					
内容	分值	评判			
		遗漏	错误	颠倒	得分
16. 触诊肩关节及其周围	1.0				
17. 肩关节运动	1.0				
18. 上肢触觉（或痛觉）	1.0				
19. 肱二头肌反射	1.0				
20. 肱三头肌反射	1.0				
21. 桡反射	1.0				
22. Hoffman 征	1.0				
总分	22				

下肢检查（30 分）					
内容	分值	评判			
		遗漏	错误	颠倒	得分
1. 正确暴露下肢	1.0				
2. 视诊双下肢外形、皮肤及趾甲等	1.0				
3. 触诊两侧腹股沟区（肿块及疝）	1.0				
4. 触诊腹股沟淋巴结横组	1.0				
5. 触诊腹股沟淋巴结纵组	1.0				
6. 触诊股动脉搏动，必要时听诊	1.0				

续表

下肢检查(30分)					
内容	分值	评判			
		遗漏	错误	颠倒	得分
7. 髋关节屈曲、内旋、外旋运动	1.0				
8. 双下肢近端肌力(屈髋)	1.0				
9. 触诊膝关节	1.0				
10. 浮髌试验	1.0				
11. 膝关节屈曲运动	1.0				
12. 检查髌阵挛	1.0				
13. 触诊踝关节及跟腱	1.0				
14. 检查有无水肿	1.0				
15. 触诊双足背动脉	1.0				
16. 踝关节背屈、跖屈活动	1.0				
17. 双足背屈、跖屈肌力	1.0				
18. 踝关节内翻、外翻运动	1.0				
19. 屈趾、伸趾运动	1.0				
20. 下肢触觉(或痛觉)	1.0				
21. 膝腱反射	1.0				
22. 跟腱反射	1.0				
23. 检查踝阵挛	1.0				
24. Babinski 征	1.0				

续表

下肢检查（30 分）				
内容	分值	评判		
		遗漏	错误	颠倒	得分
25. Chaddock 征	1.0			
26. Oppenheim 征	1.0			
27. Gordon 征	1.0			
28. Kernig 征	1.0			
29. Brudzinski 征	1.0			
30. Lasegue 征	1.0			
总分	30			

（张　颂　冯爱平）

参考文献

1. 吴汉妮,孔维佳.临床医学基本技能训练教程.北京:人民卫生出版社,2012.

2. 万学红,卢雪峰.诊断学.8 版.北京:人民卫生出版社,2013.

3. 张学军.皮肤性病学.8 版.北京:人民卫生出版社,2013.

4. 赵辨.中国临床皮肤病学.南京:江苏科学技术出版社,2010.

5. Bologria J.L.皮肤病学.2 版.朱学骏等译.北京:北京大学医学出版社,2015.

第三章

医疗文书书写训练

【目的和要求】

1. 掌握病历书写的基本原则与要求。

2. 熟悉病历书写的基本格式、项目与内容。

【重点和难点】

病历书写的基本原则与内容。

【训练内容】

1. 病历书写的种类与组成。

2. 病历书写的格式、项目与内容。

3. 医嘱与处方的书写。

【训练方式】

综合教学:讲授、多媒体课件、示教、分组讨论、分组训练、SP 训练。

病历是临床医疗工作过程的全面记录,包括门(急)诊病历和住院病历。病历书写是医务人员在医疗活动过程中获得有关资料,经过逻辑思维,整理形成医疗活动记录的行为。病历既是医疗、教学和科研工作的基本资料,也是涉及医疗保险、医疗纠纷及法律诉讼时的重要依据。病历书写应当客观、真实、准确、及时、完整、规范。

书写完整而规范的病历是每个医生必须掌握的一项临床基本功。

第一节　病历书写的基本
原则与要求

1. 内容真实、书写及时　内容的真实来源于认真而仔细的病史采集、全面而细致的体格检查、辩证而客观的分析，以及正确、科学的判断。按各种文件完成时间的要求及时书写，各种表格项目填写完整，并注明年、月、日。急诊、抢救等记录注明至时、分，采用24小时制和国际记录方式。住院病历应于次日上级医生查房前完成，最迟应于患者入院后24小时内完成。门诊病历及时书写，急诊病历在接诊同时或处置完成后及时书写。

2. 格式规范、内容完整　按规定格式书写病历。住院病历格式分为传统病历和表格病历，两者记录的格式和项目基本上一致。前者系统而完整，后者简便而省时。度量衡单位一律采用中华人民共和国法定计量单位。内容完整，项目填全，不可遗漏。凡药物过敏者，应在病历中用红笔注明过敏药物的名称。

3. 表述准确、用词恰当　使用规范的汉语和汉字书写，数字使用阿拉伯数字。使用通用的医学词汇和术语（通用的外文缩写和无正式中文译名的症状、体征、疾病名称等可以使用外文），语句通顺，标点正确。避免使用俗语、俚语。对患者所诉说的疾病名称应加引号。疾病诊断、手术、各种治疗操作的名称书写和编码应符合《国际疾病分类》(ICD-10、ICD-9-CM-3)的规范要求。

4. 字迹工整、签名清晰　使用蓝黑墨水、碳素墨水书写,字迹清晰、工整。各项记录书写结束时应在右下角签全名;凡作修改之处,必须注明日期和时间,并由相应医务人员签署全名,以示负责。某些医疗活动需要的知情同意书应有患者或其法定代理人签名。

5. 审阅严格、修改规范　书写过程中出现错字时,不能采用涂抹、刀刮、胶粘、剪贴等方法掩盖或去除,而应当用双横线标示,画在错字、错句上,在其右上角校正。下级医生书写的病历应由有执业资格的上级医生进行严格审阅、修改并签名。上级医生审阅签名应在署名医生的左侧,以斜线相隔,注明修改时间。病历修改应在 24 小时内完成。

6. 法律意识、尊重权利　病历书写中注意体现患者的知情权和选择权。如实告知患者或家属治疗目的、治疗方案、诊疗过程中所采用的方法或手段及可能发生的不良后果,以及可能出现的风险与处理方案等,与患者或家属充分协商的结果,均应记录在案,由患者或法定代理人签字确认,以保护患者的知情权。患者对诊疗方案的自主决定应签字确认。因病无法签字时,应由其近亲属签字;无近亲属者,由其关系人签字;不具备完全民事行为能力者,应由其法定代理人签字;为抢救患者,在法定代理人、近亲属、关系人无法及时签字时,可由医疗机构负责人或者被授权的负责人签字。因实施保护性医疗措施不宜向患者说明疾病情况的,应将有关情况通知患者近亲属,由其近亲属签署同意书,并及时记录;无近亲属者,或其近亲属无法签署同意书的,由其法定代理人或者关系人签署同意书。

第二节 病历书写的种类与组成

（一）病历种类

1. 住院病历 患者住院期间应书写住院病历。一般由住院医生书写,实习医生应在上级医生指导下书写。内容包括各种相关医疗记录,系统而完整。其中入院记录在患者入院后 24 小时内完成。

2. 门（急）诊病历 由接诊医生书写。要求简明扼要,重点突出。应记录就诊时刻,如 2011 年 6 月 18 日 21 时 35 分,可记为"2011.06.18.21：35"。

（二）病历组成

1. 住院病历

（1）**病历首页**。

（2）**入院记录**:形式有住院病历（大病历）、再次（多次）入院记录、24 小时内出入院记录、24 小时内入院死亡记录等。

（3）**病程记录**:首次病程记录、日常病程记录、特殊病程记录、手术有关病程记录、知情同意书。

（4）**辅助检查报告单**：患者住院期间所做各项检查结果的记录。内容包括患者姓名、性别、年龄、住院病历号、检查项目、检查结果、送检日期、报告日期、报告人员签名或者印章等。

（5）**医嘱单**：长期医嘱单、临时医嘱单。

（6）**体温单**：表格式，以护士填写为主。内容包括患者姓名、科室、床号、入院日期、住院病历号、日期、手术后天数、体温、脉搏、呼吸、血压、大便次数、出入液体量、体重、住院天数等。

（7）**会诊记录单、输血记录单、医保自费药物记录单、护理记录**等。

2. **门（急）诊病历**

（1）**病历首页（封面）**。

（2）**病历记录**：包括初诊、复诊和急诊记录等。

（3）**辅助检查报告单**：包括化验单（检验报告）、影像学检查资料、特殊检查资料等。

第三节　病历书写的格式与内容

一、住院病历

（一）入院记录

1. **住院病历**　指患者入院后，由经治医生通过病史采集、体格检查、辅助检查获得有关资料,并对这些资料归纳分析书写而成的记录。

住院病历

姓名:　　性别:　　年龄:(实足年龄)　　国籍:

出生地:(写明省、市、县)　　籍贯:(写明省、市、县)

民族:　　　　　　　　身份证号:

职业:(职务及具体工种)　　婚姻状况:

现住地:(写明省、市、县)　电话:　　邮编:

户口地址:　　　　　　　　　　　邮编:

工作单位及地址:　　　　电话:

联系人姓名:　　　　　关系:　　地址:

联系人电话:　　　　　入院日期:(详细至时、分)

主诉:

现病史:

既往史:

个人史:

婚育史:

月经史:

家族史:

(以上各项内容书经陈述者确认后签字。)

体格检查

生命体征:体温、脉搏、呼吸、血压。

一般状况:身高,体重,面容与表情(急性或慢性病容,表情痛苦、焦虑、恐惧、安静),发育,营养(良好、中等、不良),体型,神志(清楚、嗜睡、模糊、昏睡、昏迷、谵妄),体位,步态,能否与医生合作。

皮肤、黏膜:详见"专科情况"。

浅表淋巴结:全身或局部浅表淋巴结(如耳前、耳后、枕部、颌下、颏下、颈前、颈后、锁骨上、腋窝、滑车上、腹股沟部及腘窝部)有无肿大、大小、数目、压痛、硬度、移动性、瘘管、瘢痕等。

头部: 头颅:大小,形态,压痛,包块,头发(疏密、色泽、分布)。眼:眉毛(脱落),睫毛(倒睫),眼睑(水肿、运动、下垂、挛缩),眼球(凸出、凹陷、运动、震颤、斜视),结膜(充血、水肿、苍白、出血、滤泡),巩膜(黄染),角膜(混浊、瘢痕、反射),瞳孔(大小、形态、对称、对光及集合反射)。耳郭(正常、畸形),分泌物,乳突压痛,听力。鼻:畸形,鼻翼扇动,阻塞,鼻窦(上颌窦、额窦、筛窦)压痛,分泌物,出血。口腔:气味,唇(颜色、疱疹、皲裂、溃疡),牙齿(龋齿、缺齿、镶牙、义齿、残根;注明其位置),牙龈(色泽、肿胀、溢脓、出血、铅线),舌(形态、舌质、舌苔、溃疡、运动、震颤、偏斜),黏膜(发疹、出血、溃疡),扁桃体(大小、充血、分泌物、假膜),咽(色泽、分泌物、反射),喉(发音)。

颈部: 对称性,抵抗感,有无颈静脉怒张、肝颈静脉回流征、颈动脉异常搏动,气管位置,甲状腺(大小、质地、压痛、结节、震颤、杂音)。

胸部: 胸廓(对称、畸形、局部隆起或塌陷、压痛),呼吸(频率、节律、深度),乳房(对称、大小、红肿、压痛、包块、乳头、分泌物),静脉曲张,皮下气肿。肺脏视诊:呼吸运动(两侧对比),肋间隙增宽或变窄。触诊:胸廓扩张度,语颤,胸膜摩擦感,皮下捻发感。叩诊:叩诊音(清音、浊音、实音、鼓音),肺下界,肺下界移动度。听诊:

呼吸音(性质、强弱、异常呼吸音),干、湿性啰音,胸膜摩擦音,语音传导。

心脏:视诊:心前区隆起,心尖搏动或心脏搏动的位置、范围、强度。触诊:心尖搏动的性质及位置、强度,震颤(部位、期间),摩擦感。叩诊:心脏左、右浊音界。可用左、右第2、3、4、5肋间至前正中线的距离(cm)表示,并注明左锁骨中线至前正中线的距离(记录形式见下)。

叩诊心脏相对浊音界如下(表3-1):

表3-1 叩诊心脏相对浊音界记录表

右界(cm)	肋间	左界(cm)
	Ⅱ	
	Ⅲ	
	Ⅳ	
	Ⅴ	

左锁骨中线距前正中线距离_____(cm)。

心界描述(增大、缩小、形状等)。

听诊:心率,心律,心音(强度、分裂、P_2 与 A_2 的比较、额外心音、奔马律),杂音(部位、性质、时期、强度、传导方向),心包摩擦音。

血管:桡动脉:脉率,节律(规则、不规则、脉搏短绌),强弱,脉波,两侧桡动脉搏动的比较,动脉壁状态、紧张度。周围血管征:水冲脉,颈动脉异常搏动,毛细血管搏动征,枪击音。

腹部:视诊:膨隆,凹陷,对称,大小,皮疹,色素,腹纹,瘢痕,脐,疝,腹部体毛,静脉曲张与血流方向,呼吸运动,胃肠型与蠕动波,上腹部搏动。腹围测量(有腹水或腹部包块时)。

触诊:腹壁紧张度,压痛,反跳痛,包块(位置、大小、形状、质地、压痛、搏动、移动度),波动感,振水音。肝脏:大小(肋缘下、剑突下,大小以 cm 表示),质地,表面,边缘,压痛,搏动。胆囊:大小、形态、压痛。脾脏:大小、硬度、压痛、表面、边缘。肾脏:肾脏大小、形状、硬度、压痛、移动度。输尿管压痛点。膀胱:膨胀、压痛。

叩诊:叩诊音,肝浊音界,肝区叩痛,胃泡鼓音区,移动性浊音,膀胱区叩诊,肋脊角叩痛。

听诊:肠鸣音(正常、增强、减弱或消失),血管杂音。

肛门直肠:肛裂、痔、肛瘘、脱肛。直肠指诊(狭窄、包块、压痛、前列腺肿大及压痛)。

外生殖器:根据病情需要作相应的检查。男性:发育,畸形,阴毛,阴茎(龟头、包皮),阴囊(睾丸、附睾、精索、鞘膜积液、疝)。女性:外生殖器(阴毛、阴阜、大阴唇、小阴唇、阴蒂)和内生殖器(阴道、子宫、输卵管、卵巢,必要时请妇科医生检查)。

神经系统:(酌情做脑神经、感觉、运动及其他特殊检查。)生理反射:浅反射(角膜反射、腹壁反射、提睾反射)。深反射(肱二头肌、肱三头肌反射,膝腱反射,跟腱反射)。病理反射:巴宾斯基征(Babinski 征)、查多克征(Chaddock 征)、奥本海姆征(Oppenheim 征)、戈登征(Gordon

征)、霍夫曼征(Hoffman 征)。

脑膜刺激征:颈项强直、凯尔尼格征(Kernig 征)、布鲁津斯基征(Brudzinski 征)。

肌肉骨骼:脊柱:侧凸、前凸、后凸、活动度、压痛、叩击痛;四肢:畸形、杵状指(趾)、静脉曲张、水肿、骨折;关节:红肿、疼痛、压痛、积液、脱臼、活动度受限、畸形、强直;肌肉:萎缩,肌力、肌张力增强或减弱。

专科情况

主要记录皮肤色泽(潮红、苍白、发绀、黄染、色素沉着),水肿,湿度,弹性,皮损表现(表 3-2)及物理检查结果或现象,如皮肤划痕试验、同形现象等。

表 3-2　皮肤科体检"专科情况"——皮损表现

皮损特征	表现
性质	原发损害抑或继发损害;是一种损害还是多种损害共存
分布	全身性或泛发性;单侧或对称;局限或播散;沿神经、血管或皮区分布
排列	如排列成线状、带状、环状、散在、成簇等
大小	用实物比喻(如黄豆、米粒、针头、鸡蛋等),或用直径几厘米或毫米表示
数目	单发或多发,具体可用数字表示
颜色	正常皮色、红、黄、黑、紫、白色等
边缘及界限	清楚、模糊、整齐等

皮损特征	表现
形状	圆形、椭圆形、环形、多角形等
基底	宽阔、狭窄、蒂状等
表面	光滑、粗糙、扁平、隆起、凹陷、堤状、半球形、乳头状、菜花状等
湿度	干燥、潮湿、浸渍等
鳞屑或痂	油腻、脆、糠秕样、鱼鳞样、落叶样、云母样等
内容物	指水疱、脓疱、囊肿的内容物为清澈、浑浊、脓、血液、黏液、皮脂、角化物等
与皮面的关系	高出皮面、低于皮面或与皮面平行
部位	伸侧、屈侧、暴露部位、遮盖部位、皱褶部位、皮脂分泌多的部位、皮肤黏膜交界部位等
硬度	坚实、柔软、囊样、橡皮样、板样硬等
与周围组织关系	粘连、固定或可推动等
温度	升高或降低

实验室及其他检查

记录与诊断有关的实验室及其他检查结果和检查日期，包括患者入院后 24 小时内应完成的检查结果。如系入院前所做的检查，应注明检查地点及日期。

病历摘要

简明扼要概述病史、体格检查、实验室及器械检查的重要阳性和具有重要鉴别意义的阴性结果,提示诊断的根据,字数以不超过 300 字为宜。

格式:主诉及简要病史;

系统体检;

专科情况;

主要检查结果。

初步诊断:如为多项,应主次分明,对待查的病例应列出可能性较大的诊断。

记录医生:(住院医生签全名)

记录日期:

审阅医生:(上级医生签全名)

记录时间:

2. 24 小时内入出院记录 入院不足 24 小时出院者,可以书写 24 小时内入出院记录。内容包括患者姓名、性别、年龄、职业、入院时间、出院时间、主诉、入院情况、入院诊断、诊断经过、出院情况、出院诊断、出院医嘱,医生签名等。

3. 24 小时内入院死亡记录 入院不足 24 小时死亡者,可以书写 24 小时内入院死亡记录。内容包括患者姓名、性别、年龄、职业、入院时间、死亡时间、主诉、入院情况、入院诊断、诊疗经过(抢救经过)、死亡原因、死亡诊断,医生签名等。

（二）病程记录

病程记录是指继入院记录之后，患者在整个住院期间病情发展、变化和诊治过程所进行的连续性记录。书写在病历附页上，内容包括患者的病情变化、重要的辅助检查结果及临床意义、上级医生查房意见、会诊意见、医生分析讨论意见、所采取的诊疗措施及效果、医嘱更改及理由、向患者及其近亲属告知病情的重要事项等。记录及时，内容真实，有分析判断和预见，有计划，有总结，全面、系统，重点突出，前后连贯，不要记成流水账。

1. 首次病程记录 指患者入院后由经治医生或值班医生书写的第一次病程记录，在患者入院 8 小时内完成。首先标明记录时间和"首次病程记录"字样；另起一行记录入院日期与时间、患者姓名、性别、年龄、主诉；另起一行记录具体内容，简明扼要，重点突出，包括内容如下。

（1）病情特点：包括主诉及主要伴随症状、体征、辅助检查结果，应高度概括，突出特点，对病史、体格检查和辅助检查进行全面分析、归纳和整理后写出本病例特征，包括阳性发现及有鉴别诊断意义的阴性症状和体征等。

（2）拟诊、讨论：根据病情特点，提出初步诊断和诊断依据；写出鉴别诊断并进行分析。

（3）诊疗计划：提出具体的检查及治疗措施安排。

2. 日常病程记录 指对患者住院期间诊

疗过程的经常性、连续性记录。由经治医生或实习医生、试用期医务人员书写,但应有经治医生签名。首先标明记录时间,另起一行记录具体内容。对病危患者应当根据病情变化随时书写病程记录,每天至少 1 次,记录时间具体到分钟。对病重患者,至少每天记录 1 次。对病情稳定的患者,至少 3 天记录 1 次。具体内容包括:

(1)患者自觉症状,情绪、心理状态,饮食、睡眠、大小便情况,根据病情需要有针对性地进行记录。

(2)病情变化,症状、体征的改变或有新的发现,各项实验室及器械检查结果,以及对这些结果的判断、分析和评价。

(3)各种诊疗操作的记录。

(4)对临床诊断的补充或修正,以及修改临床诊断的依据。

(5)治疗情况,用药理由及治疗反应,医嘱变更及其理由。

(6)家属及有关人员的反映、希望和意见,医生向家属及有关人员介绍疾病的情况。

(7)记录者签名。

3. 特殊病程记录 一些病程记录的内容需要单独书写,不与其他内容相混。第 1 行左顶格记录日期和时间,居中记录特殊病程名称。另起行空两格记录相关内容,末行右顶格记录医生签名。包括以下各种记录(表3-3)。

表 3-3 特殊病程记录

项目	内容
上级医生查房记录	主要记录上级医生对病情的分析、诊断和治疗方面的意见,注明查房医生姓名和专业技术职称。①主治医生首次查房记录应于患者入院 48 小时内完成,内容包括查房医生姓名、专业技术职务、补充的病史和体征、诊断依据与鉴别诊断的分析及诊疗计划;②主治医生日常查房记录间隔时间视病情和诊疗情况确定,内容包括查房医生姓名、专业技术职称、对病情的分析和诊疗意见;③科主任或具有副主任医师以上专业技术职务任职资格医生的查房记录,内容包括查房医生姓名、专业技术职称、对病情的分析和诊疗意见
疑难病例讨论记录	对于危重或诊治有困难的病例,由科主任或副主任医师以上职称的医师主持、召集有关医务人员对确诊困难或疗效不确切病例进行讨论的记录。内容包括讨论日期和时间、主持人、参加人员的姓名和职称、具体讨论意见、主持人小结等
转科记录	患者住院期间需要转科时,经转入科室会诊同意接收后,由转出科室和转入科室医生分别书写转出记录和转入记录。转出记录于患者转出科室前书写完成(紧急情况除外);转入记录于患者转入后 24 小时内完成。转科记录内容包括

续表

项目	内容
转科记录	患者入院日期、转出或转入日期、转出/转入科室、姓名、性别、年龄、主诉、入院情况、入院诊断、诊疗经过、目前情况、目前诊断、转科目的及注意事项或转入诊疗计划、医生签名等
交/接班记录	患者的经治医生发生变更时,交班医生和接班医生分别对病情及诊疗情况进行简要总结记录。交班记录应于交班之前书写完成,接班记录应于接班后 24 小时内完成。内容包括入院日期、交/接班日期、患者姓名、性别、年龄、主诉、入院情况、入院诊断、诊治经过、目前诊疗情况、目前诊断、交班注意事项或接班诊疗计划和医生签名
阶段小结	患者住院时间较长,由经治医生每月作病情及诊疗情况总结。内容包括入院日期、小结日期、患者姓名、性别、年龄、主诉、入院情况、入院诊断、诊治经过、目前情况、目前诊断、诊疗计划和医生签名
抢救记录	患者病情危重,采取抢救措施时作的记录。因抢救急危重患者未能及时书写记录时,有关医务人员应于抢救结束后 6 小时内据实补记,并加以注明。内容包括病情变化时间和情况、抢救时间、抢救措施、抢救效果、参加抢救的医务人员姓名及职称

续表

项目	内容
有创诊疗操作记录	在临床诊疗活动过程中进行的各种诊断、治疗性操作（如胸腔穿刺等）的记录，应于操作完成后即刻书写。内容包括操作名称、操作时间、操作步骤、结果及患者一般情况、过程是否顺利、有无不良反应、术后注意事项及是否向患者说明，操作医生签名
会诊记录	患者在住院期间需要有关科室或者其他医疗机构协助诊疗时，分别由申请医生和会诊医生书写的记录。会诊记录应另页书写（一般写在会诊记录单内）。内容包括申请会诊记录和会诊意见记录。申请会诊记录应简明记录患者病情及诊疗情况、申请会诊的理由和目的、申请会诊医生签名等。常规会诊意见记录应当由会诊医生在会诊申请发出后 48 小时内完成。急会诊时会诊医生应在会诊申请发出后 10 分钟内到场，并在会诊结束后即刻完成会诊记录。会诊记录内容包括会诊意见、会诊医生所在科别或医疗机构名称、会诊时间及会诊医生签名等。申请会诊医生应在病程记录中记录会诊意见执行情况
出院记录	经治医生对患者此次住院期间诊疗情况的总结。应在患者出院时及时完成。内容主要包括：①患者姓名、性别、年龄、入

项目	内容
出院记录	院诊断、入院日期、出院诊断、出院日期、住院日数;②各种特殊检查号码(如住院病历、X线片、CT、磁共振、病理、心电图等编号);③入院情况、诊疗经过、出院情况、出院医嘱、医生签名等
死亡记录	住院患者救治无效而死亡者,应在死亡后24小时内完成死亡记录书写。内容包括入院日期、死亡时间(具体到分钟)、入院情况、入院诊断、诊疗经过(重点记录病情演变和抢救经过)、死亡原因、死亡诊断、医生签名等
死亡病例讨论记录	在患者死亡1周内,由科主任或副主任医师以上职称的医生主持,对死亡病例进行讨论和分析的记录。内容包括讨论日期、主持人和参加人员姓名与职称、具体讨论意见、主持人小结、记录者签名等

4. **知情同意书** 一些特殊检查、特殊治疗、手术等,尚需与患者及家属签署知情同意书。内容包括项目名称、目的、可能出现的并发症及风险、患者姓名、医生签名等。这类同意书一般在专门的表格式知情同意书上签署(表3-4)。

表 3-4 知情同意书

项目	内容
手术同意书	手术前,经治医生向患者告知拟施手术的相关情况,并由患者签署是否同意手术的医学文书。内容包括术前诊断、手术名称、术中或术后可能出现的并发症、手术风险,患者签署意见并签名,经治医生和术者签名
麻醉同意书	麻醉前,麻醉医生向患者告知拟实施麻醉的相关情况,并由患者签署是否同意麻醉意见的医学文书。内容包括患者姓名、性别、年龄、病案号、科别、术前诊断、拟施手术方式、麻醉方式、患者基础疾病及可能对麻醉产生影响的特殊情况、麻醉中拟实施的有创操作和监测、麻醉风险、可能发生的并发症及意外情况,患者签署意见并签名,麻醉医生签名并填写日期
输血治疗知情同意书	输血前,经治医生向患者告知输血的相关情况,并由患者签署是否同意输血的医学文书。内容包括患者姓名、性别、年龄、科别、病案号、诊断、输血指征、拟输血成分、输血前有关检查结果、输血风险及可能产生的不良后果,患者签署意见并签名,医生签字并填写日期

项目	内容
特殊检查、治疗知情同意书	在实施特殊检查、特殊治疗前,经治医生向患者告知特殊检查、特殊治疗的相关情况,并由患者签署是否同意检查、治疗的医学文书。内容包括特殊检查、特殊治疗项目名称、目的、可能出现的并发症及风险、患者签名、医生签名
病重/病危通知书	患者病情危重时,由经治医生或值班医生向患者家属告知病情,并由患方签名的医疗文书。内容包括患者姓名、性别、年龄、科别、目前诊断及病情危重情况,患方签名,医生签名并填写日期。一式两份,一份交患方保存,另一份归病历中保存

（三）再次住院病历

再次住院病历是指患者因同一种疾病再次（多次）收入同一医疗机构时书写的记录。因同一种疾病继续诊治而再次住院,应在病历上注明本次为第几次住院,并记述以下内容:

1. 主诉应记录患者本次住院的主要症状、体征及持续时间。

2. 现病史须将过去历次住院摘要以及上次出院后至本次入院前病情演变与诊治经过详细记入病历中。

3. 对既往史、系统回顾、个人史可以从略,但不能写"同第一次住院记录"。如有新的情况应加以补充。

4. 由住院医生书写再次住院记录,在患者入院后 24 小时内完成。

因新患疾病而再次入院,须按首次住院病历格式编写,并将过去的住院诊断按疾病性质分别列入既往史或系统回顾之中。

二、门(急)诊病历

门(急)诊病历由接诊医生书写,在患者就诊时及时完成。简明扼要,重点突出。诊断可在初诊或复诊时作出。如一时难以确诊者,可暂作症状待诊,如"发热原因待查"或"腹痛原因待查"等,以待进一步确诊,在症状待诊后应提出 1 个或几个可疑的诊断。如经 1~2 次复诊仍不能确诊时,应请求会诊或收入院检查确诊。急诊患者就诊时,应记录就诊的时刻,如 2011 年 6 月 18 日 20 时 25 分,可记为"2011. 06. 18. 20：25"。除简要病史和重要体征外,还必须记录生命体征、意识状态、救治措施与抢救经过。如急诊抢救无效死亡者,还应记录死亡时间、诊断和原因。

门(急)诊病历无论初诊或复诊,皆应有医生签全名。

(一)初诊病历

初诊病历书写内容包括患者就诊时间、科别、主诉、现病史、既往史、阳性体征、必要的阴性体征和辅助检查结果,诊断及治疗意见和医生签名等。

急诊留观记录是急诊患者因病情需要留院观察期间的记录,重点记录观察期间病情变化和诊疗措施,记录简明扼要,并注明患者去向。抢救危重患者时书写抢救记录。门(急)诊抢救记录书写内容及要求按照住院病历抢救记录书写内容及要求执行。

门(急)诊初诊病历书写内容与格式见表3-5。

表3-5 门(急)诊初诊病历书写内容与格式

项目	内容
封面	姓名、性别、年龄、单位或地址,联系电话、过敏药物
首页	姓名、性别、出生年月日、民族、婚姻、职业、工作单位、地址、过敏药物
就诊科室	二级、三级学科
就诊日期	年、月、日,急诊病历应注明就诊时间(年、月、日、时、分)
主诉	主要症状、体征及持续时间
病史	重点突出现病史,简要叙述既往史、个人史和家族史等
体检	一般情况,重点记录阳性体征及有助于鉴别诊断的阴性体征
辅助检查结果	化验、心电图、X线、CT、MRI等
初步诊断	写在右下角

续表

项目	内容
处理意见	分行列出药名、剂量、总量、用法及时间、进一步建议、休息方式与期限,疫情报告、随访要求等
接诊医生签名	右下角签全名

(二) 复诊病历

复诊病历记录书写内容包括就诊时间、科别、主诉、病史、必要的体格检查和辅助检查结果、诊断、治疗处理意见和医生签名等。

门诊复诊病历书写内容与格式见表3-6。

表3-6 门诊复诊病历书写内容与格式

项目	内容
就诊科室	二级、三级学科(如变化科室则视为初诊)
就诊日期	年、月、日,急诊病历应注明就诊时间(年、月、日、时、分)
病史	重点记录初诊后病情变化、治疗反应,必要的病史概要或补充修正,各项结果回报
体检	重点记录原阳性体征的变化及新的阳性发现
补充辅助检查	实验室或其他特殊检查
诊断	修正诊断。如3次未能确诊者请上级医生指导诊治,或写明会诊意见请相关科室协助

续表

项目	内容
处理措施	同初诊病历要求
接诊医生签名	右下角签全名

第四节 病历报告的内容

日常医疗工作中,患者的主管医生需向上级查房医生或会诊医生口头汇报病历,以征求诊疗意见。因病情需要举行病例讨论或转往上级医院和专科医院诊疗时,应写出书面病历报告。

(一)口述病历报告

上级医生查房时,通常由下级医生口头汇报病历,简单扼要。内容提纲如下(表3-7)。

表3-7 口述病历报告的内容

项目	内容
首次查房病历	一般资料(姓名、性别、年龄、职业等),住院日期
	主诉
	病史:现病史(详细描述病情进展);既往史和系统回顾中有临床意义的阳性或阴性病史;个人史、月经史、生育史中与现病史有关的病史;简明的家族史
	体格检查

续表

项目	内容
首次查房病历	辅助检查:有鉴别诊断意义的阳性和阴性结果 初步诊断:根据上级医生要求酌情汇报 诊疗计划 诊疗上的难点
重复查房病历	病情变化情况,包括症状、体征、新的辅助检查结果、治疗效果、存在的问题和需要上级医生指导的疑难问题

（二）书面病历报告

因病情需要举行病案讨论或转往上级医院或专科医院诊疗时,需写出书面病历报告,要求将患者的基本情况与书写之前的病情变化及整个诊疗过程简要写出。内容提纲如下（表3-8）。

表3-8 书面病历报告的内容

项目	内容
住院病历摘要	一般资料（姓名、性别、年龄、职业）,住院日期 主诉 病史:现病史、既往史、系统回顾（有临床意义的阳性或阴性病史）、个人史、婚姻史、月经史与生育史、家族史 体格检查 辅助检查

项目	内容
诊疗经过	按时间顺序描述
	病情演变过程
	诊断经过
	主要治疗经过(包括手术与非手术治疗)及疗效
	会诊意见(如果有)
	辅助检查(如项目和次数多可列表)
当前拟诊或诊断	疾病诊断
提出问题	如果是病例讨论,可提出需要讨论的问题
医生签名	右下角签全名

第五节　病历书写中的常见错误

1. **内容不完整**　例如现病史遗漏一些重要治疗记录或其他记录;遗漏药物过敏史、输血史、婴儿喂养史;女性患者的月经史、生育史;男性患者生育史;家族史和个人史的内容不完整;体格检查漏项;门诊辅助检查漏记;病程记录内容不完整;遗漏签名等。此类错误出现的原因多为病历资料采集不完整,对病历书写的内容和要求不熟悉,书写病历不认真。防止此类错误的措施是加强病历书写训练,做到"三多",即多问(病史)、多写(病历)、多查(书写完后复查)。只要反复训练,重视和认真对待病历书写,养成良好习惯,此类错误是不难避免的。

2. 书写不规范 例如诊断名称、手术名称不规范。甲状腺腺瘤写成"甲瘤"。羊膜腔内穿刺术写成"羊穿术",以诊断名称代替手术名称如阑尾切除术写成"慢性阑尾炎切除术"等;记录时间不完整(急诊或抢救记录时间需具体到分钟)或遗漏、记录不真实(同一名字的签字有两种笔迹,即代签名或模仿签名);修改书写不规范(如对书写错误采用涂改方式)等。此类错误出现的原因是对病历书写的要求不熟悉或不重视,临床基础训练不规范。防止此类错误的措施是熟悉病历书写要求,加强临床知识和病历书写基本训练。

3. 资料不真实 例如前后矛盾,入院记录与首次病程记录所书写的症状、时间等相互矛盾。还有男性患者书写月经史;昏迷患者书写自主体位;已截肢患者书写双下肢活动自如;扁桃体已切除患者写双侧扁桃体无肿大;未行手术治疗患者出院记录中出现手术切口的描述等。此类错误出现的原因多为书写病历时凭虚构和臆想,没有认真、客观地收集病历资料。防止此类错误的措施是严格按要求书写病历,重视病历书写,书写完后认真检查,及时纠错。

4. 记录不及时 包括各种记录。出现此类错误的主要原因是对及时完成病历书写的重要性认识不足。按《医疗事故处理条例》相关规定,因抢救急危患者,未能及时书写病历的,应在抢救结束后 6 小时内据实补记。防止此类错误的措施是加强对及时完成病历书写重要性的认识。

5. 其他 如字迹潦草,包括病历书写和签名无法辨认;出现错别字、词不达意或出现歧义甚至反义。须知书写的病历将长期保存或留档、查阅,病历也是涉及医疗保险、医疗纠纷及法律诉讼时的重要依据。病历书写应当文字工整、字迹清晰、表述准确、语句通顺、标点正确。

6. 皮肤科专科病历书写常见问题

(1)**对皮疹的称谓不准确**:原因多为对各种原发或继发损害的概念模糊不清。

(2)**皮疹特点描述不全面**:如遗漏皮损的表面、边界、分布、排列特点及触诊内容等。

(3)**遗漏相关物理检查内容**:如皮肤划痕试验、尼氏征、同形反应。

(4)**遗漏主观症状记录或症状的特性**:如瘙痒的程度、持续时间,加重或缓解的诱因等。

病历是规范化的医疗文件,其书写内容和格式都有严格要求。只要具有扎实的临床基础知识和技能,了解病历的重要性,认真负责、反复训练,就能写出合格的病历。

第六节　医嘱书写

医嘱是指医生在医疗活动中下达的医学指

令,是医生为患者制订的各项检查、治疗、护理等具体措施。医嘱内容及起始、停止日期和时间由经治医生或值班医生书写并签名,由医护人员共同执行。医嘱单分为长期医嘱单和临时医嘱单。

(一) 医嘱种类

1. **长期医嘱** 两次以上的定期医嘱,有效时间在 24 小时以上,医生注明停止时间后即失效。

2. **临时医嘱** 一次完成的医嘱,诊断性的一次检查、处置、临时用药,有效时间在 24 时内。

3. **备用医嘱** 又称"预测医嘱",依病情需要,分为:

(1)**长期备用医嘱(prn)**:有效时间在 24 小时以上,写在长期医嘱栏内,执行前需查看上次医嘱执行时间;每执行一次后,均应在临时医嘱栏内记录,并注明执行时间;需由医生注明停止时间后方为失效。

(2)**临时备用医嘱(sos)**:仅在规定的时间内有效,执行后,抄在临时医嘱栏内,未用者不予抄写;过期尚未执行则失效。

(二) 医嘱内容

1. **长期医嘱单**

(1)**一般项目**:患者姓名、科别、病区、床号、住院病历号、页码。

(2)**医嘱项目**:起始日期和时间、长期医嘱内容、医生签名、执行护士签名、停止日期和时间、医生签名、停止执行时间、执行护士签名。

（3）**医嘱内容**：护理常规，护理级别，饮食，其他护理要求，病情（病危、病重），生命监测项目，一般治疗，治疗用药，转科或出院等。

（4）**医嘱顺序**：首行为护理常规，其后为护理级别，饮食，特殊项目（如病重、病危、陪护、体位，监测要求，如针对传染性疾病需要书写的隔离种类），一般治疗（如鼻导管给氧、保留尿管等），药物治疗（先开具口服药物，后开具肌内注射或静脉给予的药物，包括名称、剂量和用法），医生签名。

2. **临时医嘱单**

（1）**一般项目**：患者姓名、科别、病区、床号、住院病历号、页码。

（2）**医嘱项目**：开具日期和时间、临时医嘱内容、医生签名、执行护士签署执行时间并签名。

（3）**医嘱内容**：辅助检查、特殊检查或治疗、临时用药、药物过敏试验、诊疗操作、一次性护理等。

（4）**医嘱顺序**：每个项目单独一行。药物过敏试验其后标注括号。某些短期治疗可开出执行时间[如鼻导管吸氧 2 小时（2L/min）]。出院带药仅书写药名、单药剂量和数量并注明出院带药。

（三）医嘱格式

医嘱应按时间顺序抄写在医嘱单上，每行医嘱顶格书写，第一个字应对齐；一行未写完的内容，书写第二行时应后移一格；如第二行仍未写完,第三行应与第二行第一个字对齐。医嘱较多、一张医嘱单不够记录时,可续一页;未用完部分仍按原格式依次抄录。

多项同一日期和同一时间的医嘱,在起始行和终末行注明日期时间和医生签名,中间栏目可用两点或连线。

（四）医嘱要求

1. 医嘱开出时间,一般宜在上午 10 时前开出,新入院患者及时开出。

2. 每项医嘱只包含一个内容,准确清楚,注明下达时间,具体到分钟。

3. 一律用蓝黑墨水书写,正规准确,如有错误,不准涂改,可用红色墨水在原医嘱上标注"作废"或"取消"（DC）字样,并由医生签全名。

4. 医嘱执行时间,以 24 小时计,上午 7 时写 7am 或 7：00,下午 7 时则写 7pm 或 19pm 或 19：00,午夜 12 时后为次日,如午夜 12 时 5 分应定第 2 天日期 00：05。

5. 医嘱执行次数,用拉丁文缩写或字母表示,如每日 3 次写为 tid 或 3/d,每日 2 次写为 bid 或 2/d,每日 1 次写为 qd 或 1/d,每 4 小时 1 次写为 q4h,隔日 1 次写为 qod。

6. 各种注射方法的简写:皮下注射为 ih 或皮下,皮内注射为 id 或皮内,肌内注射为 im 或肌注,静脉注射为 iv 或静注,静脉输液为 iv drop 或 iv gtt 或静滴。

7. 药物名称书写通用名、化学名,写清楚浓度、剂量,不可写支、片,无剂量的药物除外。

8. 药物皮肤试验结果填写在临时医嘱栏内。阴性反应者,用蓝墨水写"(-)";阳性反应蓝墨水写括号"( )",红墨水注明"+",以示重视,执行者在该医嘱相应栏内签名。

医嘱的种类、内容、格式与要求见表3-9。

表3-9 医嘱的种类、内容、格式与要求

项目	内容
长期医嘱	有效时间在 24 小时以上,抄写在长期医嘱栏内,写明日期和具体时间,如无停止医嘱一直有效。如转科、手术、出院、死亡,其医嘱则自动停止。一般宜在上午 10 时前开出,然后集中处理,由主管护士(办公室护士)通知有关人员执行。长期备用医嘱,每次执行后须记入临时治疗栏内
临时医嘱	有效期在 24 小时以内,抄写在临时医嘱栏内,写上执行时间。但应在短时间内执行,有的须立即执行,一般只执行 1 次。指定执行时间的临时医嘱,如"胸透今日上午""0.5% 肥皂水灌肠 800ml 20:00""明日上午 8 时在硬膜外麻醉下行阑尾切除术"等,均应写明具体执行时间,执行后执行者签名。临时备用医嘱,可暂不处理

续表

项目	内容
取消临时医嘱	①取消长期医嘱:直接书写与起始日期和时间相同的停止日期和时间并签名。②取消临时医嘱:红笔在医嘱上标注"取消"字样。护士尚未签名执行时,医生用红笔签署执行时间,并签名于执行栏内。护士已签署执行时间并签名时,医生在"取消"字样后用红笔签名
停止医嘱	将所要停止的医嘱在医嘱单原医嘱的停止栏内写上日期和具体时间,并签名
转入、手术或分娩医嘱	抄写时,在原长期医嘱单末一项医嘱下画一红线,表示停止执行以上医嘱。或另起一页,在长期医嘱栏内写上日期、时间及"转入医嘱""手术医嘱"或"分娩医嘱",下画一红线
重整医嘱	长期医嘱单一般不应超过两页,开出的长期医嘱超过一页且停止医嘱较多时,应重整医嘱。在原长期医嘱单的末一项医嘱下方用红墨水笔从左下至右上顶格画一斜线;另起一页,首行书写"重整医嘱"及重整日期、时间并在其下画一红线。将未停止的长期医嘱按原医嘱开具日期和时间准确抄录,将护理级别、饮食、病危、陪护等医嘱整理在前面,将有效的治疗医嘱按原来的日期排列顺序抄录,其下方书写当日新开的长期医嘱,后面由重整医嘱的医生签名

项目	内容
口头医嘱	一般情况下,医生不得下达口头医嘱,因抢救急危患者需要下达口头医嘱时,护士当复诵一遍,经医生核对无误后方能执行,抢救结束后,医生应即刻据实补记医嘱
转科、出院或死亡医嘱	在临时医嘱栏目内注明转科、出院或死亡通知日期、时间,停止有关执行单上所有医嘱

（五）医嘱查对

医生写出医嘱后,要仔细复查一遍,护士对可疑医嘱必须查清后方可执行。医嘱不得涂改,需要取消时,应当使用红笔在医嘱第二字上重叠书写"取消"字样并签名。

长期医嘱和临时医嘱区分明确;字迹清楚,用词准确无涂改;各项医嘱开具及时、完整（如吸氧应注明方法、氧流量）;医生、护士签名清晰可辨。

第七节 处方书写

处方是由注册的执业医师和执业助理医师根据医疗、预防、保健需要,在诊疗活动中为患者开具的、由取得药学专业技术职务任职资格的药学专业技术人员（药师）审核、调配、核对,并作为发药凭证的医疗用药文书。处方包括医疗机构病区用药医嘱单。

（一）处方种类

处方用纸由医疗机构按照规定的标准和格式印刷。

1. 普通处方的印刷用纸为白色。

2. 急诊处方用纸为淡黄色，右上角标注"急诊"。

3. 儿科处方印刷用纸为淡绿色，右上角标注"儿科"。

4. 麻醉药品和第一类精神药品处方印刷用纸为淡红色，右上角标注"麻""精一"。

5. 第二类精神药品处方印刷用纸为白色、右上角标注"精二"。

（二）处方内容

处方标准由国家卫生健康委员会统一规定，处方格式由省、自治区、直辖市卫生行政部门统一制定。处方内容由前记、正文、后记三部分组成。

1. **前记** 包括医疗机构名称、处方编号、费别，患者姓名、性别、年龄，门诊和住院病历号、科别或病室和床位号、临床诊断、开具日期等。可添加专科要求的项目。

2. **正文** 以 Rp 或 R（拉丁文 Recipe 缩写，意为"请取"）起头，分列药品名称、剂型、规格、数量、用量、用法。可以使用拉丁文或中文书写，但不应两种文字混合使用（如 0.9% NaCl 注射液）。

3. **后记**　包括处方医生签全名和(或)加盖专用签章,药品金额,以及审核、调配、核对、发药的药师签名或加盖专用签章。

(三) 处方要求

1. **基本要求**

(1)患者一般情况、临床诊断填写清晰、完整,并与病历记载相一致。

(2)每张处方限于一名患者的用药。

(3)字迹清楚,不得涂改;如需修改,在修改处签名并注明修改日期。

(4) 药品名称书写使用规范的中文名称,无中文名称的可以使用规范的英文名称;医疗机构或者医生、药师不得自行编制药品缩写名称或者使用代号;准确规范书写药品名称、剂量、规格、用法、用量;药品用法可用规范的中文、英文、拉丁文或者缩写体书写,不得使用"遵医嘱""自用"等含糊不清字句。

(5)患者年龄填写实足年龄,新生儿、婴幼儿写日、月龄,必要时注明体重。

(6)西药和中成药可以分别开具处方,也可以开具一张处方,中药饮片应当单独开具处方。

(7)开具西药、中成药处方时,每一种药品另起一行,每张处方不得超过5种药品。

(8)中药饮片处方书写一般按照"君、臣、佐、使"的顺序排列;调剂、煎煮的特殊要求注明在药品右上方,并加括号,如布包、先煎、后下等,对饮片的产地、炮制有特殊要求的,在药品名称之前写明。

(9)药品用法用量按照药品说明书规定的常规用法用量使用,特殊情况需要超剂量使用时,注明原因并再次签名。

(10)除特殊情况外,应当注明临床诊断。

(11)处方完毕,在开具处方后的空白处画一斜线以示完毕。

(12)处方医生的签名式样和专用签章应与院内药学部门留样备查的式样相一致,不得任意改动,否则应重新登记留样备案。药学部门凭此接受该医生的处方,给予调配。

(13)利用计算机开具、传递普通处方时,同时打印出纸质处方,其格式与手写处方一致;打印的纸质处方经签名或者加盖签章后有效。药师核发药品时,应当核对打印的纸质处方,无误后发给药品,并将打印的纸质处方与计算机传递处方同时收存备查。

使用经药品监督管理部门批准并公布的药品通用名称、新活性化合物的专利药品名称和复方制剂药品名称。院内制剂处方应当使用经省级卫生行政部门审核、药品监督管理部门批准的名称。可以使用由卫健委公布的药品习惯名称开具处方。开具医疗用毒性药品、放射性药品的处方应当严格遵守有关法律、法规和规章的规定。处方开具当日有效。特殊情况下需延长有效期的,由开具处方的医生注明有效期限,最长不得超过3天。处方一般不得超过7天用量;急诊处方一般不得超过 3 天用量;对于某些慢性病、老年病或特殊情况,处方用量可适当延长,但应当注明理由。按照卫健委制定的麻醉药品和精神药品临床应用指导原则开具麻醉药品、第一类精神药品处方。

2. 药品剂量与数量书写

(1)药品剂量与数量用阿拉伯数字书写。

(2)使用法定计量单位

1)重量以克(g)、毫克(mg)、微克(μg)、纳克(ng)为单位。

2)容量以升(L)、毫升(ml)为单位。

3)国际单位(IU)、单位(U)。

4)中药饮片以克(g)为单位,汤药以剂为单位。

5)片剂、丸剂、胶囊剂、颗粒剂分别以片、丸、粒、袋为单位。

6)溶液剂以支、瓶为单位。

7)软膏及乳膏以支、盒为单位。

8)注射剂以支、瓶为单位,注明含量。

(3)**处方中药品排列**:一般以静滴、静注、肌注、皮下注射、口服药、外用药的次序排列。

立即执行的用药应置于处方最前方。

(四)处方原则

遵循安全、有效、经济的原则。

1. 安全用药 药物具有两重性即治疗效果和不良反应。药物在人体内产生的各种不良反应,可因药物性质、患者身体状况及用药情况不同而有差异。安全用药要求权衡利弊,熟悉所用药物的毒性,充分考虑患者的机体状态,了解患者的既往用药史及家族史,严格掌握药物剂量、适应证。同时严密观察药物不良反应,以获得最大治疗效果和最小不良反应。

2. **有效用药**　处方用药目的是患者用药后能达到预期的临床疗效。因此,制订治疗方案时应预测治疗方案的疗效,选择最佳药物,严格控制使用药物的品种,注意同类药物中不同品种的选择,以获得最佳的治疗效果和最小药物用量。

3. **经济用药**　处方用药应充分运用药物经济学,合理使用医疗费用,以获得最佳的治疗效果和最小的经济负担。

医生开具处方时要考虑药品对患者的临床疗效、不良反应、医疗费用的影响。药物必须符合临床疗效好,毒、副作用低,价格低廉的要求。

第八节　皮肤专科病历书写范例

（一）门（急）诊病历［参考湖北省医疗机构门（急）诊通用病历］

封面

姓名:×××　　**性别**:女　　**年龄**:54 岁

民族:汉　　**婚姻**:已婚　　**医保号**:××××××

联系地址:××××××　　**联系电话**:×××××××

过敏史:磺胺类、青霉素

内页（病历内容）

就诊医院:武汉协和医院　　**就诊科室**:皮肤科

就诊时间:××年××月××日××时间××分

主诉:右侧腰背部疼痛 1 周,伴局部起水疱 3 天。

现病史:患者于 1 周前无明显诱因于右侧腰背部出现疼痛不适,自行外用膏药(具体药名不详)治疗,疼痛无明显缓解,近 3 天于疼痛部位出现红斑及小水疱。病程中无其他不适,饮食可,睡眠差。

既往史:糖尿病史 5 年,口服药物治疗,目前血糖控制良好。否认其他系统性疾病史。

体检:右侧腰背部可见条带状分布的片状红斑,其上成簇水疱及丘疱疹。疱壁完整,无破溃。身体其余各处未见皮疹。

辅助检查结果:血常规:单核细胞 10.5%,余正常。

初步诊断:带状疱疹。

治疗意见: 1. 伐昔洛韦分散片 0.3×2 盒　Sig. 1.0 po Bid

2. 普瑞巴林胶囊 75mg×1 盒　Sig. 75mg po Bid

3. 维生素 B1 片 10mg×1 瓶　Sig. 10mg po tid

4. 甲钴胺胶囊 500μg×1 瓶　　Sig. 500μg po tid

5. 生理盐水 500ml 局部间断湿敷

6. 1 周后复诊,不适随诊。

医师签名:××

(二)住院病历(参考华中科技大学同济医学院附属协和医院病历模板)

入院记录

科室 皮肤科	**病区** ⅠⅡ2	**床位** 51
住院号 ××××××	**姓名** ×××	**性别** 女
年龄 59 岁	**国籍** 中国	
出生地 湖北省武汉市	**籍贯** 湖北省武汉市	
民族 汉族	**身份证号** ××××××××××	
职业 无	**婚姻状况** 已婚	

现住地 湖北省武汉市××街××号

电话 ×××××× 　　**邮编** ××××××

户口地址 湖北省武汉市××街××号

邮编 ×××××× 　　**工作单位及地址** -

电话 　　　　　　　**联系人姓名** ×××

关系 ×× 　　　　　**地址** 湖北省武汉市××街××号

联系人电话 ××××××××

入院日期 2017.07.01.11:58

主诉:右胸背部起红斑、水疱伴疼痛1周。

现病史:患者1周前"受凉"后右侧胸背部起红斑、水疱,伴阵发性针刺样痛,无畏寒、发热、心慌、胸闷等不适。水疱逐渐增多,于当地医院就诊,诊断"带状疱疹",未行相关检查,予以口服及外用药物(具体药名及用法不详)治疗,疗效不佳。遂来我院进一步诊治,门诊以"带状疱疹"收治入院。

自发病以来,因疼痛睡眠不佳,精神稍差,饮食、大小便如常,体重、体力无明显下降。

既往史:一般健康情况:良好。疾病史:大疱性类天疱疮3年,现口服甲泼尼龙片8mg/d,病情控制良好,无新发皮损。呼吸、循环、消化、泌尿、血液、代谢及内分泌系统、肌肉骨骼、神经精神系统无患病史。无手术、外伤、输血史。否认病毒性肝炎、结核或其他传染病史。已按要求接种疫苗。无药物过敏史。

个人史:出生地:湖北省。地方病地区居住情况:无。冶游史:无。职业及毒物暴露史:无。吸烟、饮酒史:无。

婚育史:适龄结婚,配偶身体情况良好。

月经史:已绝经。

家族史:无家族遗传性疾病史。父母均健在。

以上病史记录已经征得陈述者认同。

陈述者签名：×××

（以上第 1 页至第 1 页共 1 页）

时间：2017 年 7 月 1 日 16 时

体格检查

生命体征：体温：36.5℃；脉搏：68 次/分，规则；呼吸：20 次/分，规则；血压：102/65mmHg。身高 160cm，体重：55kg。表情：安静自如；发育：正常；营养：中等；体型：正力型；神志：清楚；体位：自如；步态：正常；检查能否与医生合作：合作。

皮肤黏膜：色泽：未见明显异常。皮疹：详见"专科情况"。全身浅表淋巴结：未触及肿大。

头部：头颅：大小正常，无畸形，前囟已闭，无压痛；头发分布正常。眼：眉毛、睫毛、眼睑、眼球、结膜正常，巩膜无黄染，角膜透明，瞳孔等大等圆，直径 3mm，双侧对光反射正常。耳：耳郭外观未见异常，乳突无压痛，外耳道未见分泌物，听力无明显下降。鼻：外观未见异常，无鼻翼扇动及阻塞，鼻窦无压痛，鼻腔未见分泌物及出血。口腔：未嗅及异常气味，唇红，舌、牙齿、牙龈正常，未见黏膜斑、出血及溃疡。咽部：扁桃体未见肿大及表面分泌物，咽未见充血，喉发音正常。

颈部：对称。颈部运动：颈软，无抵抗。气管：居中。颈动脉：搏动正常。颈静脉：未见静脉怒张，肝颈静脉回流征阴性。甲状腺：未见明显异常，未闻及血管杂音。

胸部：胸廓：未见异常，双侧乳房对称，未触及包块。肺脏视诊：呼吸运动均匀、对称，无增强或减弱，肋间隙无增宽或变窄。触诊：双肺触觉语颤对称，无增强或减弱，未触及胸膜摩擦感及皮下捻发感。叩诊：叩诊呈清音。听诊：呼吸音清，未闻及干、湿性啰音及胸膜摩擦音。

心脏：视诊：未见心前区隆起及心尖搏动位置、范围、强度异常。触诊：心尖搏动正常，未触及摩擦感。叩诊：心界无明显增大。听诊：心率68次/分，心律齐，未闻及病理性杂音及心包摩擦音。周围血管征：未及颈动脉异常搏动以及毛细管搏动征、枪击音。

腹部：视诊：外形正常，未见腹部静脉曲张。触诊：柔软，无压痛及反跳痛，未触及包块，无液波震颤。肝脾肋下未触及。叩诊：肝上界位于锁骨中线第5肋间，肝区、肾区无叩痛，无移动性浊音。听诊：肠鸣音正常，未闻及血管杂音。

肛门直肠：肛门及会阴外形未见异常。直肠：未查。

外生殖器：未查。

神经系统：生理反射存在，病理反射未引出。

脊柱四肢：脊柱生理弯曲，无棘突压痛及叩痛。四肢关节无畸形，活动正常。四肢肌力、肌张力无增强或减弱。

专科情况：右胸、胁、背部带状排列的成簇的针头至绿豆大小红色斑丘疹、丘疱疹、水疱，部分水疱融合成张力性大疱，疱液清亮。

辅助检查：无。

病史小结：1. 患者×××，女，59岁。

2. 因"右胸背部红斑、水疱伴疼痛1周"，以"带状疱疹"入院。

3. 既往史：大疱性类天疱疮史3年，现口服甲泼尼龙8mg/d。

4. 体检：T：36.5℃，P：68次/分，R：20次/分，BP：102/65mmHg。神志清楚，内脏系统检查未见明显异常。

5. 专科情况：右胸、胁、背部带状排列的成簇的针头至绿豆大小红色斑丘疹、丘疱疹、水疱，部分水疱融合成张力性大疱，疱液清亮。

6. 辅助检查:无。

初步诊断:

1. 带状疱疹

2. 大疱性类天疱疮

记录医师签名:×××

日期:××××年××月××日

审阅医师签名:×××

日期:××××年××月××日

(曾敬思)

参考文献

1. 吴汉妮,孔维佳.临床医学基本技能训练教程.北京:人民卫生出版社,2012.

2. 黄长征.英汉皮肤性病学.武汉:华中科技大学出版社,2010.

3. 赵辨.中国临床皮肤病学.2 版.南京:江苏凤凰科学技术出版社,2017.

4. 医疗机构病历管理规定.中华人民共和国卫生部卫医发[2002]193 号,2002 年 9 月 1 日起施行

5. 病历书写基本规范.中华人民共和国卫生部卫医政发[2010]11 号,2010 年 3 月 1 日起施行

6. 处方管理办法.中华人民共和国卫生部令第 53 号,2007 年 5 月 1 日起施行

第四章

护理与无菌术基本技能

【目的和要求】

1. 掌握常用给药方法原则与要求。

2. 掌握局部麻醉技术及皮肤外科手术基本技术。

3. 掌握无菌技术的概念和原则。

【重点和难点】

局部麻醉及皮肤外科手术基本技术。

【训练内容】

1. 常用给药方法。

2. 无菌技术操作的注意事项和基本要求。

3. 皮肤局部麻醉方法。

4. 皮肤外科基本操作。

【训练方式】

综合教学：讲授、多媒体课件、示教、分组讨论、分组训练、SP 训练。

第一节　常用给药技术

一、注射给药法

（一）皮内注射法

【目的】

各种药物皮肤过敏试验（皮试）；预防接种；

局部麻醉的先驱步骤。

【物品准备】

1. 治疗盘内盛 1ml 无菌注射器,5 号针头,无菌持物钳,0.5% 碘伏,75% 酒精,棉签,弯盘,砂轮,皮试药物,急救药盒(1ml 注射器 1 支、0.1% 肾上腺素 1 支)等 。

2. 药物准备

(1)自安瓿内吸取药液:①消毒及折断安瓿:将安瓿尖端药液弹至体部,在安瓿颈部划一锯痕,用 75% 乙醇棉签消毒后折断安瓿。②抽吸药液:持注射器,将针头斜面向下置于安瓿内的液面下,持活塞柄,抽动活塞,吸取药液。

(2)自密封瓶内吸取药液:①除去铝盖中心,常规消毒瓶塞,待干。②注射器内吸入与所需药液等量的空气,将针头插入瓶内,注入空气。③倒转药瓶,使针头在液面下,吸取药液至所需量,以示指固定针栓,拔出针头。

(3)排气:将针头垂直向上,轻拉活塞,使针头内的药液流入注射器,并使气泡集于乳头口,轻推活塞,驱出气体。

【患者准备】

1. 了解注射目的、方法、注意事项及配合要点。

2. 取舒适卧位,暴露注射部位。

【操作流程】

1. 核对药物及患者信息。

2. 选择注射部位 药物过敏试验常选用前臂掌侧下段;预防接种选择上臂三角肌下缘;局部麻醉则选择麻醉处。

3. 消毒 75%乙醇消毒皮肤。

4. 排气 再次排气。

5. 注射 一手紧绷皮肤,一手持注射器,针头斜面向上,与皮肤呈 5°刺入皮内。待针头斜面完全进入皮内后,放平注射器。用绷紧皮肤的拇指固定针栓,注入抽吸液 0.1ml,使局部隆起形成一皮丘。

6. 拔针 注射完毕,迅速拔出针头,勿按压针眼。20 分钟后观察结果。

【注意事项】

1. 皮试前详细询问用药史、过敏史、家族史,如患者对所需注射药物有过敏史,则不可做皮试。高敏体质者皮试应慎重。

2. 如为药物过敏实验,另备抢救盒,以防发生意外。

3. 做药物过敏实验消毒皮肤时忌用碘酊、碘伏,以免影响对局部反应的观察。

4. 进针角度以针尖斜面能全部进入皮内为宜,针头刺入不宜过深,以免刺入皮下。注射药量不可过多(除外局部麻醉)。

5. 皮试后观察时间不能少于 20 分钟,试验结果为阳性者禁用,医嘱单或门诊病历上注明过敏,告知患者及家属。

以下介绍皮肤科常用的药物过敏试验。

青霉素过敏试验

青霉素用于敏感的革兰氏阳性球菌、阴性球菌和螺旋体感染。青霉素的毒性较低,最常见的不良反应是过敏反应,其发生率在各种抗生素中最高,约3%~6%。各类型的变态反应都可以出现,但以皮肤过敏反应和血清样反应较为多见。严重者可以出现过敏性休克而危及生命。

【操作流程】

1. 青霉素皮试药液的配制(图4-1)。

取生理盐水4ml加入含有青霉素800 000U的安瓿内,使之溶解

↓

青霉素200 000U/ml

↓

1ml注射器取0.1ml+生理盐水至1ml(20 000U/ml)

↓弃去0.9ml

取0.1ml+生理盐水至1ml(2000U/ml)

↓弃去0.9ml

取0.1ml+生理盐水至1ml(200U/ml)

图4-1 青霉素皮试药液配制流程

2. 试验方法:确定患者无青霉素过敏史,于患者前臂掌侧下段经75%酒精消毒后皮内注射青霉素皮试液0.1ml(含青霉素20U),勿按压。20分钟后于自然光线明亮处判断并记录实验结果。

【实验结果判断】

1. 阴性 皮丘无改变,周围不肿,无红晕,且无自觉症状。

2. 阳性　局部皮丘增大,出现红晕,直径>1cm,周围有伪足,局部痒感。可有头晕、心慌、恶心,甚至发生过敏性休克。

【注意事项】

1. 青霉素皮试液要求现配现用。

2. 凡初次用药、停药 3 天后再用、正在使用过程中拟改用不同批号制剂者,均须按常规做过敏试验。此外半合成青霉素(阿莫西林、氨苄西林、羧苄西林等)与青霉素之间存在交叉过敏反应,用药前同样要做药物过敏实验。

3. 皮试结果阳性者不可使用青霉素,应在病历、医嘱单、床头卡醒目注明,同时将结果告知患者或其家属。

4. 如对皮试结果有怀疑,应在对侧前臂皮内注射生理盐水 0.1ml,以做对照,确认青霉素皮试结果为阴性方可使用。

5. 对青霉素过敏性休克或有此可疑迹象者,应立即抢救。方法:立即停药,协助患者平卧,就地抢救。立即皮下注射 0.1% 肾上腺素 0.5~1ml,小儿剂量酌减。症状如不缓解,可每隔半小时皮下或静脉注射该药 0.5ml,直至脱离危险。给予氧气吸入。应用抗组胺药,必要时可直接静脉推注地塞米松 10mg。如发生呼吸心搏骤停,立即进行复苏抢救。

6. 皮试阴性者,在用药过程中个别患者也还有出现过敏反应的可能,故于注射药物后,仍应观察 20 分钟为宜。

头孢菌素类药物过敏试验

头孢菌素与青霉素之间存在不完全交叉过敏反应,一般对青霉素过敏者中有 10%~30% 对头孢菌素也过敏,但过敏反应程度较轻;相反,对头孢菌素过敏者中绝大多数对青霉素过敏。

皮试浓度:头孢菌素 500μg/ml,皮试注射剂量为 0.1ml(含 50μg)。

结果的判断以及过敏反应的处理同青霉素皮试。

普鲁卡因过敏试验

凡首次使用普鲁卡因,或注射普鲁卡因青霉素者均须做过敏试验。

过敏试验方法:皮内注射 0.25% 普鲁卡因溶液 0.1ml,20 分钟后观察实验结果并记录。

结果的判断以及过敏反应的处理同青霉素皮试。

(二) 皮下注射法

【目的】

注入小剂量药物,用于不宜口服给药而需在一定时间内发生药效时;预防接种;局部麻醉用药。

【物品准备】

1. 治疗盘内盛无菌注射器 1~2ml、5~6 号针头、无菌持物钳、0.5% 碘伏、75% 酒精、棉签、弯盘、砂轮、按医嘱准备的药液。

2. 药物准备同皮下注射。

【患者准备】

1. 了解皮下注射的目的、方法、注意事项、药物的作用及配合要点。

2. 取舒适体位并暴露注射部位。

【操作流程】

1. 核对药物及患者信息。

2. 选择注射部位　根据注射目的选择部位：常用上臂三角肌下缘，也可选择两侧腹壁、后背、大腿前侧和外侧。

3. 消毒　常规消毒皮肤、待干。

4. 排气　再次排气。

5. 注射　一手紧绷局部皮肤，一手持注射器，以示指固定针栓，针头斜面向上，与皮肤呈30°~40°，快速刺入皮下。

6. 推药　松开紧绷皮肤的手，抽动活塞，如无回血，缓慢推注药液。

7. 拔针、按压　注射毕，用无菌干棉签轻压针刺处，快速拔针后按压片刻。

【注意事项】

1. 对皮肤有刺激的药物一般不做皮下注射。

2. 对于过瘦者，操作者可以捏起局部组织，适当减小穿刺角度，进针角度不宜超过45°，以免刺入肌层。

3. 对于长期注射者，应经常更换注射部位，以促进药物充分吸收。

（三）肌肉注射法

【目的】

注入药物，用于不宜或不能口服或静脉注射，且要求比皮下注射更快发生疗效时。

【物品准备】

2~5ml 无菌注射器、6~7 号针头。用物准备同皮下注射法。

【注射部位】

常选臀大肌,也可选臀中肌、臀小肌、股外侧肌及上臂三角肌等处。臀大肌注射区划分法:①十字法:自臀裂的顶点向左(或右)侧划一水平线,然后从髂嵴最高点画一垂直平分线,将一侧臀部分为四个象限,外上象限并避开内角(髂后上棘至股骨大转子连线)为注射区;②连线法:从髂前上棘至尾骨处做一连线,其外 1/3 处为注射区。

【患者准备】

1. 患者了解注射的目的、方法、注意事项及配合要点、药物作用及其副作用。

2. 取适当体位,暴露注射部位,使注射部位肌肉放松。

【操作流程】

1. 核对药物及患者信息。

2. 消毒　常规消毒注射部位皮肤,待干。

3. 穿刺　排尽空气,一手拇指、示指紧绷局部皮肤,一手持注射器,中指固定针栓,将针头迅速垂直刺入。

4. 推药　松开紧绷皮肤的手,抽动活塞。如无回血,缓注入药液。

5. 拔针、按压　注射完毕,用无菌干棉球或棉签轻压进针处,迅速拔针,按压片刻。

【注意事项】

1. 两种药物同时注射时,注意配伍禁忌。

2. 2 岁以下婴幼儿臀部肌肉发育不完全,不宜选用臀大肌,因臀大肌尚未发育好,注射时有损伤坐骨神经的危险,应选用臀中肌、臀小肌处注射。

3. 切勿将针梗全部刺入,以防针梗从根部衔接处折断;若针头折断,应先稳定患者情绪,指导患者保持原位不动,固定局部组织,以防断针移位,速用止血钳夹住断端取出;如全部埋入肌内,即请外科医生行手术取出。

4. 需长期肌肉注射者,注射部位应交替更换,并用细长针头,以避免或减少硬结的发生。如因长期多次注射出现局部硬结时,可给予热敷、理疗等处理。

5. 如系油性药液,应持牢针栓,以防用力过大,针栓与针筒脱开,药液外溢。如系混悬药液,需摇匀药液,持牢针栓,快速推入,以免药液沉淀,造成堵塞或药液外溢。

(四)皮损内注射法

【目的】

将药物注射于皮损处,让药物在皮损内直接发挥作用,达到局部治疗的目的。

【物品准备】

1. 治疗盘内盛无菌注射器 1~2ml、5~6 号针头、无菌持物钳、无菌手套、0.5% 碘伏、75% 酒精、棉签、弯盘、砂轮、按医嘱准备的药液。

2. 药物准备同皮下注射。

【注射部位】

1. 疣体注射部位为基底部。

2. 瘢痕疙瘩、结节注射部位为瘢痕体内或结节体内。

【患者准备】

1. 了解皮损内注射的目的、方法、注意事项、药物的作用及配合要点。

2. 取舒适体位并暴露注射部位。

【操作流程】

1. 核对药物及患者信息。

2. 消毒　常规消毒注射部位皮肤,待干。

3. 戴无菌手套。

4. 穿刺、注药　排尽空气,一手拇指、示指紧绷局部皮肤,一手持注射器。①若为疣体针头斜面向上,与皮肤呈 30°～40°,刺入皮损的基底部。松开紧绷皮肤的手,抽动活塞。如无回血,缓注入药液。②若为瘢痕疙瘩、结节,则与皮肤呈 10°～15°刺入瘢痕体、结节体内。待针头斜面完全进入皮损中心处,放平注射器,缓慢注入药物。瘢痕注药时可以进一点推一点,也可以先进后退的时候推药。当瘢痕较大时,应呈放射状注药且多点注射。

5. 拔针、按压　注射完毕,用无菌干棉球或棉签轻压进针处,迅速拔针,按压片刻。

【注意事项】

1. 糖皮质激素皮损内注射的每次剂量不宜

过大,间隔时间不宜过短,每 2~4 周 1 次为宜。

2. 瘢痕进针深浅适宜。过浅可能导致表皮坏死或血肿形成;过深则可能导致组织萎缩,瘢痕治疗效果差。

3. 此项操作勿在空腹时进行,以免患者出现心慌、恶心、晕厥等不良反应。

（五）囊肿冲洗法

【目的】

清除囊内物,破坏囊袋,消炎。

【物品准备】

1. 治疗盘内盛无菌注射器 20~50ml、12 号针头、无菌手套、0.5% 碘伏、75% 酒精、棉签、弯盘、砂轮、按医嘱准备的药液（碘伏、生理盐水或0.5% 甲硝唑液）。

2. 药物准备同皮下注射。

【患者准备】

1. 了解囊肿冲洗的目的、方法、注意事项及配合要点。

2. 取舒适体位并暴露注射部位。

【操作流程】

1. 核对药物及患者信息。

2. 消毒　常规消毒囊肿部位皮肤,待干。

3. 戴无菌手套。

4. 选择进针部位　若囊肿无破溃,选择囊壁最薄弱处或囊肿下方边缘;若囊肿出现穿孔,选择穿孔处为进针点。进针时注射器针头向上,针筒向下。

5. **冲洗** 缓慢将药液推入囊内,使囊内容物稀释后再回抽。待囊内抽出液沉降于注射器针筒底端后再重复上述操作。直至抽出液中无囊内内容物为止。

6. **拔针、按压** 冲洗完毕,拔针,穿刺部位按压片刻。

【注意事项】

1. 穿刺进针点应在囊壁最薄弱处或囊肿下方边缘或穿孔处。

2. 持针时注意注射器针头向上,针筒向下。

3. 如果注射器内液体完全浑浊,应及时更换注射器及冲洗药液。

4. 囊腔较大时,局部按压时间应延长。

二、皮肤给药法

【目的】

将药物直接涂抹于患处,起到局部治疗的作用。

【物品准备】

皮肤外用药、棉签、弯盘、手套,需要时备皮肤清洁用物。

【患者准备】

了解用药目的和注意事项,清洁局部皮肤并暴露给药部位。

【操作步骤】

1. 核对药物及病人信息。

2. 根据药物不同剂型,采用相应的护理

方法。

（1）溶液：溶液是一种或多种药物的水溶液，用于散热、消炎、湿敷及清洁等。可用于急性皮炎伴大量渗液或脓性分泌物，湿敷2～3次／日。具体方法如下：根据皮疹大小选择合适纱布，用湿敷液将纱布浸湿，拧至不滴水为度，置于病损上，务必使其与整个病损表面接触。每次湿敷时间30分钟，间隔1～2小时方可再次湿敷。分泌物多时宜勤换敷料。面部湿敷时，敷料可剪成假面具式，露出口、眼、鼻孔等部位。耳郭湿敷时，应用未脱脂的棉球填塞外耳道。

（2）粉剂：粉剂是一种或多种干燥粉末状物均匀混合制成，可吸收水分，保持皮肤表面的干燥，减轻外界对皮肤的摩擦。有植物性和矿物性两种。常用于急性或亚急性皮炎。用法：可用粉筒或扑粉团均匀扑撒患处，每日数次。

（3）洗剂：洗剂主要是用水和适量粉剂（30%～50%）混合而成，用时需摇匀，具有消炎、收敛、杀菌、保护及清洁等作用，用于急性皮炎而无渗液或脓液者。用法：用前将药物摇匀，以毛笔或棉签蘸药物均匀涂刷于病损上，每日数次，冬季应避免着凉。

（4）酊剂和醑剂：酊剂为药物的乙醇溶液或不同浓度的酒精浸出液。具有消毒、杀菌、止痒等作用，如碘酊、百部酊等。禁用于急性炎症或渗出糜烂者。醑剂是指挥发性物质的乙醇溶液。因乙醇对挥发性物质的溶解度较高，所以醑的浓度一般为 5% ~ 10% 以上。用法:用毛刷蘸药涂于患处。注意因药物有刺激性,不宜用于有糜烂面的皮炎,黏膜及眼、口的周围。

(5)糊剂:糊剂为较大量粉末的半固体制剂。如氧化锌糊、甲紫糊等,具有消炎、保护、干燥等作用,用于亚急性皮炎略有少量渗液时,毛发部位不宜用。用法:直接涂抹于患处,也可以将药物均匀涂于纱布上,厚约 2~3mm,敷于患处并绷带包扎。

(6)软膏:软膏是用适宜的基质(凡士林、羊毛脂)与药物混合制成的一种均匀、细腻、半固体的外用制剂。作用为润滑、软化痂皮、消炎、保护及止痒等,穿透皮肤作用强。用于慢性皮炎或无溢液溃疡。方法:指腹或双手以打圈方式涂抹于患处,直至药物吸收。软膏用法依病情而异。银屑病及过度角化性皮肤病宜稍用力涂搽,过敏性或瘙痒性皮肤病涂一薄层即可。

(7)乳剂:乳剂为油和水经乳化而成。分为水包油型和油包水型。作用为润滑、软化痂皮、消炎、保护及止痒等。但穿透皮肤作用低。用于亚急性或慢性皮炎而无渗液者、瘙痒症。用法:薄搽患处,每日数次,为加强疗效可用塑料薄膜封包。

(8)油剂:油剂是以植物油或矿物油类为溶剂或以不溶性粉末混于上述油类而制成的剂型,有清洁保护、润滑及消炎止痒的作用。常用的植物油有花生油、橄榄油、蓖麻油等,动物油有鱼肝油等,矿物油有液体石蜡等。用于亚急性皮炎伴有厚痂但无溢液、糜烂、溃疡。用法:以毛笔蘸药均匀涂布于患处,2~3 次/日。

(9)硬膏:硬膏是一种黏柔带韧性的固体剂,是将药物溶解或混合于适当的基质中,涂于白布或适当的裱褙材料上而成,有保护、消炎、促进药物吸收的作用,用于慢性皮炎无渗液者。

【注意事项】

1. 指导患者正确掌握外用药的使用方法,坚持耐心、按时用药。

2. 外用药的浓度要适当,特别是有刺激性的药物,应先用低浓度,然后根据病情需要和患者耐受情况而逐渐提高浓度。

3. 用药要考虑患者性别、年龄和病损部位,刺激性强的药物不宜应用于婴幼儿、妇女以及面部、口腔周围皮肤和黏膜。

4. 随时注意药物不良反应的发生,如有刺激、过敏或吸收中毒现象,应立即停药并作相应处理。

(曾玲玲)

参考文献

1. 吴汉妮,孔维佳.临床医学基本技能训练教程.北京:人民卫生出版社,2012.

2. 周辉,赵云.皮肤性病护理.北京:人民卫生出版社,2005.

3. 李小寒.基础护理学.5 版.北京:人民卫生出版

社,2012.

4. 罗健,熊莉娟.基础护理操作规程及评分标准.武汉:湖北科学技术出版社,2015.

第二节 手卫生与穿、脱隔离衣

（一）手卫生

手卫生为医务人员洗手、卫生手消毒和外科手消毒的总称。

医务人员洗手:用皂液和流动水洗手,去除手部皮肤污垢、碎屑和部分致病菌的过程。

卫生手消毒:用速干手消毒剂揉搓双手,以减少手部暂居菌的过程。

外科手消毒:外科手术前用皂液和流动水洗手,再用手消毒剂清除或者杀灭手部暂居菌和减少常居菌的过程。使用的手消毒剂可具有持续抗菌活性。

以下介绍医务人员洗手。

【目的】

去除手部皮肤污垢和大部分暂居菌,切断通过手传播感染的途径。

【物品准备】

洗手设备、清洁剂、一次性纸巾（或干手机）。

【操作流程】

1. 修剪指甲,取下手表、饰物,流水下充分淋湿双手。

2. 取适量肥皂（皂液）均匀涂抹至整个手

掌、手背、手指、指缝。

3. 六步洗手法,清洗双手所有皮肤,包括指背、指尖和指间,至少 15 秒。具体揉搓步骤:

(1)掌心相对,手指并拢,掌心相对揉搓。洗净掌心。

(2)掌心对手背,手指交叉,沿指缝相互揉搓。洗净手背。

(3)掌心相对,手指交叉,指间相互揉搓。洗净指缝。

(4)弯曲手指使关节在另一手掌心旋转揉搓,交换进行。洗净指背。

(5)手掌心握住对侧拇指在掌中旋转揉搓,交换进行。洗净大拇指。

(6)指尖并拢,在另一手掌心中旋转揉搓。洗净指尖。

(7)一只手的手掌握住另一只手的手腕部分,旋转揉搓。

4. 流水下彻底冲净双手;一次性纸巾擦干双手(或用干手机烘干)。

(二)穿、脱隔离衣

【目的】

保护医务人员和患者,避免交叉感染。

【物品准备】

隔离衣、挂衣架、手消毒用物。

【操作流程】

1. 穿隔离衣

(1)工作服、帽、口罩穿戴整齐,卷袖过肘,取下手表,洗手。

(2)从隔离衣架上手持衣领取下隔离衣,使隔离衣清洁面向着操作者,衣领和隔离衣内面为清洁面,将衣领两端向外反折,露出肩袖内口。

(3)一手持衣领,另一手伸入袖内,举起手臂,将衣袖穿上,换手持衣领,依上法穿好另一袖。

(4)两手持衣领,由领子中央顺着边缘由前向后系好衣领。扣好肩扣和袖口。

(5)双手从腰部将隔离衣的一边逐渐向前拉,到边缘处则捏住,同法将另一边捏住,双手在背后将隔离衣边缘对齐,并向一侧折叠,一手按住折叠处,另一手将腰带拉至背后折叠处,腰带在背后交叉,回到前面系一活结。如果隔离衣后侧下部边缘有衣扣,则扣上。

(6)进入隔离区进行操作。

2. 脱隔离衣

(1)解开腰带,在前面系一活结。

(2)解开袖口,在肘部将部分衣袖塞入工作服衣袖下,充分暴露双手。

(3)消毒双手,擦干。

(4)解开领扣,一手伸入另一侧袖口内,拉下衣袖过手(遮住手),再用衣袖遮住的手在外面拉下另一衣袖。

(5)双手在袖内使袖子对齐,双臂逐渐退出,手在袖内解开肩扣。

(6)双手持领,将隔离衣两边对齐,清洁面反叠向外,挂在衣钩上。不再穿的隔离衣,脱下后清洁面对外,卷好投入污物袋中。

提示:①隔离衣长短合适,全部遮盖工作服,有破损时不可使用;②取隔离衣时需确定清洁面和污染面;③从腰部衣缝向下约 5cm 处将隔离衣衣边向身前拉,手不能触及衣内面;④穿好隔离衣后,双臂应保持在腰部以上,不得进入清洁区,避免接触清洁物品;⑤解领扣时,污染的袖口不能触及衣领、面部和帽子;⑥隔离衣挂在半污染区,则清洁面向外;如挂在污染区,则污染面向外;⑦隔离衣每日更换,如有潮湿或污染,需立即更换。

（曾玲玲　杨　晶）

参考文献

1. 吴汉妮,孔维佳.临床医学基本技能训练教程.北京:人民卫生出版社,2012.
2. 李小寒.基础护理学.5 版.北京:人民卫生出版社,2013.
3. 罗健,熊莉娟.基础护理操作规程及评分标准.武汉:湖北科学技术出版社,2015.

第三节　无菌技术

无菌技术是在医疗护理操作过程中,保持无菌物品、无菌区域不被污染、防止病原微生物侵入人体的一系列操作技术,包括无菌设施、消毒与灭菌技术、无菌操作规则及管理制度等。经过物理或化学方法灭菌后未被污染的物品称无菌物品。经过灭菌处理未被污染的区域,称无菌区域。非无菌物品或区域未经灭菌或经灭菌后被污染的物品或区域,称非无菌物品或区域。

无菌技术的操作原则如下:

1. 环境清洁　进行无菌技术操作前 30 分钟,停止卫生处理,减少人员走动,以降低室内空气中的灰尘。每日用紫外线灯照射消毒 1 次。

2. 物品管理　无菌物品必须存置于无菌包或无菌容器内,无菌包外注明物品名称、有效期,并按有效期先后顺序放置。无菌物品和非无菌物品应分别放置。无菌物品一经使用或过期、潮湿,应重新进行灭菌处理。

3. 工作人员　无菌操作前,衣帽穿戴整洁,口罩遮住口鼻,修剪指甲、洗手。

4. 取无菌物　操作者身距无菌区 20cm,手臂保持在腰部以上,不可触及无菌物品或跨越无菌区域。取无菌物品时须用无菌持物钳(镊)。无菌物品取出后,不可过久暴露,若未使用,也不能放回无菌包或无菌容器内。疑有污染,不得使用。

5. 一物一人　一套无菌物品,只供一个患者使用,以避免交叉感染。

一、手术用物的无菌处理方法

无菌技术是手术操作的基本原则,由灭菌

法、消毒法和一定的操作规则及管理制度所组成。手术用物的灭菌与消毒是外科最重要的环节。灭菌是指杀灭一切活的微生物,使达到无菌。消毒是指杀灭病原微生物与其他有害微生物,但不要求杀灭所有的微生物(如芽孢)。

（一）灭菌方法

多采用物理方法及化学灭菌剂(如环氧乙烷、甲醛、戊二醛)。

1. 高温灭菌法

（1）压力蒸汽灭菌:临床应用最普遍、效果最可靠的灭菌方法。多用于耐热、耐湿的物品,如金属器械、玻璃、搪瓷、敷料、橡胶类、药物等的灭菌。物品灭菌后,一般可保留 2 周。

提示:①需要灭菌的各种包裹不应过大、过紧;②消毒时包裹不要排得太密,以免妨碍蒸汽透入,从而影响到灭菌的效果;③当压力、温度、时间均达到要求时,灭菌指示带即应出现已灭菌的色泽或状态;④易燃和易爆炸物品比如碘仿、苯类等,禁用此法灭菌,以免引起意外;锐利器械如刀、剪均不宜用此法灭菌,以免反复消毒后变钝;⑤瓶装液体灭菌时,用玻璃纸和纱布包扎瓶口,如用橡皮塞的,应插入针头排气;⑥已灭菌的物品应标记,以便识别,并需与未灭菌的物品分开放置,以免弄错;⑦灭菌专人负责,每次灭菌前,检查安全阀性能。

（2）煮沸灭菌:适用于金属器械、玻璃及橡胶类等物品。在水中煮沸 100℃ 后维持 12～15

分钟,一般细菌可被杀灭。

提示:①物品必须完全浸没在水中,才能达到灭菌目的;②橡胶和丝线类应于水煮沸后置入,持续煮沸15分钟即可取出,以免煮沸过久影响质量;③玻璃类物品用纱布包好置于冷水中煮,以免骤热而破裂;注射器应拔出其内芯,用纱布包好针筒、内芯;④灭菌时间从水煮沸后算起,如果中途加入其他物品,应重新计算时间;⑤煮沸器的锅盖应严密关闭,以保持沸水温度。

(3)干热灭菌:用干热灭菌箱。适用于耐热、不耐湿、蒸汽或气体不能穿透的物品,如玻璃、油脂(即凡士林纱布条)、粉剂等的灭菌。

提示:当灭菌温度、时间达到要求时,应打开进风柜体的排风装置。

2. 低温灭菌法

(1)环氧乙烷灭菌:临床应用最普遍、最主要的灭菌方法。适用于不耐高温、湿热的物品,如电子仪器、光学仪器、医疗器械、塑料制品、金属制品、内镜、透析器及一次性诊疗用品等。

提示:①金属、玻璃材质的器械,灭菌后可立即使用;②环氧乙烷灭菌器及气瓶或气罐应远离火源和静电;③残留环氧乙烷的排放有专用排气系统,并保证足够的时间进行灭菌后的通风换气。

(2)过氧化氢等离子体低温灭菌:适用于不耐高温、湿热的诊疗器械,如电子仪器、光学仪器等的灭菌。

提示:①灭菌前物品必须充分干燥,灭菌物品使用专用包装材料及容器;②灭菌物品和包装材料均不应含有植物性纤维材质。

(3)低温甲醛蒸汽灭菌:适用于不耐高温医疗器械的灭菌。

提示:甲醛气体毒性较大,应当使用甲醛灭菌器进行灭菌。

3. 电离辐射灭菌法　属于工业灭菌法。^{60}钴电离辐射适用于所有的医疗器械、大规模生产的一次性物品,如塑料注射器、丝线等,以及某些药物如维生素、激素、抗生素、类固醇等的灭菌。灭菌效果可靠。

(二)消毒方法

医院环境表面和物体表面消毒、室内空气消毒、皮肤黏膜消毒等。

1. 常用消毒剂浸泡消毒法　适用于锐利器械、内腔镜等不适于热力灭菌的器械消毒。

(1)2%戊二醛:浸泡30分钟可达消毒目的,浸泡6~10小时可达灭菌作用。适用于耐湿、不耐热的物品如内镜、刀片、剪刀、缝针等的消毒。加入0.5%亚硝酸钠防腐。

(2)70%酒精:浸泡30分钟,常用于刀片、剪刀、缝针、显微器械的消毒。

(3)0.5%过氧乙酸:浸泡30分钟,适用于输尿管导管等树脂类、塑料类、有机玻璃的消毒。

(4)1∶1000苯扎溴铵:浸泡30分钟,常用于刀片、剪刀、缝针的消毒。但效果不及戊二醛,目前常用于持物钳的浸泡。

（5）1∶1000 氯已定：浸泡 30 分钟。抗菌作用较苯扎溴铵强。

提示： ①浸泡前擦净器械上的油脂。需要消毒的物品必须全部浸入溶液中。②有轴节的器械（如剪刀）需要张开轴节，管瓶类物品的内外均应浸泡在消毒液中。③使用前需用灭菌盐水将消毒液冲洗干净，以免组织受到药液的损害。

2. 静电吸附式空气消毒法 采用静电吸附，加以过滤系统，可过滤和吸附空气中带菌尘埃和微生物。可用于在有人的房间内的空气消毒。

3. 紫外线空气消毒法 紫外线表面作用强，可杀灭悬浮在空气、水中和附于表面的细菌。

二、手术室管理的基本要求

（一）手术室的组成与分区

手术室是无菌设施的重要组成部分，包括：

1. 卫生通道用房（换鞋处、更衣室、淋浴间等）；

2. 手术用房；

3. 手术辅助用房（洗手间、麻醉间等）；

4. 消毒供应用房（消毒间、器械存放间等）；

5. 办公用房（医生办公室、工作人员休息室等）。根据需要还可配备教学用房及实验诊断用房。

　　根据洁净程度,手术室可分为有菌区和无菌区。有菌区包括卫生通道用房、办公用房等,无菌区包括手术用房、手术辅助用房。有菌区和无菌区应严格隔离,并有醒目的分界标志。

　　无菌区还可划分为"相对无菌区"和"绝对无菌区"。摆放手术器械及敷料一侧可视为"绝对无菌区",未穿手术衣者禁止在此区穿行;摆放麻醉器械一侧可视为"相对无菌区",非手术人员应将活动范围局限于此区。

　　(二) 手术室的管理

　　1. 环境管理制度

　　(1)室内应保持安静,禁止吸烟及大声喧哗;

　　(2)手术室外的推车及布单原则上禁止入室,拟行手术患者应在隔离区换乘手术室推床。

　　2. 工作人员入室制度　必须更换手术室专用手术衣、裤、鞋、帽及口罩。帽子盖住全部头发,口罩遮住口鼻,参加手术人员应修剪指甲、除去甲缘污垢;临时出手术室须换外出衣裤和鞋。患有上呼吸道感染者,不宜进手术室。

　　3. 手术室参观制度　尽量减少参观人员入室。参观者须穿戴参观衣、裤、鞋、帽及口罩,在指定地点参观,不得靠手术台太近或过高,不得触碰手术人员,参观感染手术后,不得再到其他手术间参观。

　　4. 手术通知单制度　平诊手术需提前 1 天送手术通知单;急诊手术可临时送手术通知单。

5. 消毒隔离制度

（1）无菌手术间和有菌手术间应相对固定，如连台手术，应先做无菌手术，后做污染或感染手术，严禁在同一个手术间内同时进行无菌及污染手术。

（2）每次手术完毕后和每天工作结束时，应及时彻底擦洗地面，清除污液、敷料及杂物，清洁或消毒处理用过的器械及物品，对具有传染性感者的手术器械及废物应进行特殊处理，手术间也须按要求特殊消毒。

（3）室内定期空气消毒

1）非污染手术消毒：常用乳酸消毒法。$100m^2$ 空间可用 80% 乳酸 12ml 紧闭门窗熏蒸 30 分钟后通风。

2）铜绿假单胞菌感染手术后：先用乳酸空气消毒 1～2 小时后，用 1∶1000 苯扎溴铵抹洗室内物品，并通风 1 小时。

3）破伤风、气性坏疽手术后：每立方米空间用 40% 甲醛 2ml 加高锰酸钾 1g 熏蒸 12 小时后通风。

4）HBsAg+HBeAg 阳性患者手术后：①手术台及地面洒 0.1% 次氯酸钠水溶液 30 分后清拭；②5% 碘伏清拭；③紫外线消毒，按每平方米紫外线功率 1～2W 计算，照射 2 小时，距离不超过 2m。

（4）患有上呼吸道感染、手臂皮肤破损或有化脓感染者，不宜参加手术。

三、手术人员的术前准备

包括常规准备、手与手臂皮肤的准备、穿无菌手术衣、戴无菌手套等。

（一）目的

1. 熟悉刷手消毒法。

2. 掌握穿、脱无菌手术衣和戴无菌手套的正确方法。

3. 掌握手术区域皮肤消毒、铺巾的正确方法。

（二）物品准备

洗手刷、洗手液、小毛巾、手套、手术衣，消毒常用器械等。

（三）操作流程

1. **常规准备**　手术人员进手术室前，在更衣室需要更换清洁洗手衣、裤和拖鞋，取下手上饰物，剪短指甲，去除甲沟污垢。戴好口罩、帽子。双袖卷至肘上。

2. **手与手臂皮肤的准备**　即洗手法，可达到消除手臂表面细菌，显著降低手术感染率。洗手范围包括：双手、腕部、前臂、肘部至上臂下 1/2 段皮肤。洗手方法有多种，可根据情况选择洗手方法，一般包括两个步骤：机械刷洗和消毒剂皮肤消毒。

（1）肥皂洗刷并酒精浸泡法：

1）先用肥皂将手、前臂、肘部和上臂清洗一遍。

2)取第一把无菌毛刷蘸灭菌肥皂液刷洗手和手臂,从指尖到肘上10cm处,共分三段,双手交替对称刷洗。刷洗顺序为:第一段:从指尖→拇指桡侧→背侧→尺侧→掌侧→指间(虎口)到示指、中指、无名指、小指(每个手指和指间均按拇指同样顺序刷洗)、手掌、手背、腕部掌、桡、背、尺侧面。第二段:从前臂掌面、桡侧面到背、尺侧面。第三段:从肘部至肘上10cm。

3)用清水冲净手和手臂上的肥皂水。冲洗时手朝上,肘部向下,注意肘部的水不能流向手部。

4)再取第二把无菌毛刷刷洗,方法同上。如此反复刷洗3遍,共约10分钟。

5)取一条无菌小毛巾,擦干双手后,将小毛巾对折呈三角形,置于腕部,三角尖端指向手部。另一手抓住下垂两角,拉紧毛巾旋转,逐渐向上移动至肘上。

6)再将小毛巾翻面对折,用同样的方法擦干另一手臂。注意小方巾不能向手部倒退移动,握巾的手不能接触小毛巾已使用过的部分。

7)将手和手臂浸泡在盛有70%酒精的桶内5分钟,注意浸泡范围应达肘上6cm。浸泡时各手指分开,用桶内小毛巾被擦双手及前臂。

8)浸泡完毕,屈曲肘部使酒精由肘部流入泡手桶内。

9)双手保持拱手姿势,手臂不应下垂,手也不可触及桶边和未消毒的物品,否则,应当重新洗手。

提示：①刷手时应由手指到手臂，双手交替对称逐渐上行，用力适当，不应漏刷，尤其应该注意甲缘、甲沟、指间、前臂尺侧和肘部的刷洗；②冲洗时两手向上屈肘，使水从指尖流向肘部，而肘部的水不可流向手部；③擦手顺序为手腕，肘，上臂，不可颠倒顺序。

（2）苯扎溴铵洗手法：对酒精过敏的手术人员适宜本法。苯扎溴铵溶液是一种能抑制细菌呼吸酶的消毒液。其刷手的方法与肥皂刷手酒精浸泡法相同，刷手时间可缩短为5分钟。清水冲净后将手臂浸泡在1%苯扎溴铵溶液内5分钟。浸泡完毕后，拱手自干，不可用毛巾擦干，否则影响苯扎溴铵在皮肤表面形成的药膜。每桶苯扎溴铵消毒液应在使用40人次后更换。

提示：浸泡前彻底冲净皮肤上的肥皂。因为苯扎溴铵在水中溶解成阳离子活性剂，肥皂在水中溶解成阴离子活性剂，由手臂带入的肥皂残液将明显降低苯扎溴铵的杀菌效力。

（3）活力碘洗手法：活力碘为聚吡咯酮与碘的络合物，具有较强和较长时间的杀菌作用，涂擦在皮肤上，络合物慢慢释放的新生态碘使微生物组织的氨基酸或核苷酸上的某些基团碘化，从而达到抑制或杀灭微生物的作用。①肥皂清洗双手及双臂至肘上10cm；②浸润10%活力碘（含有效碘1%）的纱布或海绵块涂擦双手及前臂至肘上10cm，共3分钟，清水冲净；③无菌小毛巾擦干手及前臂;④取活力碘纱布(或海绵)两手交替,依次涂擦手指、指间、掌、前臂至肘上6cm。不脱碘即可穿手术衣,戴手套。

(4)碘伏洗手法:碘伏为聚维酮与碘的复合物,作用与活力碘相似,其操作方法与活力碘洗手法相同。

(5)灭菌王洗手法:灭菌王是不含碘的高效复合型消毒液。先用清水冲洗双手及手臂,用无菌毛刷蘸灭菌网液3~5ml刷手和前臂至肘上10cm,时间为3分钟,清水冲洗后,无菌小毛巾擦干,再用浸润灭菌王的纱布(或海绵块)涂擦手和前臂至肘上6cm处,待干后再穿手术衣及戴手套。

(6)连续手术洗手法:如手术者需参加多台手术,在第一台手术后由助手解开手术衣腰带,将手术衣自背部向前反折脱下,使手套口随衣袖口翻转于手上,将右手抓住左手手套翻折部外面拉下,再以左手指插入右手手套内面将右手手套退下。在70%酒精或1%苯扎溴铵内浸泡5分钟,稍晾干再穿手术衣、戴无菌手套再次上手术台。

提示:脱手套过程中手部不能接触手套外面以免污染。如双手已被污染或前次手术为污染手术,则在连台手术前必须按洗手法重新洗手,消毒手和手臂。

(7)急诊手术洗手法:当患者需紧急手术,不能按常规程序洗手时,此时只需用肥皂进行一般清洗,用毛巾擦干后先戴一双无菌手套,然后穿无菌手术衣使手套在手术衣袖口里面,最后再戴一双无菌手套。也可用3%碘酊涂擦手及手臂,再用酒精脱碘后,即戴手套和穿手术衣。另外,灭菌王洗手法、活力碘或碘伏洗手法,都可作为急诊洗手法。

3. 穿、脱无菌手术衣 手与手臂皮肤消毒仅能清除表面的细菌,而在皮肤皱纹内和皮肤深层如毛囊、皮脂腺等存在的细菌不易完全消灭,手术中这些细菌会逐渐移行到皮肤表层,所以在手和手臂皮肤消毒后还必须穿无菌衣和戴无菌手套,以防细菌污染手术野造成感染。

(1)穿传统无菌手术衣:双手消毒后,呈拱手姿势,用背部开门。入手术间,开始穿手术衣。①取出无菌手术衣,立于较宽敞的地方。②认清衣服的上下、正反面并注意衣服的折法。手术衣的衣襟(开口)对前方,袖筒口对自己,提住衣领,向两边分开,轻轻抖开手术衣。③将手术衣轻轻向前上方抛起,两手臂顺势伸入袖内,手向前伸。④请巡回护士将腰带系好。

提示:①取衣时应整件拿起;②穿衣时双手不能高举过头或伸向两侧,否则手部超出视野范围,容易碰触未消毒物品;③未戴手套的手不能触及手术衣的正面,更不能将手插入胸前衣袋里;④传递腰带时,不能与协助穿衣人员手相接触。

(2)穿包背式无菌手术衣:在手术中,手术人员的背部往往会触及手术器械台以及手术人员相互接触而造成无菌区的污染。包背式手术衣是在普通手术衣的背部增加了一块三角巾,穿妥后可将术者背部包裹,减少了手术中污染的机会。穿衣方法:①②③④同穿传统无菌手术衣法。⑤戴好无菌手套。⑥解开胸前前衣带的活结,右手捏住三角部相连的腰带,递给巡回人员或已穿戴好手术衣和手套的手术人员,巡回人员应用消毒钳夹住腰带的尾端,穿衣者原地自转1周,接传递过来的腰带并于胸前系好。

(3)脱手术衣:①由巡回护士解开背带与领口带;②自己双手抱肘,由巡回护士将手术衣自背部向前反折,从肩部向肘部翻转,使手套的腕部随之自然翻转于手上。

4. 戴、脱无菌手套

(1)戴干无菌手套:

1)洗手后,先穿手术衣。

2)左手捏住手套反折部从手套袋内取出,分清左右,将右手插入右手手套内,再用右手示、中、环三指插入左手手套的反折部,帮助左手插入手套内。

3)双手分别折叠腕部衣袖,将手套翻折部位拉上盖住手术衣袖口。

4)无菌生理盐水冲净手套外面的滑石粉。

(2)戴湿无菌手套:

1)洗手后,从盛手套的盆内取出一双湿手套,盛水于手套内。

2）如先戴左手套,则左手先插入左手手套,稍抬高左手,让积水顺腕部流出,然后将已戴手套的左手插入右手套翻折部的外圈,右手插入右手手套,稍抬高右手,让积水顺腕部流出。如先戴右手套则顺序相反。

3）穿好手术衣,将手套翻折部位拉到手术衣袖口上,不可露出手腕。

提示:①戴干无菌手套时,应该先穿手术衣,后戴手套;②戴湿无菌手套时,应先戴手套后穿手术衣;③未戴手套的手只可接触手套的内面,不应接触手套的外面;相反,已戴上手套的手,只可接触手套的外面,不应接触手套内面;④等待手术时,双手应拱手置于胸前或放置于胸部的衣袋里,切不可下垂或双手交叉置于腋下。

四、手术区域的准备

（一）手术前的一般准备

为防止皮肤表面的细菌进入切口内,患者在手术前一天或当日应准备皮肤,又称备皮。如:下腹部手术,剃除腹部及会阴部的毛发;胸部和上肢的手术应剃除胸部及腋下毛发;头颅手术应剃除一部分或全部头发。皮肤上若留有油垢或胶布粘贴痕迹需用乙醚或松节油擦净,除去皮肤上的污垢并进行沐浴、更衣。

（二）手术区皮肤消毒

目的是杀灭皮肤切口及其周围的细菌。一般由第一助手在洗手后完成。

1. 操作流程

（1）助手取盛有浸有消毒液纱球的消毒弯盘与敷料钳。

（2）第一遍消毒由手术区中心开始，向周围皮肤无遗漏地涂抹消毒液，注意消毒液不能浸蘸过多，以免引起周围皮肤黏膜的刺激与损伤。

（3）待第一遍消毒液晾干后，换敷料钳以同样方式涂擦消毒液1遍，为第二遍消毒。

（4）如为污染或感染伤口，以及肛门等处的手术，涂擦消毒液由手术区间周围向中心；已经接触污染部位的消毒液纱球不可再返清洁处。

（5）手不可碰到手术区。皮肤消毒完毕，铺无菌巾单，然后双手再浸泡于洗手消毒液中3分钟。

（6）皮肤消毒液可采用 0.5%～1% 碘伏、0.5% 氯己定碘、2% 碘酊、75% 酒精等。注意面颈部、会阴部、婴幼儿、植皮区等不宜用碘酊消毒，一般用 1：1000 苯扎溴铵酊或 1：200 氯己定酊消毒。使用碘酊消毒时，必须待碘酊干后用 75% 酒精脱碘2遍，才能更好地发挥碘的灭菌作用。

2. 技术要领

（1）每次消毒涂擦应有 1/3～1/4 的区域重叠，不应留下未消毒的空白区。

（2）消毒腹部皮肤时，先将消毒液滴入脐窝内，待皮肤消毒完后，再用棉球擦拭脐窝。

提示：①涂擦时应方向一致，忌来回涂擦；

②已经接触污染部位的棉球或纱布,不应再擦已经消毒的部位。

（三）手术区无菌巾的放置

除显露手术切口所必需的皮肤以外,其他部位均用无菌巾遮盖,以避免和尽量减少手术中的污染。

1. 铺巾原则　中等以上手术特别是涉及深部组织的手术,切口周围至少有 4~6 层,术野周边有 2 层无菌巾遮盖。

2. 铺巾顺序　一般先铺手术巾（皮肤巾）,再铺中单。

3. 操作流程

（1）手术区域消毒后,由器械护士将皮肤巾递给助手,传递时注意皮肤巾折边方向。

（2）先铺相对不洁区（如会阴部、下腹部）,然后铺上方,再铺对侧,最后铺靠近操作者的一侧;或先铺对侧、下方、上方,最后铺操作的一侧。如果操作者已穿好手术衣,则应先铺近操作者一侧,再按顺序依次铺巾。

（3）铺好皮肤巾后,布巾钳固定皮肤巾交角处。在上、下方各加盖 1 条中单。

4. 技术要领

（1）铺巾前,应先确定手术切口的部位,铺巾外露切口部分的范围不可过大,也不可太窄小,行探查性手术时需留有延长切口余地。

（2）已经铺好的手术巾不得随意移位,如果必须移动少许,只能够从切口部位向外移动,不能向切口部位内移,否则更换手术巾,重新铺巾。

(3)第一助手消毒铺巾后,手、手臂应再次消毒后才能穿手术衣、戴手套继续手术。

提示:①铺巾时,助手未戴手套的手,不得碰撞器械护士已戴手套的手;②铺切口周围小手术巾时,应将其折叠 1/4,使切口部位有 2 层布;③铺中、大单时,手不得低于手术台平面,也不可接触未消毒物品以免污染。

五、手术进行中的无菌原则

手术区无菌环境的保持直接关系手术效果,整个手术过程均应严格遵循以下无菌操作原则:

1. 手术人员一经"洗手",手和前臂即不准再接触未经消毒的物品。穿无菌手术衣和戴无菌手套后,背部、腰部以下和肩部以上都应被视为有菌区,不能接触;手和前臂不可垂至腰部和手术台以下,手术台以下的床单也不应接触。

2. 不可在手术人员背后传递器械及手术用品,掉落到无菌巾或手术台边以外的器械物品,严禁拾回再用。

3. 手术过程中,同侧手术人员如需调换位置时,应先退一步,背对背的转身调换;出汗较多或颜面被血液污染,应将头偏向一侧,由他人代为擦拭,以免落入手术区。

4. 如术中手套破损或接触无菌区以外部位,应立即更换无菌手套;手指被污染处,用

0.5%碘伏或75%酒精棉球涂擦污染处。如手臂碰到有菌部位,应更换无菌手术衣或加戴无菌袖套;如果无菌布单湿透应加盖干的无菌单。

5. 切口边缘应以大纱布或手术巾遮盖,并用缝线或巾钳固定,仅显露手术切口。尤其在有污染的手术、肿瘤切除术中,更应保护切口。切皮肤用的刀、镊等器械不能再用于体腔内,应重新更换。做皮肤切口以及缝合皮肤之前,用消毒液再次涂擦消毒皮肤1次。

6. 手术开始前要清点器械和敷料等;手术结束时,要检查手术区域,核对器械和敷料等无误后,方能关闭切口,以免异物遗留体腔内,造成不良后果。

7. 手术如需额外添加器械,应由巡回护士用无菌钳夹送,并记录增加物品种类及数目,以便术后核对。手术人员严禁自行取物,应由器械护士传递。

8. 施行连台手术,若手套未破,可由巡回护士将手术衣背部向前反折脱去,手套的腕部随之翻转于手上,脱手套时注意手套外面不能接触皮肤,此时术者无须重新刷手,仅需用消毒剂重新消毒即可,但前一手术为污染手术,则须重新刷手。

9. 手术进行时不应开窗通风或用电扇,室内空调机风口不应吹向手术台,以免扬起尘埃,污染手术室内空气。

10. 参观手术人员不可太靠近手术人员或站得太高,尽量减少在手术室内走动,有条件的医院可设专门的隔离台,或现场录像直播。

第四节 局部麻醉技术

用局部麻醉药(局麻药)暂时阻断神经末梢或神经干(丛)的传导,以产生相应区域无痛和肌肉松弛,称为局部麻醉(局麻或区域麻醉)。常用局麻技术:表面麻醉、浸润麻醉、区域阻滞、神经阻滞、椎管内麻醉等。

一、常用局麻药的剂量、浓度与效能(表 4-1)

二、常用局麻技术

(一) 表面麻醉

将渗透性能强的局麻药与局部黏膜接触,穿透黏膜作用于神经末梢。

1. 适应证和禁忌证 ①适应证:眼、鼻、口腔、咽喉、气管及支气管、尿道等处的浅表手术和内镜检查。②禁忌证:对局麻药过敏者。

2. 物品准备 局麻药、肾上腺素、棉片、喷雾器。

3. 操作流程

(1)眼科手术:患者平卧,局麻药滴眼后闭眼,间隔 2 分钟,重复滴药 3~5 次即可。

表 4-1　常用局麻药的剂量、浓度与效能

		普鲁卡因（奴夫卡因）	丁卡因（地卡因）	利多卡因（塞罗卡因）	布比卡因（马卡因）	罗哌卡因（罗比卡因）
常用	最大剂量（mg）	1000	75	100~400	150	200
浓度（%）	表面麻醉	不用	1~2	2~4	不用	弱
	局部浸润麻醉	0.5~1	不用	0.25~0.5	少用	0.2~0.25
	粗神经经麻醉	0.75	2	2	0.25~0.5	1
	细神经经麻醉	0.25	1	1	0.1	0.25
	蛛网膜下腔麻醉	5~6	0.33	2~4	0.5~0.75	0.5~1
	硬膜外麻醉	不用	0.2~0.3	1~2	0.5~0.75	0.5~1
强度		低	高	中	高	高
毒性		低	中	中	高	中
显效时间（min）		1~3	10~15	1~3	5~10	5~15
持续时间（h）		0.75~1	2~3	1~3	3~7	4~8

（2）鼻腔手术：棉片先浸入 1∶1000 肾上腺素中，挤干后再浸入麻醉药中，挤去多余局麻药。将棉片填贴于鼻甲与鼻中隔间约 3 分钟，在上鼻甲前庭与鼻中隔间再填第二块局麻药棉片，10 分钟后取出，即可行鼻息肉摘除、鼻甲及鼻中隔手术。

（3）咽喉、气管及支气管表面麻醉：用喷雾器对患者咽部喷局麻药 3~4 喷，2~3 分钟患者咽部出现麻木感，将患者舌体拉出，向咽喉部黏膜喷雾 3~4 喷，间隔 2~3 分钟，重复 2~3 次。最后用喉镜显露声门，于患者吸气时对准声门喷雾，每次 3~4 喷，间隔 2~3 分钟，重复 2~3 次，即可行气管镜检。

（二）局部浸润麻醉

1. 适应证和禁忌证　①适应证：浅表部位手术。②禁忌证：对局麻药过敏。

2. 准备工作

（1）清洁洗手，衣帽整齐。

（2）手术所需无菌包、手套、注射器及针头、局麻药、肾上腺素、生理盐水、皮肤消毒用品。

3. 操作流程

（1）根据手术部位常规消毒铺巾，戴无菌手套。

（2）抽取局麻药，注射麻醉药物时选用细长针头。药液中含肾上腺素浓度为 1∶（200 000~400 000）（即 2.5~5μg/ml）可减缓局麻药的吸收，延长作用时间。

（3）在手术切口线一端进针,针尖斜面朝上刺入皮内注药形成皮丘;若需浸润远端组织,在第一个皮丘形成后使针身几乎与皮肤平行,针尖向前推进,先推药后进针,如此连续进行,由点成线,由线成面,形成一条皮内浸润带。如切口较长,可紧贴真皮下进针、注药,也可获得好的麻醉效果,且注药时省时、省力。如手术范围广泛,可采用扇形皮内或紧贴皮下浸润注射。皮内或皮下注射完毕后再经皮丘分层浸润注射皮下组织、肌层等,注药时加压注射,边注射边进针。

提示:①局部浸润麻醉,采用"一针技术",按解剖层次,由浅入深、逐层麻醉;②每次推药前必须回抽活塞,证实无血液、无气体、无脑脊液后方可注药;③病变为脓肿或肿瘤手术时,严禁将麻醉药直接注入病灶,防止炎症扩散或肿瘤转移;④注入组织内的药液需有一定容积形成张力,借水压作用使药液浸润神经,增强麻醉效果。

（三）区域阻滞

围绕手术区四周和底部注射局麻药,阻滞进入手术区的神经干和神经末梢,适用于囊肿、小肿块、腹股沟疝修补术及组织活检等门诊手术。

（四）局部静脉麻醉

在肢体上结扎止血带后,静脉注射局麻药,使止血带远端肢体麻醉。由于受止血带结扎时间的限制,只能用于四肢肘或膝以下的 $1 \sim 1.5$ 小时之内的短小手术。毒性反应大,很少用。

（五）神经阻滞

将局麻药注于神经干(丛)周围,暂时阻滞

神经传导功能,使其所支配的区域产生麻醉作用。临床常用颈神经丛、臂神经丛、腰神经丛、坐骨神经、肋间神经阻滞,以及交感神经节阻滞等。

(六)蛛网膜下腔麻醉

将药液自低位腰椎间注入蛛网膜下腔内,阻滞该部的脊神经根,常用于下腹部和下肢手术。

(七)硬膜外腔麻醉

将局麻药注入硬膜外腔,阻滞脊神经根,暂时使其支配区域产生麻痹,称为硬膜外间隙阻滞麻醉,简称为硬膜外阻滞。常用于腹部、腰部、盆腔及下肢的手术;也可用于颈部、上肢及胸壁的手术。

第五节 皮肤科手术基本技术

一、切开技术

切开技术,包括切开皮肤、筋膜、骨膜、肌肉、血管、各个脏器等各种组织,目的是为了显露手术区域或病变部位。

(一)基本原则

1. 切口应与皮肤纹理一致,或顺轮廓线切开。

2. 切口长度、大小适宜,靠近病变部位。

3. 切口整齐,一次切开。

4. 切口方向利于创液排出。

5. 避开神经、血管、腺管,减少出血。

6. 肌肉要沿肌纤维方向钝性分离,少切割。

7. 二次手术时避开瘢痕。

（二）手术刀的选择与操作

1. 选择手术刀　不同部位组织切开时应选择大小、型号适当的手术刀。正确安装和拆卸。

2. 传递手术刀　传递者应握住刀片与刀柄衔接处,背面向上,将刀柄尾部交给术者。

3. 执手术刀　四种方式:①执弓式:用于胸腹壁较大的皮肤切口;②抓持式:用于较大的皮肤切口或坚韧组织的切口;③执笔式:用于短小切口或分离精细组织、神经、血管;④反挑式:用于脓肿切开或气管软骨环切开。应根据切开部位与长度、手术刀片大小,选择正确的执刀方式。

4. 运刀　切开皮肤时,一般垂直下刀、水平走行、垂直出刀,用力均匀。皮肤和皮下组织一次性切开,不宜多次切割或斜切。切开带毛发部位皮肤时,顺毛根方向切,以减少毛囊的损伤。

（三）操作流程

1. 皮肤组织切开

（1）左手拇指和示指固定并紧绷切口上端两侧的皮肤,右手执刀,刀腹与皮肤垂直。

（2）切入皮肤后以刀腹继续切开,达到预计之皮肤切口终点时又将刀渐渐竖起呈垂直状态而终止,可避免切口两端呈斜坡形状。皮下组织可与皮肤同时切开。若皮下组织切开长度较皮肤切口为短,可用剪刀剪开。

（3）切开皮肤和皮下组织后,随即用手术巾保护切口周围皮肤，以减少在手术操作时器械和手与皮肤的接触机会，从而避免带入细菌。

提示：①掌握用刀力量，力求一次切开全层皮肤，使切口呈线状，边缘平滑；②注意防止损伤主要神经、血管及深部组织器官。

2. 组织分离

（1）锐性分离：①用于分离重要神经、血管或大块切除肿瘤等；②用手术刀或剪，直视下进行；③强调准确、精细。

（2）钝性分离：①主要用于无重要神经、血管或脏器的部位；②用止血钳、刀柄、手指、纱布球等，可在非直视下进行；③以撑开、推擦或牵引等方法进行，损伤较锐性分离大；④分离肌肉时宜顺着肌纤维方向。

3. 如用高频电刀作皮肤及软组织切开，先用手术刀切开皮肤 2mm 深，擦去血液，再改用电刀切断，则不会损伤皮缘。对直径<2mm 的小血管可直接切割，不需要用电凝止血；>2mm 的小血管，可先在预定要切割的两边组织电凝后再切断。电刀切割时，输出强度均不能过大，以尽量减轻组织损伤。

（四）技术要领

1. 术前作好手术切口的设计，切口大小应以方便手术操作为原则。

2. 切开时用力适当，刀刃须与皮肤垂直，以防斜切，以免缝合时不易完全对合。

3. 应按解剖学层次逐层切开，并保持切口从外到内大小一致。

　　提示:①避免中途起刀再切,特别在同一平面上多次切开,可造成切缘不整齐和组织损伤过多;②切口过大造成不必要的组织损伤,过小则影响手术操作且延长手术时间;③电刀切割时,不可在一点上烧灼过久,以免灼伤皮缘。

　　二、缝合技术

　　缝合是将已切开或切断的组织用缝合针线对合靠拢,使组织顺利闭合和愈合。

　　(一) 缝合方法

　　1. 间断缝合法　　这是闭合切口的入门技术,是最常用,最简单、最安全的缝合技术,也是多数表面外缝合的基本技术。掌握单纯间断缝合的理论能够为刚刚开展手术的医生打下学习其他复杂缝合技术的坚实基础。

　　基本方法如下:

　　(1)应从距离切口边缘 2~3mm 处垂直皮面入针。

　　(2)再从对侧切缘出针,出针时要保持深度和宽度的等距,而且出针时仍要保持 90° 垂直皮面。

　　(3)打结时,切口边缘要呈现外翻。

　　2. 连续缝合法　　不适于张力较大组织的缝合。优点是节省打结时间,减少线头,创缘受力较均匀,对合较严密。缺点是一处断裂,则全松脱。

3. 8字缝合法　可减少结扎次数,不影响创缘血运;可耐受较大张力。

4. 褥式缝合法　水平及垂直两种。优点是创缘外翻,对合较整齐。缺点是对创缘血运有一定的影响。

5. 荷包缝合法　用于缝合关闭小的孔洞。缝线一般都在浆肌层内,不进入内腔。

6. 皮下内缝合　也称为减张缝合。主要用于减少缝合口张力,减轻瘢痕形成。

（二）操作流程

1. 选择针、镊、线　根据切口部位、长度选择合适针、镊、线。术者(或器械护士)完成穿线、持针、进针、出针和打结等基本步骤。

2. 持针器(钳)　用于夹持缝合针缝合组织及器械打结。采用把抓式、指扣式或单扣式执握持针器。

3. 进针　左手持镊固定或提取需缝合组织边缘,右手握夹住针线的持针器,针尖对准进针点借助术者自身腕部和前臂的外旋力于原位旋转持针器,顺针的弧度将缝针随之垂直刺入组织内。

4. 出针　经组织的深面达对侧相应点穿出缝针的头端部分用镊子固定于原位,用持针器钳夹,也可在针体的前半部穿过被缝合组织后,即用镊夹住针体向外沿针体弧度方向拔针,同时持针钳夹住针体后半部进一步前推,协助拔针。

5. 打结　将针拔出后,使组织创缘对合,结扎。注意结扎力度及松钳时机。

6. 剪线　助手将剪刀微张开,顺线尾向下滑动至线结的上缘,再将剪刀向上倾斜 45°左右,然后将线剪断。

（三）技术要领

1. 缝合后使皮缘对合良好,创缘皮肤轻度外翻,呈半圆柱状丰满,避免皮肤内翻。

2. 切口两创缘缝合组织深度相当,防止厚薄不一。

3. 皮肤缝合时,一般要连同适当皮下组织或深筋膜一块进行,防止遗留死腔形成血肿。

4. 松紧适度,结扎过松组织对合不贴实,易遗留间隙形成积液,结扎过紧被结扎的组织易发生缺血、肿胀、感染。

5. 切口张力较大时行减张缝合,防止血液循环障碍。缝合完毕用纱布滚动挤压以排出积血。

提示:①切口两侧组织按层次严密正确对合;②针距、边距两侧一致;③缝合线结扎的松紧适当,不留死腔;④尽量减少缝线用量(异物);⑤垂直进、出针,顺针的弧度拔针,防止断裂,主要是手腕用力。

三、手术助手的作用

1. 一位训练有素的手术助手可显著提高手术的效率和安全性。

2. 手术助手应随时提供可能需要的手术

器械。

3. 如果在出针时遇到皮肤阻力而无法穿出缝针时,助手可用齿镊(非闭合状态)在出针点外侧轻压皮肤,帮助针尖顺利穿出。最后帮助手术医生重新用针持夹好缝针。

4. 手术助手通常应始终持纱布便于擦拭血迹,以提供一个清晰的手术视野,同时协助抵抗张力、维持手术区域形态,方便手术操作。

5. 进行椭圆形切除或圆形切除时,当切除第二个半圆的时候,助手可以用齿镊或棉签固定并牵张已经切割好的第一个半圆的外缘。

6. 帮助手术医生打结及剪线。

四、拆线技术

拆线是指皮肤切口缝线的剪除。皮肤缝线为一种异物,无论愈合伤口或感染伤口均需拆线。

(一)拆线时间

1. 无菌手术切口,局部及全身无异常表现,已到拆线时间,切口愈合良好者、拆线时间:面颈部 4~5 天;下腹部、会阴部 6~7 天;胸部、上腹部、背部、臀部 7~9 天;四肢 10~12 天,近关节处可延长一些;减张缝合 14 天方可拆线。

2. 伤口术后有红、肿、热、痛等明显感染者,应提前部分拆线或全拆线,及时换药处理。伤口感染化脓应立即拆线。

3. 遇有下列情况,应延迟拆线:①严重贫血、消瘦、轻度恶病质者;②严重失水或水、电解质紊乱尚未纠正者;③老年患者及婴幼儿;④咳嗽没有控制时,胸、腹部切口应延迟拆线;⑤使用大剂量糖皮质激素的患者。

4. 可吸收线可以不拆,待其自行吸收脱落。有时可根据情况采用间隔拆线。拆线后如发现愈合不良而有裂开的可能,则可用蝶形胶布将伤口固定,并以绷带包扎。

（二）物品准备

换药碗 2 只(分别盛无菌敷料和碘伏棉球)、小镊子 2 把、弯盘、线剪、无菌棉球、手套、胶布等。

（三）操作流程

1. 伤口评估 拆线前,应充分了解伤口的部位与愈合情况,是间断拆线或是完全拆线,引流物有无及是否需要拔除或更换。

2. 无菌准备 戴无菌帽、口罩,根据伤口情况,评估需要的器械和敷料数量、种类,洗手并准备无菌器械。

3. 揭下敷料 戴无菌手套后,顺伤口方向揭下敷料。

4. 创口消毒 碘伏棉球由切口(清洁切口)向周围回字形消毒皮肤 2 遍,范围超过纱布覆盖区。

5. 剪线 用镊子将线头轻轻提起,将埋在皮内的线段拉出针眼外少许,用剪刀插进线结下空隙,紧贴针眼,在该处用线剪紧贴皮肤剪断,以镊子向剪线侧拉出缝线。

6. 消毒固定　用碘伏消毒皮肤 1 遍后覆盖纱布,胶布固定。

7. 术后处理　处理污物,洗手,写拆线记录。

（四）技术要领

1. 无菌操作过程中,镊子应始终头朝下,不可翘起。两把镊子传递消毒棉球或纱布时,相对无菌镊子应位于上方。

2. 由相对无菌区向有菌区方向消毒,勿留空白区,消毒范围以超过纱布覆盖范围即可。

3. 覆盖 6~8 层纱布,最内层纱布以光滑面接触皮肤,最外层光滑面朝外。

4. 胶布要顺皮纹方向且垂直于纱布粘贴固定。

5. 剪线后将缝线拉出时,动作轻巧,以防伤口在拉力下裂开。

五、换药技术

换药又称更换敷料,包括检查伤口,清洁伤口,清除脓液、分泌物及坏死组织,覆盖敷料,对预防和控制伤口感染、促进伤口愈合起重要作用。

（一）目的

1. 观察和检查伤口局部情况后需更换敷料。

2. 缝合伤口拆线,松动或拔除引流管的同时需要更换敷料。

3. 伤口有渗出、出血等液体湿透敷料或外源性液体污染敷料。

4. 污染伤口、感染伤口、烧伤创面、肠造口、肠瘘、慢性溃疡、窦道等,根据不同情况需每天换药 1 次或多次。

(二)换药频率

1. 原则上伤口敷料湿透即应换药。

2. 一般伤口,首次 24 小时内,以后每 2~3 天换药 I 次。

3. 特殊伤口,乳房术后,每 3~5 天换药 1 次。

4. 植皮术后,每 7~9 天换药 1 次。

5. 消化道瘘,每 2~3 天换药 1 次.

6. 夏日应每天换,敷酒精纱布。

(三)物品准备

换药碗 2 只(分别盛无菌敷料和碘伏棉球、引流物)、镊子 2 把、弯盘、无菌棉球及敷料、碘伏、手套、胶布等。

(四)操作流程

1. 伤口评估　充分了解伤口创面的部位大小及深浅,估计伤腔内填塞纱布的数量,引流物有无及是否拔除或更换,是否需要扩创或冲洗,是否需要拆线或缝合等。对患者精神状态、全身状况及换药过程中可能发生的情况,均应详细了解并充分准备。

2. 无菌准备　一般换药尽量在换药室内进行。操作者戴帽、口罩,根据伤口情况,评估需要的器械和敷料的数量、种类,洗手后准备换药物品,按创口需要加用油纱布、引流条、外用药等。检查所需物品等是否齐备,特殊用品应制备齐全(如配制伤面涂用的抗生素溶液,扩创所需的局部麻醉药,刀片、深伤口所用的长止血钳及探针等)

3. 揭下敷料　戴消毒手套后,用手取外层敷料,用镊子取最内层敷料,若与伤口粘住应用盐水棉球湿润后揭开。

4. 消毒　碘伏棉球轻轻沾伤口及缝线口,清洁的伤口由内向外回字形消毒2遍,范围超过纱布覆盖区域。

5. 创面处理　分泌物较多且创面较深时,宜用生理盐水冲洗,如坏死组织较多,可用消毒溶液冲洗。高出皮肤或不健康的肉芽组织,可用剪刀剪平,先用纯苯酚腐蚀,再用75%酒精中和。肉芽组织有较明显水肿时,可用高渗盐水湿敷。

6. 包扎固定　盖8层以上无菌纱布,最内层纱布以光滑面接触皮肤,最外层光滑面朝外。必要时用引流物,上面再加盖纱布。胶布垂直于纱布方向粘贴固定。

7. 术后处理　处理污物,洗手,写换药记录。

（五）技术要领

1. 揭开纱布应顺着伤口方向揭,垂直揭开易使伤口再裂开。

2. 夹持敷料及棉球时,镊子要头朝下,不可翘起。两把镊子,一把接触皮肤,一把接触敷料(两把镊子始终不要碰触)。

3. 胶布要顺皮纹方向且垂直于纱布粘贴,一般粘 3 条,2 条两边压边封口粘贴,中间 1 条。

4. 一个患者多个伤口的情况下,换药顺序为:先相对干净后污染伤口,先简单后复杂。

提示:①敷料:在起到隔离作用的前提下应尽可能薄;敷料应与创口紧密贴附,可有一定引流作用。②无菌一期伤口换药一般在 24 小时、72 小时后,常规观察局部肿胀渗出情况。③开放伤术后争取 24 小时、48 小时、72 小时连续 3 天换药,特别注意容易出现血肿或引流情况及时处理。④清创换药时,不可姑息坏死组织,界限一旦明显则果断彻底切除。⑤对于已清除坏死组织的伤口,应爱护肉芽的生长,若无明显渗出,不用抗生素或其他药水换药,只用碘伏消毒创缘皮肤后,用湿盐水纱布覆盖。油纱条应置于盐水纱布上,防止盐水过快挥发。⑥有感染的创面需要做细菌培养、药敏试验后再换药。

(钱 悦)

参考文献

1. 赵辨.中国临床皮肤病学.2 版.南京:江苏凤凰科学技术出版社,2017.

2. 王侠生,廖康煌,杨国亮.皮肤病学.上海:上海科学技术文献出版社,2005.

3. 涂亚庭.皮肤性病学.2 版.北京:科学出版社,2009.

4. 杨蓉娅,戴耕武,潘宁.皮肤外科学.2 版.北京:科学出版社,2015.

5. 方方,张国成.协和皮肤外科学.北京:中国协和医科大学出版社,2008.

6. 赵启明,方方.皮肤外科学.杭州:浙江科学技术出版社,2012.

第五章

皮肤科基本诊疗技术训练

【目的和要求】

1. 掌握皮肤科基本检查及治疗的适应证、禁忌证及操作步骤。

2. 熟悉各项检查及治疗的注意事项。

【重点和难点】

各项检查及治疗的适应证及具体操作方法。

皮肤组织病理阅片。

【训练内容】

1. 皮肤科基本检查及治疗的适应证、禁忌证。

2. 各项检查及治疗的具体操作方法、注意事项。

3. 皮肤组织病理的制片及阅片。

【训练方式】

综合教学:讲授、多媒体课件、示教、分组讨论、分组训练、SP 训练、CPC 教学。

第一节　皮肤科基本治疗技术

一、冷冻治疗

冷冻治疗是应用低温作用于病变组织使之

发生坏死或诱发生物效应,以达到治疗目的的一种方法。因其简便易行,在皮肤科被广泛应用。根据操作方式不同又被分为棉签法、封闭式接触法、浸冷式冷刀接触法和喷射法等。

【适应证】

1. 良性皮肤增生、肿瘤等 各种病毒疣(包括寻常疣、跖疣、扁平疣等),雀斑,色素痣,结节性痒疹,脂溢性角化病,疥疮结节,黄瘤,汗孔角化症,汗管瘤,小的草莓状血管瘤,鸡眼,胼胝等。

2. 恶性皮肤肿瘤 日光性角化病、鲍恩病、基底细胞癌、皮肤鳞状细胞癌等。

【禁忌证】

寒冷性多形红斑、寒冷性荨麻疹、冷球蛋白血症、年老体弱不能耐受者和少数瘢痕体质者。

【操作方法】(以浸冷式冷刀为例)

1. 打开保温杯,向保温杯里面放入 1/2~2/3 容积的液态氮。

2. 根据皮损大小选择合适的冷刀放入保温杯,液氮降温约 2 分钟。

3. 冷刀使用时,需用较厚的棉质毛巾裹住刀柄,再用手握住进行治疗。

4. 将冷刀接触患处进行治疗。冷刀接触皮肤不久,局部皮肤苍白,并有程度不等的疼痛反应,移去冷刀后皮肤随即解冻,并且皮肤由苍白转为潮红伴水肿。

5. 为保证使用效果,一般使用 4~5 分钟后,需再将冷刀浸入液氮中降温。

6. 冻融后数小时至 24 小时局部可起水疱,一般 10 天左右(1~2 周)水疱吸收,干涸结痂,皮损常随痂而愈。

7. 第一次冷冻治疗未愈者,可在脱痂后再进行多次冷冻治疗直至痊愈。

8. 对于较大的皮损如寻常疣和跖疣等,均可直接用医用棉签浸泡在液氮中约 30 秒钟后取出立即接触在皮损处约 10 秒钟,反复数次。

【注意事项】

1. 冷冻后局部引起的疼痛,一般能耐受,1~2 天后可自行缓解,若个别疼痛剧烈不能忍受者,可口服镇静止痛药。

2. 治疗后局部组织肿胀,发生水疱、大疱,甚至血疱,是冷冻应有的反应,多可自行吸收,必要时在无菌操作下将疱液抽出。

3. 冷冻后注意防治局部的感染;一旦出现感染应立即处理。

4. 冷冻后可能会留有色素沉着、色素减退及瘢痕形成;一定要将可能出现的情况告知患者。

5. 冷冻治疗的原则是"宁轻勿重,宁浅勿深"。

二、CO_2 激光治疗

【适应证】

1. 各种病毒疣。

2. 浅表性局限性的良性皮肤肿瘤　脂溢性

角化病、皮角、皮赘、疣状痣、皮脂腺痣、色素痣、血管角皮瘤、血管纤维瘤、蜘蛛痣、化脓性肉芽肿（又称小叶状血管瘤）等。

【禁忌证】

1. 转移性恶性肿瘤、恶性黑素瘤。

2. 瘢痕疙瘩。

3. 较大的海绵状血管瘤。

4. 光敏性疾病，如红斑狼疮等。

【操作方法】

1. 接通电源。

2. 按下待机键按钮。

3. 调节所需使用的功率 0~30W。

4. 按下吸烟按钮。

5. 常规消毒皮损及其周围，皮损处行局部浸润麻醉或外敷药麻醉。

6. 手握激光枪头，此时枪头出现红色指示光，用于定位。将指示光对准皮损进行小幅度来回移动，移动时不要超出皮损范围，踏下脚踏开关，发射激光束将皮损去除。

7. 松开脚踏开关，放下激光枪头，消毒患处。

【注意事项】

1. 治疗前要认真调试好机器，选择适当的治疗功率。

2. 治疗区以外的正常组织及眼部等重要器官须遮盖保护。

3. 烧灼后创面要保持干燥，避免接触水，直至脱痂。

4. 术者须注意防止反射所致的灼伤。

三、换药

【适应证】

各种外伤及皮肤手术等治疗后的伤口。

【用物准备】

换药碗或盘、无菌镊子、棉签、碘伏、纱布、胶带、绷带或头套、有关药物。

【操作方法】

1. 揭敷料动作要轻巧,外层敷料可用手去除,内层敷料应用无菌的无齿镊移除。

2. 消毒皮肤缝合的创面,用酒精棉球由中央向外擦洗周围皮肤。引流后的感染创面则用酒精棉球由外向中央擦洗,一般擦 2~3 次。注意酒精棉球不可擦洗创面内面。

3. 清洁创面用管钳钳住生理盐水棉球轻轻蘸创面渗出物,使用几只棉球即可蘸净。

4. 放置引流物,如果创面需要引流,应根据体位将纱布条、乳胶管等引流物置于创面的最低位,松紧适宜,并要将引流物的末端露于创面外。

5. 固定创面覆盖无菌干纱布,胶布粘贴固定。创面大,渗液多的创口,可加用棉垫,若胶布不易固定时需用绷带包扎。

【注意事项】

1. 严格遵守无菌外科技术,换药者应戴口罩、工作帽。如手已经解除感染创口的绷带和敷料,不应再接触换药车,需要物品时由护士供给或洗手后再取,各种无菌棉球、敷料从容器内取出后,不得再放回原容器内。污染敷料须立即放在弯盘或敷料桶内,不得随便乱丢。

2. 先换清洁的创口如拆线等,再换感染轻微的创口,最后换严重感染的创口。

3. 应注意清除创口内的异物、线头、死骨、弹片、腐肉等,并核对引流物的数目是否正确。换药动作必须轻柔,注意保护健康的肉芽组织和上皮。

4. 感染创口换药后,应认真洗手,然后方可为另一患者换药。

四、皮损内注射

【适应证】

适用于瘢痕疙瘩、肥厚性瘢痕、囊肿性痤疮、环状肉芽肿、结节性痒疹、盘状红斑狼疮、顽固性肥厚性湿疹、硬斑病及斑秃等小面积皮肤损害。

【禁忌证】

对糖皮质激素或局麻药过敏者、皮肤局部或全身感染性疾病患者,不宜用糖皮质激素者(如糖尿病、高血压、消化性溃疡)。

【用物准备】

棉签、注射器、酒精、碘伏、注射用的药品。

【操作方法】

1. 操作前先用酒精及碘伏消毒局部皮肤。

2. 注射器抽吸药品,排除空气。

3. 将针尖斜面向上进针,到达皮损内回抽(避免药物注射入血管),如无回血则开始慢慢推注药物。

4. 注射完毕后拔针,棉签压迫止血。

五、大疱抽吸

【适应证】

适用于带状疱疹、大疱性丘疹性荨麻疹、接触性皮炎性大疱、天疱疮、大疱性类天疱疮、疱疹样皮炎、线状 IgA 大疱病等大疱性皮肤损害。

【禁忌证】

严重低蛋白血症、糖尿病、合并严重感染者。

【用物准备】

棉签、注射器、酒精、碘伏、纱布、绷带。

【操作方法】

1. 操作前先用酒精及碘伏消毒局部皮肤。

2. 将针尖斜面向上插入疱内,慢慢抽出疱液。

3. 注射完毕后拔针,酒精及碘伏消毒局部皮肤。

4. 需要时,可采用纱布绷带加压包扎。

六、刮疣术

刮疣术是用刮匙等器械将疣去除的一种治疗方法。

【适应证】

寻常疣、扁平疣、丝状疣、脂溢性角化病。

【禁忌证】

无。

【操作方法】

1. 常规消毒,对表浅的小的损害一般不需要麻醉。

2. 根据皮肤损害的大小选择直径不同的刮匙(通常 4~6mm 刮匙最常用)。

3. 用左手拇指和示指绷紧皮损周边皮肤。

4. 右手拿消毒刮匙靠近皮损的底部迅速用力刮除,有残余组织也尽量刮除干净,术后常规消毒,采用压迫止血或 10% 三氯化铁液压迫止血即可。

【注意事项】

1. 局部感染者,应先抗感染,待炎症消退后再行治疗。

2. 刮除时应用力适当、准确,避免损害正常皮肤。

3. 手术后 1 周内局部不沾水。

七、电灼疗法

利用高频电破坏和去除病变组织。

【适应证】

各种皮肤浅表新生物,如寻常疣、扁平疣、丝状疣、尖锐湿疣、化脓性肉芽肿、脂溢性角化病、角化棘皮瘤等。

【禁忌证】

无。

【操作方法】

1. 局部常规消毒,用 2% 利多卡因局麻。

2. 接通电源,开启设备,通过电流,用针状电极距离皮损 2～3mm 处放电,发出电火花烧灼、破坏、去除皮损组织。

3. 治疗后外涂红霉素或者莫匹罗星(百多邦)软膏,必要时用无菌纱布包扎。

【注意事项】

1. 皮损过多者分次进行治疗,治疗时一次破坏不宜太多,以免创面过大过深引起感染,或导致瘢痕形成。

2. 术后创面保持干燥,1 周内不沾水。

3. 部分创面较大的患者可外用或口服抗生素制剂预防感染。

八、光动力疗法

局部应用光敏剂后,光敏剂进入体内并在病变组织中聚集,在特定波长的光或激光照射下被激发,产生单态氧或其他自由基,造成病变组织坏死,而对正常组织损伤降至最低。

【适应证】

重度痤疮、血管瘤、尖锐湿疣、基底细胞癌、皮肤鳞状细胞癌、鲍恩病、乳腺外佩吉特病、日光性角化病等。

【禁忌证】

无。

【操作方法】

1. 清理创面及坏死组织和分泌物。

2. 外涂光敏剂,封包 3～4 小时。

3. 采用氦氖激光、氩离子染料激光等进行照射 15~20 分钟。

【注意事项】

1. 部分患者可能产生某些光敏剂不良反应（如过敏、皮肤光毒反应及皮肤色素沉着等）。

2. 治疗后，部分患者伴有明显疼痛，可酌情给予口服止疼药治疗。

3. 治疗部位应注意避光。

（朱 里）

参考文献

1. 黄长征.英汉皮肤性病学.武汉：华中科技大学出版社,2010.
2. 赵辨.中国临床皮肤病学.2 版.南京：江苏凤凰科学技术出版社,2017.
3. 李慎秋,陈兴平,周礼义.皮肤病性病诊疗指南.3 版.北京：科学出版社,2013.
4. Bolognia J.L.皮肤病学.2 版.朱学骏等译.北京：北京大学医学出版社,2011.

第二节　皮肤科基本检查手段

一、斑贴试验

【适应证】

化妆品皮炎、接触性皮炎、职业性皮肤病、湿疹等。

【禁忌证】

孕妇、皮炎湿疹急性期。

【操作流程】

1. 受试部位一般取上背部脊柱两侧的正常皮肤。若皮脂过多,可用 75% 乙醇轻轻擦拭,然后用生理盐水清洗待干。

2. 去除斑试器的保护纸,将变应原按顺序置于惰性乙烯塑料斑试器内,排列顺序为自上而下,从左到右,并做标记。

3. 将加有变应原的斑试器胶带自上而下贴在受试部位,并用手掌轻压,以排除空气。

4. 观察结果:于 48 小时去除斑试器,待 30 分钟后观察结果,在检查的 72 小时后再次观察结果。

【结果判定】

详见第七章第五节。

【注意事项】

1. 皮炎急性期不宜做斑贴试验。

2. 斑试前应向受试者说明意义和可能出现的反应,以便取得完全合作。

3. 受试者在受试前 2 周及试验期间不得应用糖皮质激素,试验前 3 天及受试期间宜停用抗组胺类药物。

4. 受试期间不宜洗澡、饮酒,避免搔抓斑试部位,尽量减少激烈运动、出汗、避免日晒。

5. 须嘱受试者,如发生强烈刺激反应,应及时去除斑试器。

6. 应保持斑试器在皮肤上 48 小时,不要过早去除斑试器。受试部位做好标记,粘贴要牢固、紧密,避免出现假阴性。

7. 如在检查后 72 小时至 1 周内斑试部位出现红斑、瘙痒等情况,应及时来医院检查。

8. 注意区分变态反应与刺激反应,排除假阳和假阴性。

9. 应以赋形剂做对照,必要时需与正常人对照。

二、浅部真菌病病原体的直接镜检

【适应证】

各种浅部真菌病。

【禁忌证】

无。

【并发症】

无。

【用物准备】

刮刀、酒精灯、10% KOH 溶液、显微镜、棉签、酒精、镊子、载玻片、盖玻片。

【操作方法】

1. 取材部位常规消毒。

2. 取材器具酒精灯烧烤消毒。

3. 用钝刀刮取皮损边缘部皮屑,或用小刀刮取甲屑,或用镊子拔取毛发,置于载玻片上。

4. 加 1 滴 10% 的 KOH 溶液,盖上盖玻片后在酒精灯上微微加热。

5. 轻压盖玻片使标本透明。

6. 显微镜下观察。

【注意事项】

1. 取材应在皮损区,量要充足。

2. 体液标本应离心后取沉渣镜检。

3. 取材前皮损部位应避免涂药。

三、真菌培养及菌种的鉴定

(一)真菌培养

【适应证】

适用于各种浅部、深部真菌病。

【禁忌证】

无。

【步骤】

1. 标本准备　浅部真菌病可直接镜检。深部真菌病(孢子丝菌病、着色芽生菌病、暗色丝孢霉病、毛霉病等)的脓液须无菌采集;活检组织标本应置无菌平皿中立即送检,置无菌匀浆器加 2ml 蒸馏水,研磨成浆或 1cm×1cm×(1~2)cm 的小块。

2. 培养操作　分为试管培养、大培养和小培养三种方法。

(1)试管培养:将培养物接种在试管斜面培养基,主要用于临床标本分离的初代培养和菌种保存。

(2)大培养:将培养物接种在培养皿或特殊培养瓶内,主要用于纯菌种培养和研究。

（3）小培养：主要用于菌种鉴定，分为三种方式：玻片法、方块法和钢圈法。

3. 培养检查　标本接种后，每周至少观察2次。

（1）菌落外观：生长速度、外观、大小、质地、颜色、菌落边缘、菌落高度和下沉现象、渗出物、变异。

（2）显微镜检查：小培养可置普通显微镜下直接观察，而试管和平皿培养的菌落则需挑起后做涂片检查。

【注意事项】

1. 应结合直接镜检结果综合进行判断。

2. 严格无菌操作，避免污染。

3. 提倡多管（点）、多次培养，确保结果可信性。

4. 由于部分真菌没有特殊结构，或为未知真菌，应保留菌种进一步做 DNA 测序等分子生物学鉴定。

5. 特殊病理取材时应留备份冷冻保存，必要时重复培养或做分子生物学鉴定。

（二）常见真菌菌种的鉴定

根据菌种的形态、大小、结构、边缘、颜色、生长速度、表面性质、下沉现象及镜下的形态确定菌种，必要时，用鉴定培养基、生化试验等方法进行鉴定。

常见真菌培养所见：①念珠菌病：奶油色酵母样菌落。②隐球菌病：乳白色酵母样菌落，而后为浅橘黄色,质地呈黏液状。③孢子丝菌病:棕色至棕黑色菌落。④曲霉病:黄绿色毛状菌落。⑤芽生菌病:真菌相为白色棉花样菌落,酵母相为奶油色或棕色菌落。⑥暗色丝孢霉病:棕黑色菌落。

四、淋球菌直接镜检及培养

【适应证】

淋病。

【禁忌证】

无。

【并发症】

无。

【用物准备】

无菌生理盐水、细小棉拭子、扩阴器、载玻片。

【操作方法】

1. 分泌物的涂片检查(男性)

(1)用灭菌生理盐水洗净尿道口。

(2)戴无菌手套,用手指由阴茎根部向尿道口方向挤出脓液,用棉签拭子蘸取脓液,涂于载玻片上,自然干燥后加热固定。

(3)革兰氏染色。

(4)显微镜下观察,在白细胞内发现革兰氏阴性双球菌可明确诊断。

2. 淋球菌培养

(1)男性患者从尿道取材,用细小棉拭子伸入尿道 2~4cm,轻轻转动并停留 10~20 秒后取出。

（2）女性患者在妇检床上取材,先用扩阴器暴露宫颈口,用无菌棉拭子拭去宫颈口表面的分泌物,另取一拭子插入宫颈口内 1~2cm,转动并停留 10~20 秒后取出。

（3）对无性交史女性可采集阴道处分泌物。

（4）直肠取材时,应将棉拭子插入肛门内 2~3cm。

（5）标本取出后立即接种于培养基中,放入 36℃培养箱培养。

（6）24~48 小时后观察。

【注意事项】

1. 涂片时不要用力涂擦,厚薄要合适。

2. 培养取材时拭子伸入尿道或宫颈的深度要足够,并停留一段时间。

3. 取材后应立即接种。

4. 对症状不典型的男性患者取材,最好是晨起排尿前或排尿 2 小时后。

五、疥螨、毛囊虫镜检

【适应证】

疥疮患者;毛囊虫皮炎。

【禁忌证】

无。

【操作方法】

1. 疥螨　选择指缝、手腕屈侧等处未经搔抓的丘疱疹、水疱或隧道,用消毒针头挑出隧道盲端灰白色小点置玻片上,或用蘸上矿物油的消毒手术刀轻刮皮损 6~7 次,取附着物移至玻片上,滴 1 滴生理盐水,镜检可见疥螨或虫卵。

2. 毛囊虫镜检

(1)挤刮法:选取鼻翼沟、颊部及颧部等皮损区,用刮刀或手挤压,将刮取物或挤出物置于玻片上,滴 1 滴生理盐水,盖上盖玻片并轻轻压平,镜检有无蠕形螨。

(2)透明胶带法:将透明胶带贴于上述部位,停留 2 分钟,取下胶带复贴于载玻片上,镜检有无蠕形螨。

【注意事项】

无。

六、伍德灯

又称为 Wood 灯、伍氏灯或者过滤紫外线灯,它是通过含氢化镍之滤片而获得 320 ~ 400nm 长波紫外线。

【适应证】

痤疮、头癣、花斑癣、红癣、腋毛癣、银屑病等;某些色素性病变如白癜风、无色素痣、贫血痣、汗斑、黄褐斑、老年斑、咖啡斑等的辅助诊断。

【禁忌证】

无。

【操作方法】

1. 将灯电源线连接电源,按下开关数秒后灯即亮。

2. 要在较暗的房间透过放大镜进行检测。

【注意事项】

1. 检查要在暗环境下进行。

2. 对患者面部进行检查时,要嘱患者闭眼。

七、皮肤激光共聚焦扫描显微镜(皮肤 CT)

激光共聚焦扫描显微镜是利用激光作为点光源,在传统光学显微镜基础上采用共轭聚焦原理在体内或体外的组织内产生小光斑,最终反射光通过针孔传输到探测仪成像,在计算机辅助下对所观察的对象进行数字图像处理的一套观察、分析和输出系统的一种新型成像技术。其主要由显微镜光学系统扫描装置、激光光源及检测系统四部分构成。皮肤激光共聚焦扫描显微镜(皮肤 CT)是应用激光共聚焦扫描显微镜原理,在计算机辅助下的一种新型成像技术,它能直观、实时、动态和无创地观测皮肤病发生、发展、皮损情况及其治疗疗效,其主要的优势在于能在短时间内用无创的方式在体内或体外获得光学图像,且这些图像是在表皮或者真皮浅层不同深度、与表皮相平行的方向得到的,它并不需要物理切割样本。

【适应证】

各种类型炎症性皮肤病、皮肤浅表肿物、皮肤色素性疾病或毛发性疾病。

【禁忌证】

无。

【操作方法】

1. 患者取卧位,充分暴露患处。

2. 检测探头对患处进行检测。

【注意事项】

1. 皮肤 CT 的检测范围因局限于激光能到达的组织深度,故只能检测真皮浅层部位的病变。

2. 非平坦部位不易检测。

八、皮肤活检术

【适应证】

各种类型皮肤肿物或皮肤疑难病。

【禁忌证】

1. 瘢痕体质者(尤其特殊部位)应慎重,需征求患者同意。

2. 出血性疾病者。

3. 其他不宜外科手术的疾病。

【并发症】

1. 麻醉意外。

2. 切口出血。

3. 伤口感染。

4. 遗留瘢痕。

【用物准备】

活力碘、棉签、镊子、孔巾、手套、注射器、手术刀、持针器、止血钳、弯针、缝线、纱布、胶布、局麻药、止血药、抢救药品。

【操作方法】

1. 选取取材部位,标记取材范围并充分暴露。

2. 根据取材部位选择体位,如平卧位、侧卧位、半卧位、俯卧位、坐位等。

3. 常规消毒,准备好相应器械及药物。

4. 戴手套,铺孔巾,1%利多卡因局部麻醉。

5. 持手术刀沿标记范围切除组织,取出标本。

6. 对合缝合切口,消毒,覆盖无菌纱布,胶布固定。

7. 将所取组织放入 4%多聚甲醛固定约24~48 小时待病检。

【取材注意事项】

正确的病理诊断与取材关系极大。

1. 有毛发的部位应事先剃除毛发。

2. 局麻注射时应注射于皮损四周,避免在标记范围正下方进针,以免造成取材区皮下水肿或空疱形成而影响病理诊断。

3. 下刀应与皮面垂直,同时在取材的整个过程中切忌挤压及过度牵拉而造成组织分离断裂,避免用镊子或钳子镊取要取材组织,以免组织受挤压影响病理诊断。

4. 切取深度 应切取皮肤全层和皮下组织,力求完整。因有不少皮肤病病理表现常在皮下组织内。

5. 切取大小　孤立较小的皮损应一次切除,做到诊断与治疗兼顾。较大或多发的皮损取一处,大小适当即可,勿过大、过多取材以减少病人的痛苦。但下述情况例外:如怀疑多发皮疹其表现不一致时,可行多点取材;如怀疑某些特殊肿瘤,后期需行免疫组化染色、免疫荧光检查或特殊染色时,可考虑多点取材,同时应选择适当部位并切取足够的标本以供后续检查。

6. 取材形状　最通常为梭形,部分为圆形或椭圆形。

7. 取材时机及部位　应取发作期、典型成熟的皮损,同时取典型好发部位,如皮肤肿瘤取浸润大的、最硬的损害;环状肉芽肿取皮损边缘;疱病则取小的、不超过 24 小时的新发水疱。另外,应避开面部、活动、受压的部位。面部取材有损面容,尽可能选择耳后、发际或颌下等处的皮损。也要避免切取腋窝、腹股沟及掌跖等活动受压部位。

8. 切口方向　应注意神经、血管、皮纹、皮肤张力(较大面积者)及损害形状。

（朱　里）

九、皮肤病理制片及阅片

(一)制片

1. 石蜡切片　目前皮肤病理室一般常用石蜡切片,石蜡切片程序如图 5-1 所示。

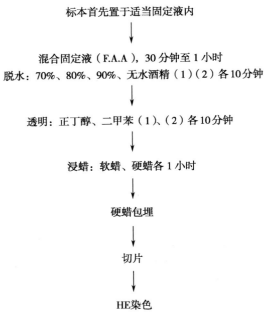

图 5-1　石蜡切片程序

活体组织取下后应立即投入 10% 中性缓冲固定液中,以保持组织的原来形态及特征,防止组织腐败及细胞自溶,不同的染色目的需不同的固定液。

2. 冰冻切片　冰冻切片主要用于快速诊断、免疫荧光染色、免疫酶标染色或其他免疫组化染色。

冰冻切片致冰方法有多种:①液体或固体二氧化碳;②干冰;③液态氮;④半导体致冷装置等。将组织置于箔纸上包好迅速放到液氮容器

内或用一滴水（或加 O.C.T 亦可）将组织固定于
金属持样器上放入恒冷切片机内,组织经冰冻后
行冷冻(-20℃)切片,切片在室温丙酮固定数秒
钟储存 4℃(可保存 1 个月)冰箱内,或冷丙酮固
定 10 分钟,用缓冲液冲洗后再行染色。

（二）阅片

1. 皮肤组织病理基本改变

（1）表皮病变

角化过度(hyperkeratosis):角质层异常增
厚。角化过度有三种形式:①网篮型:角质层呈
正常的网篮状,但较正常增厚,如花斑癣;②致密
型:如神经性皮炎;③板层型:如寻常性鱼鳞病。

角化不全(parakeratosis):由于不完全角化,
导致细胞核滞留于表皮角质层内,在角化不全区
域,颗粒层往往减少或消失。

角化不良(dyskeratosis):角质形成细胞提前
进行不成熟的角化,称为角化不良。通常见于棘
层松解性良性皮肤病,如毛囊角化病、家庭性良
性慢性天疱疮和疣状角化不良瘤等。

毛囊角栓(follicular plug):指角质增多,在
毛囊口或汗孔形成栓塞状。见于红斑狼疮、硬化
性苔藓、毛发红糠疹、汗孔角化症。

颗粒层增厚(hypergranulosis):正常颗粒层
通常是由 1~3 排细胞组成。如果厚度增加,称
为粒层增厚,常伴有角化过度。

颗粒层减少(hypogranulosis):颗粒层细胞数
目减少,常伴有角化不全。见于银屑病。

棘层增厚(acanthosis):棘细胞层的厚度因皮肤部位的不同而有差异。一般 4~8 排细胞组成。如果厚度显著增加,称棘层增厚。通常是由于棘层细胞数目增多所致。

表皮萎缩(epidermal atrophy):棘层变薄、表皮突萎缩或消失致使表皮和真皮交界处波浪起伏的形态消失,见于萎缩性皮肤病和硬皮病等。

海绵水肿(spongiosis):棘细胞之间水肿,细胞彼此的间隙增宽,细胞间桥拉长,似海绵状,因此,细胞间水肿又称海绵形成。

气球变性(ballooning degeneration):表皮细胞变性呈高度肿胀和细胞间桥消失,导致棘层松解和大疱形成。游离的棘细胞,状如圆球,飘荡于疱中或积于疱的低位处,貌似气球,称之为气球细胞,形成气球细胞这一过程,称为气球变性。

棘层松解(acantholysis):由于棘细胞层的细胞间粘合物质包括桥粒内物质的溶解,使棘细胞间的联系丧失,导致在表皮内形成裂隙、水疱和大疱。这些失去联系的细胞,单个的或聚集成簇游离于大疱中。

Kogoj 海绵状脓疱(Kogoj spongiform pustule):在颗粒层和棘细胞层上部的海绵形成区的网络中,有中性粒细胞聚集。见于脓疱性银屑病、连续性肢端皮炎、疱疹样脓疱病。

Munro 微脓肿(Munro's microabscess):位于角质层的角化不全区域内由中性粒细胞聚集而成。见于寻常性银屑病。

Pautrier 微脓肿（Pautrier's microabscess）：在棘细胞层内,由淋巴细胞和蕈样肉芽肿细胞聚集而成,其周围有透亮区,见于蕈样肉芽肿。

空泡变性或液化变性（vacuolar degeneration）：基底细胞变性在基底层下形成空泡或空隙,基底层完全消失,使表皮和真皮直接接触,两者的界限模糊,甚至导致表皮下裂隙或大疱,常伴有黑素游离于真皮,见于许多具有界面改变的炎症性皮肤病。

色素增加（hyperpigmentation）：显示表皮基底层黑色素增多。

色素减退（hypopigmentation）：基底层内黑色素减少或缺如。见于白癜风、白化病和炎症后色素减退等。

色素失禁（incontinence of pigmentation）：在病理过程中,基底细胞受损,黑素易聚在真皮的浅层,或被吞噬细胞吞噬,或游离在组织间隙中。这种色素游离的现象,称为色素失禁。

表皮松解性角化过度（epidermolytic hyperkeratosis）：在颗粒层和基底层上的棘层内有大量含有嗜碱性的透明角质颗粒、胞浆空淡的细胞,常伴有角化过度和棘层增厚,见于先天性大疱性鱼鳞病样红皮病（表皮松解性角化过度性鱼鳞病）、表皮松解性掌跖角皮病。

（2）真皮改变

真皮萎缩：指整个真皮厚度减少,由于胶原纤维等组织变薄所致可伴毛囊和皮脂腺消失。

见于斑状萎缩及线状萎缩等。

均质化:指真皮结缔组织的一种无定形均匀一致的变化。此种变化的组织染色呈嗜伊红,表现为暗淡、不透光。见于萎缩性苔藓和硬皮病等。

玻璃样变或透明变性:指在组织内或细胞内出现玻璃样半透明的均质物质,即所谓透明蛋白。在 HE 染色时呈均一的淡红色,具有折光性,见于瘢痕疙瘩。如发生于浆细胞内,则称之为卢氏(Russell)小体。见于鼻硬结病等。

纤维蛋白样变性:纤维蛋白渗透入通常伴有变性改变的胶原组织或沉积于受血管壁及其周围,使其呈现闪光嗜伊红均质的外观,称纤维蛋白样变性。见于红斑性狼疮和血管炎等。

弹力纤维变性:弹力纤维变性需弹力纤维染色方能证实。显示弹力纤维断裂、破碎、聚集成团或粗细不均呈卷曲状,呈嗜碱性变。

胶样变性:对此种变性的性质尚无一致的意见,大多数认为是胶原纤维变性的一种形式,也有认为是弹力纤维变性的结果。在组织切片中显示胶原纤维结构消失变成了无结构的均一性的物质,HE 染色呈淡红色,有时呈轻度嗜碱性,灰蓝色。在均一性物质中显示有明显的裂隙,并有残留的胞核。胶样变性见于皮肤胶样粟丘疹。

淀粉样变性:真皮乳头内或小血管的基底膜下有淀粉样物质的沉着。这是一种糖蛋白,对结晶紫呈异染现象,即染成与结晶紫颜色不同的紫红色,HE染色呈均匀一致的淡红色团块。

黏液变性:在真皮纤维束间有黏液物质聚积,导致胶原纤维束间隙增宽,其主要成分为黏多糖和蛋白质,苏木素-伊红染色呈淡蓝色,见于黏液性水肿。

(3)皮肤炎症细胞:包括中性粒细胞、嗜酸性粒细胞、淋巴细胞、浆细胞、组织细胞、肥大细胞及纤维母细胞等。这些细胞均具有特征性的形态表现。

1)**中性粒细胞:**直径 $8\sim10\mu m$,具有多叶状核,可有 $1\sim5$ 叶,胞浆轻度嗜碱性,其中含有嗜中性乃至轻度嗜伊红的微细颗粒。中性粒细胞浸润常见于急性化脓性皮肤病、急性皮炎及白细胞碎裂性血管炎等。白细胞碎裂性血管炎中常见中性粒细胞的核碎裂现象,在病损内可见嗜碱性的核碎粒,又称"核尘"。

2)**嗜酸性粒细胞:**形态大致与中性粒细胞相仿,特点是核为双叶,常呈"八"字形。胞浆内含有多数粗大明亮的嗜酸性颗粒。嗜酸性粒细胞浸润常见于嗜酸性蜂窝组织炎(Wells综合征)、增生性天疱疮、荨麻疹、嗜酸性粒细胞增多性皮病等疾病中。

3)**淋巴细胞:**大小不等,小的直径为 $5\sim8\mu m$,中等的直径为 $8\sim12\mu m$,大的直径为 $12\sim30\mu m$,淋巴细胞均具有深染圆形的核,周围绕以一个很窄、呈浅蓝色的胞浆环。但在HE染色的切片中的胞浆环并不是都能见到。

4) 浆细胞：B 淋巴细胞最终成熟成为浆细胞，其大小与大淋巴细胞相当。浆细胞的特点是核呈卵圆形，偏居于细胞一侧，核膜清晰。有的浆细胞可在胞浆中见到一种圆形嗜伊红均质透亮的小体，称为卢氏小体（Russell body）。浆细胞多见于浆细胞瘤、梅毒损害等。

5) 组织细胞：又称巨噬细胞，源自骨髓，在血液循环中称为单核细胞，进入皮肤后则称为组织细胞。特点是细胞直径为 15～25μm，核呈圆形或椭圆形，有时呈肾形，染色淡，在 HE 染色切片中呈灰蓝色，核膜清晰。

组织细胞在皮肤中主要起吞噬及清除异物的"清道夫"作用，在正常皮肤中仅少量存在。在炎症时，组织细胞数量迅速增加。最初是由血液循环中的单核细胞进入皮肤，以后则自行丝状分裂而增殖。组织细胞有以下特殊表现形式：

上皮样细胞：是指群集的组织细胞，就像上皮细胞样，一个紧挨一个，这类组织细胞的特点是核长形或卵圆形、空泡状、胞浆丰富、嗜酸性，细胞间的界限不清。

多核巨细胞：常由数个或多个组织细胞融合而成。具有两种类型：①核沿细胞的周边排列成环形、弧形或马蹄形，称为朗汉斯巨细胞；②核不规则地成簇聚集在一起，杂乱无章地排列，称异物巨细胞。多核巨细胞多见于肉芽肿性疾病。

泡沫细胞：所谓泡沫细胞是由组织细胞吞噬

了大量脂质,胞浆内充满了脂质小滴,在苏木素-伊红染色切片中,由于脂质小体被溶解,所以胞浆呈泡沫状。泡沫细胞的核居中,较小,深染,呈圆形,通常只有 1 个,偶有几个核。泡沫细胞见于瘤型麻风、黄瘤等疾病。多核泡沫细胞称为Touton 巨细胞,核排列成花环状,环内胞浆呈淡染的伊红色,环外胞浆呈泡沫状。Touton 巨细胞见于幼年性黄色肉芽肿。

6)肥大细胞:HE 染色的切片中,肥大细胞呈特征性的外观,直径为 $8 \sim 15\mu m$,核位于细胞中央,深染,呈圆形或卵圆形,胞浆中充满直径为$0.6 \sim 0.7\mu m$ 的双染性颗粒,特殊染色如吉姆萨染色可以清楚显示这些颗粒。这些颗粒内含有丰富的炎性介质,主要是组胺,在细胞受到刺激后,将脱去颗粒。在色素性荨麻疹中可见大量肥大细胞浸润。

7)纤维母细胞:它是一种结缔组织细胞,由于参与皮肤的炎症反应,因此也将其视为炎症细胞,取决于纤维母细胞的不同发育阶段,活动状态及是否存在于正常还是有病变的皮肤中,其形态可以有很大不同。正常纤维母细胞一般呈卵圆形,核淡染,与正常组织细胞不易鉴别(典型的组织细胞核呈肾形,较纤维母细胞核为大,染色较淡,胞浆丰富,有伪足状的胞浆突,且与胶原纤维无关);而在病理状态,纤维母细胞的核大、圆形,可多核或具有不典型核。

2. 皮肤病理学常用的特殊染色(表5-1)

表 5-1　常用特殊染色一览表

染色法	染色目的	染色结果
Masson 三色法	胶原纤维	胶原:蓝色或绿色(用亮绿染);胞浆、肌肉、神经:红色;核:蓝褐色
Van Gieson(V.G)	胶原纤维	胶原:红色;肌纤维、胞浆、红细胞:黄色;核:蓝褐色
Weigert-Van Gieson	弹力纤维	弹力纤维:深蓝黑色;胶原:红色;胞浆、肌肉:黄色
硝酸银浸染	网状纤维	网状纤维:黑色;核:黄致黄棕色;胞核:灰褐色
过碘酸-无色品红法	真菌、中性黏多糖	真菌、基底膜、中性黏多糖、黏蛋白、糖元、纤维素:玫瑰红或紫红色
六胺银法	真菌	菌丝、孢子:呈紫红至深紫色
Gomori 改良法		背景:黄色;弹力纤维:深紫色
Perl 亚铁氰化钾法	含铁血黄素	含铁血黄素:蓝色;胞核:红色
甲基紫法	淀粉样蛋白	淀粉样蛋白:呈异染紫红色;其他组织:蓝色
Wade-Fite	抗酸杆菌	麻风杆菌、结核杆菌:红色

续表

染色法	染色目的	染色结果
吉姆萨(Gi-emsa)	肥大细胞颗粒、病毒包涵体、利什曼原虫	肥大细胞颗粒:呈异染性紫红色;病毒包涵体、利什曼原虫、嗜酸性粒细胞颗粒:呈红色

3. 皮肤病理学常用的免疫组织化学染色

(1)上皮组织标记物:角蛋白(Pan-CK、CK7)、上皮膜抗原(EMA)、癌胚抗原(CEA);

(2)间叶组织标记物:波形蛋白(vimentin)、平滑肌肌动蛋白(SMA)、CD34;

(3)神经外胚层组织标记物:S-100、HMB-45、Melan-A/Mart-1、SOX10;

(4)造血组织标记物:CD45Ra、CD1a、CD20、CD79a、CD45Ro、CD3、CD4、CD8、CD68、CD30(Ki-1/BERH2)、kappa/lambda;

(5)细胞增殖性标记物:Ki-67。

4. 常见皮肤病的病理改变

(1)感染性皮肤病

寻常疣:表皮角化过度,棘层肥厚,乳头瘤样增生;在乳头状隆起嵴上方的角质层内有呈叠瓦状角化不全,其核较大,染色较深,在该处角层内常可见陈旧出血;在棘细胞上层及颗粒层可见空泡化细胞,该细胞的核小、圆、嗜碱性,周围绕以一狭窄透亮晕,胞浆淡染,其中透明角质颗粒很少;在两个乳头状嵴之间的凹陷处,颗粒细胞的大小及数量均增加,胞内有大而不规则的角质透明颗粒；表皮突伸长，在疣周围的表皮突向中心弯曲呈抱球状；真皮乳头上延，其中血管扩张，一直达到乳头顶部；浅层血管周围少数淋巴细胞浸润，细胞浸润在寻常疣的消退期更为显著。

扁平疣：表皮角化过度，常呈网篮状，颗粒层及棘层轻度肥厚，但并无乳头瘤样增生；棘细胞上层及颗粒层内可见多数空泡化细胞，细胞胞体大，核位于中央，特称为鹰眼细胞；真皮大致正常。在扁平疣消退期，真皮浅层血管周围有以淋巴细胞为主的浸润。

鲍恩病样丘疹病：表皮呈轻度乳头瘤样增生，与尖锐湿疣的结构形式相似；表皮全层可见散在分布不典型角质形成细胞及分化不良细胞，核排列紧密，有些紊乱，可见丝状分裂象；灶性颗粒层增厚，在乳头顶部有角化不全；棘层增厚及皮突增宽如鲍恩病样，真皮乳头层增厚，毛细血管扩张迂曲；真皮浅层血管丛周围有中等密度淋巴细胞及浆细胞等浸润。

传染性软疣：表皮明显增生，并向下深入真皮形成凹陷如火山口样；增生表皮呈梨状，彼此相邻，其间的真皮乳头变窄，成为一狭窄的间隔；表皮内除基底细胞外，在胞浆内可见病毒包涵体。它在棘细胞内为一个均一红染、嗜酸性的小体，称为软疣小体。软疣小体逐渐增大，至棘细胞上层时将细胞核挤至一边成半月形。至颗粒层，软疣小体染色呈嗜碱性，这些增大的软疣小体最终突破角层，使表面呈火山口样开口。若软疣小体进入真皮,则将出现异物肉芽肿反应。

寻常狼疮:真皮内尤其在真皮中、上部有结核样结节,其内有朗汉斯巨细胞,周围有较为致密的淋巴细胞浸润;结节中央可见干酪样坏死,亦可无干酪样坏死;由于结节向上压迫,表皮常萎缩变薄。有的病例可发生溃疡,愈合后表皮可向内呈假上皮瘤样增生;在病程长的病例可见明显纤维化及毛细血管扩张;皮损中很难找到结核分枝杆菌。

孢子丝菌病:真皮和皮下组织化脓性肉芽肿性炎症;组织细胞、多核巨细胞、淋巴细胞和浆细胞,偶可见嗜酸性粒细胞呈结节状浸润;典型者浸润细胞排列为特征性的三层:中心为慢性化脓层,以中性粒细胞为主,间有少数淋巴细胞和多核巨细胞;其外围绕以结核样层,为多数上皮样细胞及多少不等的多核巨细胞,最外层主要由浆细胞及淋巴细胞组成,称为梅毒样层;组织内很少见到病原体。经淀粉酶消化后再进行 PAS 染色,可见直径 $2 \sim 6\mu m$ 的圆形酵母细胞,有时银染色可见长约 $4 \sim 8\mu m$ 的雪茄烟样小体;偶可见到星状小体,即真菌孢子周围绕以嗜伊红物质所形成。

(2)性传播疾病

尖锐湿疣:损害隆起皮面,呈乳头瘤样增生,棘层肥厚,表面可有轻度角化过度及角化不全;棘细胞上层及颗粒层内可见空泡化细胞,细胞胞体较大,有一圆形、深染的核,在核膜及浆膜间有丝状物相连,使细胞呈猫眼状;真皮乳头增宽,上延,轻度水肿,血管扩张;真皮浅层血管周围中等密度以淋巴细胞为主浸润,还有浆细胞。

二期梅毒疹:浅层及深层血管周围淋巴细胞、组织细胞和浆细胞的浸润,浆细胞在真皮深层更易见到;真皮乳头炎症浸润较为致密,呈苔藓样,并造成界面模糊不清,可见灶性基底细胞空泡改变;浅层血管扩张,管壁增厚,内皮细胞肿胀,数目增多;表皮增生,呈不规则性或银屑病样,可有角化不全;对脓疱性损害,在真皮乳头及表皮内有中性粒细胞浸润,个别病例可见表皮内中性粒细胞性脓肿(海绵性脓肿);以嗜银染色偶可显示病变内的梅毒螺旋体,它们大多在表皮内,少数在真皮乳头的血管周围。

(3)变态反应性皮肤病

荨麻疹:浅层血管周围稀疏炎症细胞浸润,包括淋巴细胞、组织细胞、肥大细胞,还有少数嗜酸性粒细胞;真皮网状层明显水肿,胶原束间距增宽;血管及淋巴管扩张。

丘疹性荨麻疹:真皮内浅、深部血管周围和附属器周围淋巴细胞和大量嗜酸性粒细胞浸润,真皮内炎症细胞浸润呈上宽下窄的楔形分布,浸润细胞不仅在血管间,还在胶原束间;真皮乳头水肿,常有血管外红细胞;表皮内有灶性海绵水肿。在大疱性反应皮损中,最初为表皮内嗜酸性海绵水肿及水疱形成,逐渐融合形成表皮下大疱。

湿疹与变态反应性接触性皮炎:

急性期:表皮海绵水肿,其间有淋巴细胞及嗜酸性粒细胞浸润。海绵水肿可进一步发展成表皮内水疱;真皮浅层血管扩张,真皮乳头水肿,偶见血管外红细胞;表皮厚度大致正常,角质层仍呈网篮状。浅层血管周围淋巴细胞浸润,并可见数量不等的嗜酸性粒细胞(亦可完全无嗜酸性粒细胞浸润)。

亚急性期:表皮棘层轻度增厚,灶性海绵水肿,灶性角化不全,角质层中可见均一、红染的物质(浆液)及炎症细胞;真皮乳头水肿,真皮乳头中的胶原纤维增粗、红染;浅层血管周围中度致密混合类型细胞浸润,包括淋巴细胞、组织细胞,偶见浆细胞及数量不等的嗜酸性粒细胞。

慢性期:表皮呈银屑病样增生,棘层明显增厚,表皮突下延;角化不全及角化过度,在角化不全下方的颗粒层减少或消失;真皮乳头层不同程度增厚,可见与表皮垂直走行粗厚、红染的胶原;表皮的海绵水肿可有可无,若有,亦较轻;浅层血管丛周围中等密度淋巴组织细胞浸润,间有噬黑素细胞及嗜酸性粒细胞。

(4)结缔组织病

盘状红斑狼疮:表皮角化过度和萎缩,毛囊角栓,界面皮炎型浅层和深层血管周围皮炎,淋巴细胞浸润不仅在真皮浅层及深层血管丛周围,还在皮肤附属器如毛囊皮脂腺周围。基底细胞液化变性,并可见坏死的角质形成细胞在界面表现为胶样小体或嗜酸性小体,可见基底膜增厚。界面改变也可累及毛囊上皮。真皮浅层血管扩张,乳头水肿,可见数量不等的血管外红细胞,还可见噬黑素细胞。

硬皮病:①早期炎症损害:浅层及深层血管丛周围呈小灶性、中等致密、以淋巴细胞为主的浸润,有时可见少许浆细胞;炎症浸润常达到皮下脂肪,在靠近真皮网状层的脂肪小叶及靠近脂肪间隔的小叶中见到小群淋巴细胞及浆细胞浸润;网状真皮中胶原纤维不同程度肿胀、玻璃样变、红染、排列较紧;皮下脂肪间隔由于新生的胶原而增宽;真皮及皮下组织中血管内皮细胞肿胀;表皮大致正常。②后期硬化损害:真皮浅深层血管周围及皮下脂肪中炎症浸润细胞明显减少,真皮网状层胶原明显硬化,红染排列紧密。皮下组织间隔增宽硬化,皮下脂肪小叶亦部分为新生硬化的胶原所代替。皮肤附属器减少,由于皮下组织的纤维化及硬化,使外泌汗腺腺体相对上移。表皮大致正常或变薄。真皮及皮下组织血管管壁亦可发生硬化,管腔狭窄。

皮肌炎:①皮肤损害:基底细胞液化变性;真皮浅层血管丛周围及真皮乳头中稀疏至中等密度以淋巴细胞为主的浸润;血管扩张,充血;真皮上层胶原束间数量不等黏蛋白沉积;真皮浅层可见噬黑素细胞及程度不等的水肿;病程长者可见基底膜带增厚,表皮突变平。②肌肉损害:肌纤维肿胀、横纹消失,肌浆呈玻璃样变;血管周围淋巴细胞及少许浆细胞浸润;有时可见肌束中的肌纤维断裂,呈颗粒状及空泡变性;病程长的病例可见肌纤维被胶原组织所替代,可出现钙化区域。

（5）神经精神障碍性皮肤病

慢性单纯性苔藓（神经性皮炎）:表皮呈银屑病样增生,表皮突增宽,下延,可不在同一水平;角化过度,伴灶性角化不全,颗粒层增厚,棘细胞增生;浅层血管周围淋巴细胞浸润,可见噬黑素细胞,浅层血管管壁增厚;真皮乳头层增厚,胶原粗厚红染,成纤维细胞肥大、数目增多。在乳头中可见多数彼此平行、与表皮成垂直走行、增粗的胶原纤维。

结节性痒疹:组织病理学改变大致与神经性皮炎相同。不同的是皮损呈结节状隆起皮面,表皮突的增宽及下延更无规律,有的表皮突增宽下延明显,特别在皮损中央,有的则不明显,有时在表皮上层可见角质形成细胞坏死红染,结构消失,表面有角化不全及均一红染的物质(痂屑),有时可出现糜烂及溃疡。

（6）角化性皮肤病

毛囊角化病:其组织学特征取决于棘层松解和角化不良间相互作用的结果,前者表现为基底层上裂隙形成(罕见水疱),后者表现为圆体和谷粒。角化过度伴角化不全,有时呈界限清楚的带状排列。表皮可见棘层肥厚或萎缩,典型的可见棘层松解并有基底层上裂隙形成,裂隙下方覆盖有单层上皮的真皮乳头伸进疱腔(绒毛形成)。疱顶有数量不等的谷粒,邻近上皮有数量不等的圆体。偶尔,上皮增生明显呈假上皮瘤样。真皮浅层血管周围可有慢性炎性细胞浸润,但并不常见。

汗孔角化症:鸡眼样板为一角化不全的细胞柱充满在反折的表皮中,这是汗孔角化症最具特征性的组织学改变;鸡眼样板下方的上皮细胞空泡化,且无颗粒层,棘层内细胞排列不甚规则,有胞浆嗜酸性、核深染的角化不良细胞;在鸡眼板之间的表皮可正常,萎缩变薄或增生;真皮浅层血管周围不同程度淋巴组织细胞浸润。

(7)红斑丘疹鳞屑性皮肤病

玫瑰糠疹:浅层血管丛周围淋巴组织细胞浸润;真皮乳头水肿,可见数量不等血管外红细胞,且部分进入表皮下半部;表皮灶性海绵水肿,灶性角化不全;若为母斑,可见表皮轻度增生。

多形红斑:基底细胞液化变性,细胞体积增大,胞内有空泡形成;表皮中可见均一红染、坏死的角质形成细胞,有时在毛囊漏斗部的上皮中亦可见坏死角质形成细胞,后期表皮呈大片坏死、红染;浅层血管丛周围稀疏至中等密度淋巴细胞浸润;真皮乳头水肿,有血管外红细胞;表皮轻度细胞间水肿(海绵水肿)及细胞内水肿(气球变性)。

离心性环状红斑:浅层血管周围轻度至中等密度淋巴细胞浸润,在血管周围的浸润细胞常呈袖套样;可有真皮乳头轻度水肿;表皮大致正常,有时可见轻度局限性海绵水肿及灶状角化不全。

银屑病:表皮层融合性角化不全,其间有时可见散在或聚集的中性粒细胞(Munro 微脓肿),颗粒层减少或缺如;真皮乳头层毛细血管迂曲、扩张,且一直向上伸延至乳头顶部,真皮乳头水肿;真皮乳头上方的表皮变薄;表皮棘细胞明显增生,表皮突下延呈细长的棒槌状,且向下延伸的长度大致一致;浅层血管周围淋巴组织细胞浸润。

扁平苔藓:为界面皮炎的代表。浅层血管周围及真皮乳头有致密、呈带状的淋巴组织浸润,并使界面模糊不清,有噬黑素细胞;基底层和真皮乳头层可见胶样小体,基底细胞液化变性,严重时形成表皮下裂隙乃至大疱;表皮不规则增生,表皮呈锯齿状;颗粒层呈楔形增生;致密的正角化过度。

毛发红糠疹:在角质层的水平方向和垂直方向上可以见到交替出现的角化不全及角化过度;毛囊漏斗部扩张,毛囊口角栓,在角化过度的角栓中可见点状角化不全;棘细胞增生,表皮增厚,表皮突的长度及宽窄不甚规则;浅层血管扩张,管周稀疏淋巴细胞浸润。

急性痘疮样苔藓样糠疹:浅中层血管周围中等密度淋巴组织细胞浸润,浸润的细胞可侵入表皮;基底细胞液化变性,偶可见表皮下水疱;坏死角质形成细胞早期见于基底细胞层,以后可散布于全层表皮;表皮内细胞间水肿;局灶性角化不全,其中常有中性粒细胞;浅层血管扩张,在真皮乳头及表皮内可见数量不等的血管外红细胞。

硬化性苔藓:①炎症期:真皮乳头高度水肿、增厚;基底细胞液化变性,有时可见表皮下裂隙;水肿的乳头层下浅层血管扩张,有中等密度以淋巴组织细胞为主的浸润;表皮萎缩变薄,表皮突变平。②硬化期:真皮乳头明显均一化硬化,其中毛细血管扩张;浅层血管周围稀疏淋巴组织细胞浸润;血管周围噬黑素细胞;基底细胞液化变性,有时可见表皮下裂隙;表皮变薄,表皮中黑色素减少,表皮突变平;角化过度,毛囊角栓。

光泽苔藓:病变一般仅限于一个真皮乳头,在增宽的真皮乳头内有较为致密淋巴细胞浸润,偶可见多核组织细胞;乳头两侧的表皮突如钳子似的向内环抱浸润的细胞;该乳头部位的基底细胞液化变性,其上表皮变薄。

线状苔藓:浅层血管周围中等密度淋巴组织细胞浸润,较扁平苔藓的浸润要轻;表皮全层可见角化不良细胞;灶状海绵水肿及细胞内水肿,其上方有轻度角化不全。棘层厚度一般正常。

(8)非感染性大疱性和脓疱性皮肤病

大疱性类天疱疮:真皮乳头水肿,表皮下疱,疱内有嗜酸性粒细胞,疱顶表皮大致正常,一般是完整的;真皮浅层血管丛周围及乳头内有淋巴细胞及数量不等的嗜酸性粒细胞浸润,可能有少数中性粒细胞。直接免疫荧光可见基底膜带有

IgG 和 C3 线状沉积,有时可见 IgA 和 IgM 沉积。

寻常型天疱疮:基底细胞层上水疱,基底细胞与棘细胞之间呈连续性分离;在基底细胞层上的裂隙或水疱内可见棘层松解细胞;可见单层基底细胞覆盖在真皮乳头上呈指状突向裂隙或腔内的绒毛;有时松解后仅剩一层基底细胞呈墓碑状;在裂隙或水疱上方的表皮一般是完整的,棘细胞仍彼此黏合在一起;基底细胞层上裂隙可一直向下伸至皮肤附属器,如毛囊、真皮内的外泌腺导管;浅层血管周围混合类型细胞浸润,包括淋巴细胞、组织细胞、数量不等的中性粒细胞和嗜酸性粒细胞。直接免疫荧光几乎所有病例均可见表皮细胞间有 IgG 和 C3 网状沉积,部分病例有 IgA 和 IgM 沉积。

线状 IgA 大疱性皮病:早期皮损中,基底细胞空泡改变,中性粒细胞沿基底膜带排列,有时可见真皮乳头内中性粒细胞聚集形成脓疡,其表现与疱疹样皮炎类似。充分发展的皮损中,可见表皮下大疱和真皮中性粒细胞浸润,可伴或不伴嗜酸性粒细胞。直接免疫荧光所有病例均可见基底膜带 IgA 线状沉积,也可有 IgG、IgM 和 C3 沉积。

家族性良性天疱疮:基底细胞层上疱;在某些局部,棘层松解细胞见于表皮全层,或至少表皮的下半部,犹如倒塌的砖墙;表皮轻度增生,棘层肥厚;真皮乳头水肿,浅层血管周围以淋巴细胞为主的浸润。

掌跖脓疱病：表皮内单个大脓疱，其中有多数中性粒细胞，其上为角质层；疱周表皮内可见嗜中性海绵状脓疱；棘层轻度肥厚；真皮浅层血管丛周围淋巴细胞、组织细胞及中性粒细胞浸润；由于均取材自掌跖，故角质层明显增厚。

（9）真皮胶原和弹力纤维疾病

弹力纤维性假黄瘤：真皮中部有断裂、肿胀、成小集簇、轻度蓝染嗜碱性碎片状或颗粒状物。此为变性弹力纤维加之有钙质沉积所致。以 Von Kossa 染色阳性可证实有钙，以地衣红或 Verhoef 染色呈黑色证实其为弹力纤维；表皮大致正常。

结缔组织痣：真皮内为无细胞成分、致密的胶原束，胶原纤维粗厚，可达到皮下组织；弹力纤维数量减少，乃至消失。

（10）皮肤血管炎及皮肤脉管性疾病

变应性皮肤血管炎：真皮全层血管，即浅层及深层血管的白细胞碎裂性血管炎改变；血管壁及管周多数纤维素沉积及中性粒细胞浸润，血管内皮细胞的肿胀可致血管堵塞；血管周可见嗜酸性粒细胞浸润；有的病例在皮下组织的小血管也有白细胞碎裂性血管炎改变；当供应表皮的血管发生阻塞时，则表皮出现缺血坏死改变。

白色萎缩（网状青斑样血管病）：真皮上半部血管管腔内有纤维素性血栓，小静脉管壁内有纤维素的沉积；在血管壁内及管周有稀疏中性粒细胞及淋巴细胞浸润及核尘；常见表皮坏死及溃疡形成;真皮乳头水肿,有多数血管外红细胞;后期表皮萎缩,表皮突消失变平。真皮硬化、纤维化,小静脉扩张,有些腔内有血栓。免疫荧光无特殊发现。

过敏性紫癜:真皮浅层及乳头部小血管为主的白细胞碎裂性血管炎;由于血管壁及管周多数纤维素沉积及中性粒细胞浸润,血管内皮细胞的肿胀可致血管堵塞;血管周围可见嗜酸性粒细胞浸润;真皮乳头水肿,有多数血管外红细胞;其上表皮发生缺血性改变,出现细胞内及细胞间水肿,严重时整个表皮坏死,表皮下疱形成。

坏疽性脓皮病:呈非特异性溃疡和脓肿形成,表皮缺如,真皮全层乃至皮下组织中弥漫、致密以中性粒细胞为主的浸润,可见多核组织细胞;一般近溃疡处以中性粒细胞为主的急性炎症改变,溃疡处则为慢性炎症或肉芽肿改变。从溃疡边缘的活动性损害处取材,表皮细胞间水肿,并可致表皮内水疱形成;表皮内可出现以中性粒细胞聚集而成的脓疱;脓肿周围可见肉芽肿性炎症,淋巴细胞、组织细胞、浆细胞及少许嗜酸性粒细胞浸润;真皮内可见血管炎改变,但一般认为是继发性的,或为淋巴细胞性血管炎,血管周淋巴细胞浸润,血管壁纤维素坏死;或为白细胞碎裂性血管炎,血管周有中性粒细胞浸润,核尘,血管壁纤维素物质沉积,有血管外红细胞;真皮乳头水肿,严重时可致表皮下水疱形成。

急性发热性嗜中性皮病:真皮全层结节状或

弥漫性炎症细胞浸润,以中性粒细胞为主,还有淋巴细胞、组织细胞及少数嗜酸性粒细胞;真皮全层内可见数量不等的核尘;真皮乳头高度水肿,可见血管外红细胞;真皮小血管扩张充血,内皮细胞肿胀,但管壁无纤维素样物质沉积;表皮大致正常,偶可见轻度海绵水肿。

色素性紫癜性皮病:表皮大致正常;真皮浅层血管周围稀疏至中等密度以淋巴细胞为主浸润;浅层血管周围及真皮乳头内血管外红细胞,伴数量不等噬含铁血黄素细胞;真皮浅层血管明显增多,管壁较厚(患者常有程度不等的静脉曲张)。

(11)物理性皮肤病

多形性日光疹:浅层及深层血管丛周围中等密度以淋巴细胞为主的浸润,有时有嗜酸性粒细胞浸润;真皮乳头层程度不等水肿,苍白淡染,胶原纤维为水肿液所分开成蜘蛛网状,严重时可造成表皮下疱;真皮浅层血管扩张,可见血管外红细胞;可有表皮改变,包括灶性海绵水肿、灶性角化不全及表皮内有个别坏死的角质形成细胞。

慢性光化性皮炎:浅层及深层血管丛周围较为致密混合类型炎症细胞浸润,包括淋巴细胞、组织细胞、浆细胞和嗜酸性粒细胞,还有不典型的单一核细胞;真皮乳头层增厚,有与表皮呈垂直走行的粗厚胶原,其间有肥大、星状或多核的成纤维细胞;表皮增生,棘层肥厚,呈银屑病样;可见灶性海绵水肿,轻度角化过度及角化不全。

（12）非感染性肉芽肿疾病

结节病：真皮全层，有时皮下组织内可见由上皮样细胞所组成的结节，境界清楚，周围很少乃至无淋巴细胞，又称"裸结节"，结节周围可包绕少量纤维结缔组织。在上皮样细胞结节中偶见多核巨细胞；在上皮样细胞和（或）多核巨细胞中有时可见嗜酸性的星状体或 Schaumann 体（一种嗜碱性、向心性、多层的钙化环状体）；结节中央无干酪样坏死，但常见纤维素。在 HE 染色切片中，干酪坏死呈淡染均一细小颗粒状，纤维素则为淡红染纤维状；表皮一般正常，可萎缩变薄，表皮突减少或消失。

环状肉芽肿：组织细胞排列成栅栏状（或环状）或成小的集合散布于全层真皮的胶原束之间，可见多核组织细胞；在呈栅栏状排列组织细胞的中央可见颗粒状、纤状、轻度嗜碱性的物质（黏蛋白）；在栅状肉芽肿间有正常真皮的区域；浅层及深层血管丛周围淋巴细胞浸润；表皮一般正常。

（13）皮下脂肪组织疾病

结节性红斑：为小叶间隔性脂膜炎的代表。早期为急性炎症阶段，小叶间隔增宽、水肿，间隔内毛细血管及小血管扩张，血管周围有中性粒细胞，有时还有嗜酸性粒细胞浸润；炎症细胞逐渐以淋巴细胞及组织细胞为主，还常可见数量不等的多核巨细胞，即为炎症的肉芽肿阶段，间隔增宽明显，有时在间隔内可见裂隙样空间周围绕以组织细胞聚集,称为 Miescher 肉芽肿,为该病的特征;炎症浸润细胞可延及间隔邻近的脂肪小叶,可造成轻度脂肪坏死;真皮全层血管周围稀疏淋巴细胞及组织细胞浸润;慢性期间隔内成纤维细胞数量明显增多,发生纤维化。

硬红斑:与结核有关,在病变中常可见结核性肉芽肿改变。皮下脂肪小叶内脂肪细胞液化坏死、红染。在坏死组织内可见碎核及中性粒细胞的浸润;在小叶及间隔,甚至真皮深层可见由朗汉斯巨细胞、多核巨细胞、上皮样细胞及淋巴细胞所组成的结核样结节,有时在结节中央可见干酪样坏死;有时可见血管炎,为皮下组织间隔中中等大小静脉炎症,有时也可见动脉的炎症,管壁肿胀,有中性粒细胞及淋巴细胞浸润。可见管壁坏死,管腔内血栓形成;真皮血管周围有以淋巴细胞为主的浸润;由于本病多发生在小腿,故而真皮浅层血管数量多,且管壁较厚。

结节性血管炎:为小叶性脂膜炎的代表,但小叶间隔也受累,间隔增宽。真皮深部及皮下脂肪的纤维间隔中中等大小静脉或动脉管壁内中性粒细胞、淋巴细胞浸润(早期)和(或)组织细胞浸润(晚期);在血管壁内和(或)管周有核尘;内膜增厚,管壁肌纤维束间的间隔增宽,以弹力组织染色显示内弹力膜及外弹力膜的弹力纤维严重断裂;皮下脂肪广泛坏死,早期脂肪细胞因缺血发生坏死,呈大片红染,核碎裂、核固缩及核溶解,为中性粒细胞浸润;继之以肉芽肿性炎症,组织细胞、噬脂泡沫细胞及多核巨细胞浸润,后期为成纤维细胞增生,发生纤维化。

（14）内分泌、营养及代谢障碍性皮肤病

胫前黏液性水肿：角化过度,毛囊角栓,表皮变平;真皮中下部有多数黏蛋白的沉积,真皮胶原纤维分离,其间可见淡蓝染的线状或颗粒状黏蛋白沉积。由于标本处理过程中脱水、固定,黏蛋白脱水收缩,在胶原纤维间可见腔隙;成纤维细胞数目不断增加,但有的胞体较大呈星状,称为黏液母细胞;在黏蛋白沉积部位,肥大细胞数目也增多;由于黏蛋白在真皮内大量沉积,使真皮明显增厚,有的病例还可见黏蛋白沉积于皮下组织的脂肪细胞间。

皮肤钙沉着症：表皮正常,偶见因钙盐经表皮排出而形成的溃疡;真皮及皮下组织内呈颗粒状或团块状、嗜碱性的钙盐沉积,HE 染色呈深蓝色,Von Kossa 染色呈黑色;在真皮下部及皮下组织内的沉积常呈大的团块状,而在真皮上部的沉积则呈小球状或颗粒状;沉积物周围有时可见异物肉芽肿反应,即有组织细胞、异物巨细胞浸润。

皮肤淀粉样变：局限性角化过度,棘层肥厚,表皮下部可见散在少许坏死红染的角质形成细胞;其下方真皮乳头增宽,乳头内可见均一嗜酸性的团块状物,即淀粉样蛋白;在沉积物上方基底细胞液化变性或被破坏;真皮浅层血管周围可见噬黑素细胞,在均一红染物质中可见游离黑素;浅层血管丛周围稀疏淋巴细胞浸润。

斑疹型淀粉样变:真皮浅层血管周围稀疏淋巴细胞浸润,其间可见噬黑素细胞;真皮乳头顶部可见均一、红染的团块状物。该真皮乳头稍增宽。表皮大致正常。偶见均一红染、坏死的角质形成细胞。

苔藓型淀粉样变:真皮浅层血管周围稀疏淋巴细胞浸润,伴噬黑素细胞;角化过度,棘层肥厚;真皮乳头内可见均一、红染的团块状物。该真皮乳头常明显增宽。有多数与表皮垂直走向、增粗、红染的胶原;表皮内常可见散在、均一红染、坏死的角质形成细胞。

黄瘤:真皮内多数泡沫状组织细胞,这种细胞开始时在血管周围,以后渐集合成结节或弥漫分布;血管周围稀疏淋巴细胞浸润;表皮一般变薄。

(15)先天性遗传性皮肤病

神经纤维瘤病:瘤体小,境界清楚,边缘平滑,隆起于皮肤表面,其上表皮萎缩变平;瘤体染色较浅,内含多数呈 S 形和梭形核的细胞,杂乱排列;多数纤细波状的纤维及颗粒状、淡蓝染的酸性黏多糖基质;瘤体内可见散在分布的肥大细胞;以网状纤维染色示波状纤维为网状纤维。以 Bodian 染色在瘤体内可见散在分布细长的神经纤维。

结节硬化症:毛囊周围结缔组织明显增生,毛囊被粗厚、同心圆排列的胶原纤维所包绕;基质中多数梭形、星状、肥大的成纤维细胞,有时还有多核的成纤维细胞;毛细血管数目增多、扩张,管周亦见纤维化,故又称血管纤维瘤;真皮上层常可见噬黑素细胞;损害隆出皮肤表面。当以毛周纤维化为主时称为毛周纤维瘤,而以血管周围纤维化为主时则称为血管纤维瘤。

（16）色素及色素细胞性皮肤病

瑞尔（Riehl）黑病变:基底层液化变性,真皮浅层及血管周围淋巴细胞、组织细胞及噬色素细胞浸润,并可见游离色素。后期表皮常正常,浸润炎性细胞消失。

单纯性雀斑样痣:表皮轻度增生,表皮皮突细长,有的呈棒槌状,它们大致在同一水平上;基底细胞层中黑素细胞数目增加,但并不成巢,亦无非典型性;表皮中黑素增加,尤其在细长的表皮皮突中。角质层中有时也可见丰富的黑色素。

交界痣:黑素细胞痣细胞巢位于表皮下层与真皮交界部位。痣细胞巢的形状规则,大小大致相仿,与周围角质形成细胞间有明确的界限,无细胞的非典型性。真皮浅层可有稀疏淋巴细胞浸润和噬色素细胞。

复合痣:黑素细胞痣细胞巢不仅见于表皮真皮交界部位,还见于真皮上层。皮损呈半球形隆出皮面,境界清楚。

皮内痣:黑素细胞痣细胞巢位于真皮内,表皮大致正常;肿瘤境界清楚,瘤内痣细胞巢排列规整;巢内痣细胞形状、大小大致相仿,核圆,胞浆内有数量不等的黑素颗粒,无细胞的非典型性;从真皮浅层至深层,痣细胞的形状逐渐变小,浅层痣细胞内可有明显黑素颗粒,但深层痣细胞内不含黑素颗粒。部分痣细胞发生老化改变,如神经化、脂肪变等。

蓝痣:痣细胞位于真皮内。肿瘤境界清楚,位于真皮上部,偶可达到真皮深部;痣细胞呈树枝状、梭形,长轴大多与表面平行,细胞胞浆内含大量黑素颗粒;损害中可见噬黑素细胞;有的蓝痣损害中结缔组织明显增生,成纤维细胞数量增加,胶原纤维增多、红染,甚至出现硬化改变。

晕痣:损害境界清楚、呈半球形隆起皮面;真皮内可见典型的黑素细胞性细胞巢,但在病程长些的病例中,有时痣细胞巢不易辨认;真皮内致密的炎症浸润,以淋巴细胞为主,也有组织细胞、浆细胞及噬黑素细胞等;损害周围的表皮内黑素减少,甚至无。

白癜风:表皮基底层无黑素细胞;表皮细胞内无黑素颗粒;在活动损害的边缘,真皮浅层可见稀疏淋巴细胞浸润。(有时采用特殊染色如氨化硝酸银或多巴胺染色来确定黑素细胞的存在。)

(17)皮肤囊肿

表皮囊肿:囊壁为复层鳞状上皮,与毛囊漏斗部上皮,即与正常表皮相似,由基底细胞、棘细胞及粒细胞层组成,只是由于囊腔内容物的挤压而将细胞挤扁了;囊腔内容物为呈网篮状或板层状的角化物,有时可见到一些角化不全细胞;囊壁与表皮相连。如做连续切片,将会看到囊壁与表皮相连的部分。

毛鞘囊肿:囊肿位于真皮内,囊壁最外层为核呈栅栏状排列的基底样细胞;棘层细胞间桥不明显,近囊腔处细胞较大,有丰富淡染的胞浆,无颗粒层;囊腔内容物为均一红染、致密排列的角质物(外毛根鞘式角化),有时病例囊腔内容物可发生钙化。

多发性脂囊瘤:位于真皮内,囊壁与皮脂腺导管结构相同,为复层鳞状上皮,腔侧表面有一薄层致密的角质层,并向腔内有小突起,有的囊壁因被挤压仅存一两层上皮;在囊壁内可见被挤压变小的皮脂腺小叶;囊壁常呈多层反折状;囊腔内容物大部分为皮脂,有少许角化物,有时可有毛干。

(18)皮肤良性增生和肿瘤

脂溢性角化病:角化过度,棘层肥厚及乳头瘤样增生;瘤体一般向外生长,其宽度大于高度,肿瘤的下缘与正常表皮平齐;组成瘤体的细胞为基底样细胞及鳞状细胞。前者类似基底细胞,胞体较小,形态一致,核相对较大;后者类似棘细胞。可见假性角囊肿。真皮浅层炎症浸润细胞稀少或无,有时可见程度不等的日光弹力组织变性。组织病理上可分为角化(乳头瘤样)型、棘层肥厚型、腺样(网状)型、克隆(成巢)型、黑素棘皮瘤型、激惹型、扁平型。

皮脂腺增生：为正常皮脂腺增生，故可见正常皮脂腺的结构；皮脂腺小叶的数量增加及体积增大，均开口于中心扩大的导管及毛囊漏斗部。

皮肤纤维瘤：病变部位成纤维数量增加，杂乱排列，与其相伴的是较粗的胶原纤维。有时还有组织细胞。在病变周围的成纤维细胞包绕着粗厚的胶原纤维束；有的病例，病变中的胶原纤维可呈现硬化改变，均一、红染；病变部位内有时毛细血管明显增多，血管内皮细胞肿胀；病变部位上方或两侧的表皮增生，色素增多，皮突延长，有时向下增生的表皮突可呈现向毛囊的分化，可见小的基底样细胞集合，周围呈栅栏状，下端有毛乳头的结构；在瘤体与其上方的表皮间常有一狭窄胶原带。偶尔病变部位变浅，达到真皮乳头层，此时其上表皮可萎缩变薄，表皮突消失；皮肤附属器减少及至消失；免疫组化染色显示梭形细胞常表达波形蛋白和 X Ⅲ a 因子，一般不表达 CD34。

瘢痕疙瘩：多数粗厚，均一嗜酸性红染的胶原束，彼此呈杂乱排列；与粗厚胶原束平行的肥大成纤维细胞；胶原束间含黏蛋白；皮肤附属器减少。

表皮痣：角化过度，与脂溢性角化病相似，需结合临床作鉴别；棘层肥厚，表皮突下延，基底层色素增加；表皮呈乳头瘤样增生；有的病例可见灶性表皮松解性角化过度。亦可见棘层松解性角化不良。

皮赘(软纤维瘤):丝状生长者表皮轻度增生,棘层肥厚,有时可呈轻度乳头瘤状;单发袋状者表皮常萎缩变薄,表皮突变平;瘤体内为疏松排列的胶原纤维,胶原纤维较为纤细,其中有较多扩张的毛细血管;有时在真皮内可见黑素性质细胞(黑素性细胞?)。此时软纤维瘤实际上为处于消退阶段的黑素细胞性皮内痣。

皮脂腺痣:表皮程度不等的角化过度,乳头瘤样增生;皮脂腺可增生、减少或缺乏,青春期时,真皮内多数大的、正常分化成熟的皮脂腺体,或通过皮脂腺导管开口于表皮,或开口于毳毛毛囊的漏斗部;在皮损区域或无终毛毛囊;在真皮内常可见血管纤维性基质。真皮深层常可见许多顶泌腺腺体,在浅层则可见成纤维细胞数量增加。

汗管瘤:真皮内可见多数导管、小的囊腔及由上皮细胞所组成的小细胞巢及条索;导管及囊肿的壁由两层上皮细胞组成,腔内含无定型物质;上皮细胞集合常呈长形,一端变细,另一端为管腔,呈蝌蚪状;瘤体部位的结缔组织间质明显增生,成纤维细胞数量增多,胶原增粗,有时可见玻璃样变及硬化。

皮肤平滑肌瘤:分为皮肤毛发平滑肌瘤、血管平滑肌瘤和肉膜平滑肌瘤。毛发平滑肌瘤的瘤体由平滑肌束所组成,排列杂乱;瘤细胞呈梭形,核亦呈梭形,两端钝圆,位于细胞中央。在横切面上,可见一圆形核位于细胞中央,胞浆内有空泡;瘤细胞大小形状一致,无非典型性,无丝状分裂象;在肌束间有时可见裂隙。血管平滑肌瘤表现为真皮中下部境界清楚的圆形或椭圆形有胞膜的损害,其内为大小不一的血管,管壁厚薄不一,管周为大小形态基本一致的平滑肌细胞呈交织状。瘤体内含有成簇的成熟脂肪细胞时,称为血管肌脂肪瘤或血管脂肪平滑肌瘤。

毛母质瘤:肿瘤境界清楚,位于真皮,甚至皮下,与表皮不连;在肿瘤上半部,细胞具有嗜酸性胞浆,显示向鳞状细胞的分化,相当于毛囊漏斗部上皮;在肿瘤下半部,细胞具有嗜碱性胞浆,核圆形,形状大小十分一致,染色深,似毛母质细胞;向着瘤体中央,这种嗜碱性的基底样细胞核逐渐消失,成为"过渡细胞",最后细胞发生角化,嗜酸性,但仍可见核的阴影,故称这类细胞为"影细胞",是本病特征性的改变;角化的细胞可发生钙化,甚至骨化。由于钙化较为常见,故又名为钙化上皮瘤;肿瘤基质内常可见异物肉芽肿反应,特别是围绕"影细胞"的周围。

(19)血管淋巴管组织肿瘤

静脉湖:真皮上部可见一个或多个高度扩张的血管腔,形状不规则,管壁为一层扁平内皮细胞及薄层纤维组织构成,管腔内有红细胞,有时可见瓣膜,说明为扩张的静脉管腔。

血管角化瘤:肿瘤浅表,位于真皮乳头层,并隆起皮肤表面;瘤体紧贴表皮,由多数扩张的毛细血管组成,管内衬一层内皮细胞,腔内充满红细胞,有时可有血栓形成;瘤体两侧的表皮突向下延伸,包绕了大部分瘤体;表皮角化过度,呈程度不等的棘层肥厚及乳头瘤样增生,有时尚可见出血至角层内,并有角化不全。

化脓性肉芽肿(小叶性毛细血管瘤):皮损隆出皮面,在基底的上皮向内收缩呈领圈状;瘤体位于真皮浅中层,呈分叶状团块,境界较清楚,由大量毛细血管组成。急性期为表面呈溃疡的肉芽组织,结缔组织水肿,毛细血管及小静脉数目明显增加,内皮细胞肿胀,有多数炎症细胞浸润,还有多数成纤维细胞;慢性期病变部位逐渐为纤维化所代替,可见多数成纤维细胞及新生胶原纤维,血管数目虽减少但仍丰富,与血管纤维瘤改变相似。在损害内有纵行的纤维性间隔。

淋巴管瘤:真皮乳头层内可见多数空腔,内含淋巴液,而无红细胞;空腔内壁衬以一层稀疏排列的内皮细胞;在管腔内可见瓣膜;表皮轻度角化过度,在扩张管壁上方的棘层变薄,其余部位则轻度增生,表皮突下延。

(20)皮肤癌前病变及恶性肿瘤

日光性角化病:表皮下层有不典型角质形成细胞,核大,染色质丰富,有时可见丝状分裂象,细胞排列可有轻度紊乱。这种不典型细胞呈芽蕾状向下进入真皮乳头层。若达到真皮网状层,则称为鳞状细胞癌。病变部位角质层在 HE 染色标本中示蓝色的角化不全柱与粉红色的角化过度柱相互交替,这是因为附属器上皮及其附近角质形成细胞并不受到影响,所以在汗管口及毛囊口上方角质层呈正常角化;真皮浅层胶原明显日光弹力变性;真皮乳头层有程度不等以淋巴细胞为主的浸润,有时可致密呈苔藓样浸润;有的损害在基层上可见裂隙,裂隙中有棘层松解细胞,有的损害在棘细胞上层及颗粒层出现表皮松解性角化不全过度改变。病理上有多种类型,如肥厚型、萎缩型、鲍恩样型、棘层松解型、色素型等。

基底细胞癌(基底细胞上皮瘤):瘤体由基底样细胞所组成,细胞核大、胞浆少、染色嗜碱性,与基底细胞相似,但细胞间无细胞间桥,核在细胞中所占比例更大;瘤细胞呈大小不等的集合状,瘤细胞的形态十分一致,核呈圆形或椭圆形,核的非典型性及丝状分裂象无或很少见,有时可见个别坏死或成片坏死的瘤细胞;肿瘤周边的细胞常呈栅栏状排列;肿瘤周边结缔组织基质增生,有较多成纤维细胞,产生的胶原纤维包绕在瘤体周围。黏蛋白在标本制作过程中收缩,使得瘤体与周围组织间出现裂隙,是诊断该病的一个重要线索。

鲍恩病:表皮增生,棘层肥厚,表皮突增宽;角化过度和角化不全,有时可有痂屑;全层表皮内有不典型角质形成细胞和角化不良细胞。前者核大小不一、染色深、有丝状分裂象,有时可见多核细胞;后者细胞大而圆,胞浆均一红染,核固缩或完全消失。此外,细胞的排列亦不规则;真皮浅层中等密度以淋巴细胞为主的炎症浸润;表皮真皮界限清楚,基底膜完整。

角化棘皮瘤:肿瘤同时呈外生性和内生性生长,境界清楚;中央火山口样凹陷内充满角质物及炎症细胞碎片;瘤体由大而淡染的角质形成细胞所组成,细胞核大多正常,有的示明显的非典型性,其大小不一、染色深、有大的核仁及多数丝状分裂象,但多位于肿瘤周边;瘤体内可见中性粒细胞形成的脓肿;在瘤体两侧的上皮细胞成抱球状,在火山口样凹陷的两侧则如口唇状围绕瘤体;肿瘤周围为混合类型细胞。

佩吉特病:表皮全层,包括角质层内可见单个或成巢的佩吉特细胞;佩吉特细胞大、圆形或椭圆形,有丰富淡染的胞浆,巢内细胞间无细胞间桥;佩吉特细胞亦见于毛囊及汗腺导管上皮内;佩吉特细胞周围的角质形成细胞常被挤压,有时基底细胞被挤压在佩吉特细胞下基底膜间,呈扁平带状;表皮角化过度及角化不全,有的病例可出现糜烂、甚至溃疡;真皮浅层有炎症浸润;佩吉特细胞可侵入真皮。

鳞状细胞癌:不典型角质形成细胞增生,并向下生长进入到真皮网状层;肿瘤显示有角化不良的细胞,这种细胞胞浆均一红染,可有一固缩的核,肿瘤有角珠,即呈漩涡状排列的角化不全细胞,在漩涡中心有时可完全角化;肿瘤细胞的非典型表现为核大小不一,染色质丰富,染色深;处于丝状分裂象的细胞数目多;有多核细胞及坏死的瘤细胞。瘤细胞间可见细胞间桥,有的病例可出现棘层松解细胞;瘤体境界不甚清楚,表面常有溃疡,肿瘤除向外生长,还向内生长,达到真皮网状层或更深的组织,附属器亦常受侵。

蕈样肉芽肿:真皮浅层及深层血管周围中等致密的以淋巴细胞为主的浸润;真皮浅层淋巴细胞浸润可呈带状或苔藓样;表皮内,有时也在附属器上皮中有许多体积较大、染色较深、核不规则的淋巴细胞,它们或单个或成小的集合,有时不典型淋巴细胞可在增生的表皮中集合成为Pautrier微脓肿;表皮棘层增厚,角化不全,表皮内可见个别坏死的角质形成细胞;在充分发展的斑块损害中可见嗜酸性粒细胞、浆细胞,甚至中性粒细胞浸润;偶见毛囊上皮内黏蛋白的沉积。肿瘤细胞的免疫表型大多数为 $CD4^+/CD8^-$、α/β^+。

原位恶性黑素瘤:损害宽,大于0.6cm,境界不清楚,可见单个不典型黑素细胞自瘤体两侧向水平方向的基底细胞层内伸展,但整个瘤体局限在表皮内;表皮中单一黑素细胞数量增加,有的成巢,具有明显的细胞学非典型性,即细胞大小形态不一致,有的细胞大,具有丰富胞浆与佩吉特细胞相似,有的细胞呈梭形,核呈显著的异型性,有丝状分裂象;瘤细胞最初在基层,以后散布于表皮各层,包括角质层,也见于毛囊上皮内;瘤细胞巢大小形态不一,有相互融合倾向;真皮浅层有中等密度以淋巴细胞为主的炎症浸润,还有噬黑素细胞。有时在真皮浅层还可见明显的日光弹力变性。

恶性黑素瘤:恶性黑素瘤均源于表皮真皮交界处。当原位恶性黑素瘤的瘤细胞向下进入真皮就成为恶性黑素瘤。恶性黑素瘤可以具有原位恶性黑素瘤所有组织学改变的特点。恶性黑素瘤分为:浅表扩散性黑素瘤、恶性雀斑样痣黑素瘤、结节性黑素瘤及肢端雀斑样痣黑素瘤。肿瘤细胞表达 S100、HMB45、Melan-A。

隆突性皮肤纤维肉瘤:肿瘤大、宽,境界不清,达到皮下脂肪层或更深,形成典型的花边样外观;瘤体由多个具有梭形核的细胞束及相互交织的纤细胶原纤维所组成,瘤细胞及胶原纤维可排列成漩涡状或车轮状;梭形细胞的分化一般较好,可见轻度核的非典型性及少许丝状分裂象;有时可见泡沫状组织细胞、噬黑素细胞及少许多核巨细胞;瘤体上方表皮萎缩,表皮突变平。肿瘤细胞 CD34 呈弥漫阳性。

(21)其他皮肤肿瘤

朗格汉斯组织细胞增生症:真皮内致密、弥漫的混合类型细胞浸润,以组织细胞为主,还有淋巴细胞、中性粒细胞及数量不等的嗜酸性粒细胞;组织细胞浸润在真皮浅层呈带状,有亲表皮性,表皮内可以出现似 Pautrier 脓肿样的组织细胞集合;组织细胞体较大,直径约 $15\sim25\mu m$,细胞核呈肾形或有切迹,伴丰富的嗜酸性的细胞质;电镜检查这些组织细胞内可见伯贝克颗粒,进一步证实本病系朗格汉斯细胞的增生所致;部分组织细胞胞浆可呈泡沫状,并可出现多核组织细胞;部分病例组织细胞具有明显的核非典型性,大小不等,形状不规则,染色质丰富,有丝状分裂象。肿瘤细胞表达 CD1a、S100、langerin（CD207）。

Rosai-Dorfman 病（窦性组织细胞增生症伴多发淋巴结肿大）: 真皮密集大的、多角形的组织细胞浸润,伴淋巴细胞及浆细胞;浸润的组织细胞胞体大,胞浆弱嗜酸性,可呈泡沫状,细胞核可呈泡状并可出现多核组织细胞;出现特征性的"伸入运动"现象,即组织细胞丰富的胞浆中包裹完整的淋巴细胞或其他炎症细胞;组织细胞间可见结节状的淋巴细胞浸润伴明显的浆细胞。组织细胞 $CD1a^+$、$S100^-$、$CD68^+$。

（陈思远　黄长征）

参考文献

1. 黄长征.英汉皮肤性病学.2 版.武汉:华中科技大学出版社,2017.

2. 赵辨.中国临床皮肤病学.2 版.南京:江苏凤凰科学技术出版社,2017.

3. 李慎秋,陈兴平,周礼义.皮肤病性病诊疗指南.3 版.北京:科学出版社,2013.

4. Bolognia J.L.皮肤病学.2 版.朱学骏等译.北京:北京大学医学出版社,2011.

5. 黄忠璋,王椿森,祝兆如.皮肤组织病理学.武汉:湖北科学技术出版社,1993.

6. 朱学骏,涂平.皮肤病的组织病理诊断.2 版.北京:北京
   医科大学出版社,2001.

7. 涂亚庭.皮肤性病学.2 版.北京:科学出版社,2009.

8. Eduardo Calonje,Thomas Brenn,Alexander Lazar 等.麦
   基皮肤病理学——与临床的联系.4 版.孙建方等译.北
   京:北京医科大学出版社,2017.

第六章

临床诊疗思维训练

【目的和要求】

1. 掌握临床诊疗思维的基本原则与方法。

2. 熟悉临床医学的诊疗思维程序。

【重点和难点】

临床诊疗思维的基本原则与方法。

【训练内容】

1. 临床思维中的常见问题。

2. 临床诊疗思维的基本规律。

3. 临床案例分析。

【训练方式】

综合教学：讲授、案例分析、分组讨论、SP 训练、高级综合模拟人训练。

临床思维方法是作为医学主体的医务人员认识疾病、判断疾病和处理疾病等临床实践过程中所需要掌握的一种逻辑推理方法。疾病诊治过程中的临床思维就是要将疾病的一般性规律应用于判断特定个例所患疾病的思维过程。

临床思维能力的培养在临床实践中至关重要。医学生在临床诊疗思维中常常表现出概念不清晰、判断不严谨、推理不正确等问题。本章节将从各个层面系统阐明如何通过各种方法提高皮肤科专业住院医师的临床诊疗思维能力,提高其综合知识应用并分析、综合、判断、鉴别的临床思维能水平,这是在临床工作中正确诊疗的根本保证。

第一节　临床思维中的常见问题

疾病和症状、体征之间存在着因果关系。疾病和疾病之间也存在着因果关系。这些因果关系是错综复杂的,对这些因果关系所作判断的正确与否,往往直接影响着临床诊断的结果。临床上,由于某一症状或体征往往为许多疾病所共有、某一系统的疾病往往伴有其他系统的并发症,因此,具体疾病和某一症状或体征之间的关系只是一种充分条件的关系,但这种充分条件的关系常被混淆成必要条件,把某一或某些疾病作为引起某一症状或体征的唯一原因。任何一种疾病的临床表现都不尽相同,而不同的疾病又可有相同或相似的临床表现,即"同病异症"或"异病同症"的概念。由于临床实践的不足和缺少临床思维能力的训练,可能陷入临床思维的误区,甚至出现了一些思维逻辑错误,而发生误诊、漏诊。

一、临床思维中的局限性

1. 表面思维,把现象当作本质　不能运用医学的基本理论对各种现象进行全面分析,缺乏综合判断的能力,遗漏关键征象,使临床症状、体征表面化。

2. 片面思维,考虑问题局限　仅仅根据个人的知识范围和局部的经验,牵强附会地纳入自己理解的框架之中;或过分看重辅助检查的结果,甚至不加分析地依赖辅助检查结果,忽视系统分析,作出片面的诊断(甚至可能是错误的结论)。

3. 简单思维,不进行复杂的思维活动　单纯依靠先进的检查手段,盲目取信某些先进检查方法提供的数据或图像,未能反映疾病进程和个体的特征,而直接得出疾病的诊断;或单凭个人的直接经验和局限的知识,选择符合自己要求的资料,不进行系统性评价和可靠性分析,影响诊断的客观性、科学性、准确性和可靠性。

4. 印象思维,凭直观印象,任意取舍　某些个案的经验或错误的印象占据了思维的主导地位,妨碍了客观而全面地考虑问题,对符合自己印象的资料感兴趣,任意删除一些不支持自己临床判断的资料,而将一些支持个人论点的资料作为判断疾病的主要依据,致使判断偏离了疾病的本质,制订出不完整或不正确的诊疗方案。

二、临床思维中的逻辑错误

(一) 概念不明晰
即未能反映事物的本质属性。

1. 概念混淆　如体检时将"振水音"混同于

"液波震颤",误认为均是腹水的体征。在病史中书写"活动后胸闷、气短 5 年,诊断为'风湿性心脏病二尖瓣狭窄伴关闭不全',长期服用地高辛治疗"。尽管该患者有风湿性心脏病病史,但在这段描述中已经混淆了"风湿性心脏病二尖瓣狭窄伴关闭不全"和"心功能不全"两个诊断依据、治疗药物均不相同的概念。"语音震颤"是肺部疾病的体征,而"猫喘"是心脏器质性病变的特征性体征,这是两个截然不同的体征概念。

初学者容易混淆的体征概念还有:"水冲脉"与"奇脉","屈颈试验"与"抬头试验","瞳孔调节反射"与"集合反射","呼吸运动"与"呼吸动度","移动性浊音"与"振水音"等。

提示:类似这样的名词概念,都有其产生的基础和条件,弄清机制才能正确理解和记忆。

2. 概念间的关系不能正确分辨　由于概念的内涵、外延界定不清,概念间交叉、包含(于)、矛盾、反对等关系在思维中就不能分辨,出现混淆。例如,在体检中记录"心脏各瓣膜听诊区均闻及Ⅲ级以上收缩期吹风样杂音",则将多个具有交叉关系及全异关系的概念,堆砌到一个具体的患者个体身上。

提示:注意区分容易混淆的体征,并理解体征的临床意义。辨认异常体征,必须掌握基本概念及要点,熟悉正常人体标准及正常值。

3. 概念的内涵与外延界定不清　对某些相

关概念的内涵与外延不加区分。如呕血、黑便最常见的病因是消化性溃疡,但这只是一个相对的概念,用以区别消化道出血临床特征的两种不同的表现,而前者的外延显然比后者大,因此并非有呕血、黑便即有消化性溃疡,没有呕血、黑便就没有消化性溃疡。呕血与黑便均为消化道出血,视出血部位、出血量、出血速度的不同,可表现为呕血和(或)黑便,故两者有广义和狭义的关系。总之,其称谓的不同,意义在于既能充分体现两者本质的显著区别,又能体现两者之间客观的内在联系。

提示:正确理解、全面认识各名词概念的本质及之间关系,克服望文生义,不求甚解的弊端。

(二) 判断不严谨

对临床对象的性质和范围作出不恰当的肯定或否定。

1. 滥用判断词 使用"有、无""正常、异常""(+)、(-)"等这些判断词时,不能确切把握其意义。例如:"肠鸣音(-)""神经系统(-)",其原意是表达听诊肠鸣和检查神经系统无异常,但也可以被认为肠鸣消失或神经反射均未引出。另有在病史记录中"有药物过敏反应",却未记录"药物过敏"具体临床表现,无法了解其反应程度是发热、皮疹,还是溶血、休克。这些均直接影响到对病情真实情况的判断。

提示:弄清各种体征检查方法的基本原理,才能真正理解其阳性或阴性结果所表达的临床意义。

2. 对全称或特称判断使用不当

（1）过度概括：记录"全身淋巴结未触及"，将对"浅表淋巴结"的特称判断泛化为"全身淋巴结"的全称判断，模糊了能指与所指的关系。

（2）自相矛盾：将夜间不能平卧的心功能不全患者，记录为"自主体位"；乳腺癌手术后患者，乳房检查记录为"未见异常"；"脑卒中"后偏瘫的患者，记录为"步态自如"。诸如此类，都是病历书写中常常可以见到的问题。

提示：能否用医学术语正确表达的原因可能与自身文学水平、医学基础知识、对医学术语理解程度、学习态度等有关。

（三）推理不正确

推理是由一个或几个已知判断得出一个新判断的思维形式。推理的结构由前提、推理形式和结论三部分构成。唯有在前提真实、推理形式正确的情况下结论才为真。临床诊疗的过程是运用归纳与类比、假设与论证，通过推理探讨疾病因果关系的过程。如果不能保证前提的真实和推理过程的有效，或违反了正确推理条件中的任何一条，都不能得出必然的真实的结论。

推理中常见的逻辑错误有：

1. 掌握诊断依据不全面　不会充分使用病史采集和体格检查等手段去了解和把握病情。例如，对宫外孕破裂的女患者，病史采集中忽略了婚姻史和月经史；对咳嗽、咳痰、听诊呼吸音粗的患者,作出"支气管炎"的诊断,却不了解其血常规、胸部 X 线片等变化。这便给正确、有效的诊断推理造成了很大障碍。

2. 演绎推理格式不正确 演绎推理中,各种不同的格式均有其特殊的要求与规则。例如,推论"如果患者得的是结核病,那么抗结核药物可以治愈。这个患者用抗结核药物把病治好了,所以他得的一定是结核病。"这个貌似正确的假言推理其实犯了肯定后件事不能肯定前件事的错误,结论不正确。要注意寻找事物间的差异性。

3. 推理运用思路太局限 对症状与体征缺乏归纳综合的能力。例如,判断"左侧张力性气胸",了解呼吸音减弱或消失和左肺叩诊呈鼓音,而不知大量气胸时心尖搏动、气管及纵隔可以右移;判断"消化性溃疡穿孔",了解其应有腹痛、腹部压痛及反跳痛,而不知气腹征、膈下游离气体致肝浊音界缩小或消失是其重要体征;对一个心房颤动的患者长期使用胺碘酮治疗,是否诱发甲状腺功能亢进,未追问体重减轻、腹泻等症状及检查甲状腺、手震颤及胫前水肿等体征。

提示:除专业知识相对贫乏外,对逻辑思维过程中如何遵守同一律、矛盾律、排中律和充足理由律等逻辑基本规律,尚缺乏应具备的理性和自觉的认识。

(杨 井)

参考文献

1. 张建中,高兴华.皮肤性病学.北京:人民卫生出版社,2015.
2. 何黎.美容皮肤科学.2版.北京:人民卫生出版社,2011.
3. 方方,张国成.协和皮肤外科学.北京:中国协和医科大学出版社,2008.

第二节　临床诊疗思维的基本原则与模式

正确地进行临床诊疗思维的训练,培养分析问题、解决问题及独立工作的能力,是临床医生的必修课。而广博的医学知识、灵活而敏捷的思维、符合逻辑的分析是正确诊治疾病必备的条件。从收集资料、分析资料、整理资料,直至作出正确的诊断和治疗决策,是一种高深的技术与艺术的结合。

随着现代医学科技的发展,大量高精尖仪器设备在临床得到广泛应用,医生与患者之间由机器带来的阻隔日渐增多,医生的"临床"时间减少,与患者的交流也受到阻碍。医生对仪器设备的依赖性日益增强,分析、推理等逻辑思维能力训练明显减少。为了弥补这方面的不足,有必要加强医务人员与患者交流方面的训练,以更好地适应医学发展的现状。

一、临床诊疗思维的基本原则

1. 实事求是进行理性思维 医生通过自己的感官观察以及使用先进仪器观察,都要遵循反映事物本来面目的客观性原则。症状、体征以及辅助检查结果是医生进行临床诊疗分析的基础,不能以主观的臆断来片面解释临床现象,更不能为了维持"诊断"或"治疗"而对患者的客观表现视而不见,这样势必造成误诊、漏诊。因此在临床实践过程中,要强调坚持客观的原则,尊重患者疾病个体特征的实际情况,尊重疾病发展的客观规律,实事求是进行理性思维。有经验的医生深知疾病的复杂,容易误诊漏诊,所以对待诊治工作"如临深渊,如履薄冰",认真思考,并反复推敲。

2. 实践与理论的辩证统一 临床诊疗工作同其他认识事物规律一样,有一个实践—认识—再实践—再认识的过程,临床思维要贯穿于临床诊疗疾病行为的始终。一切从实际出发,实践是认识的基础,认识是主体对客体的能动反映。在临床工作中要勤于实践,善于思考,多接触患者,认真观察,尊重事实,尽量掌握第一手临床资料,并进行深入分析,在分析中发现新的问题,去了解、去收集资料,这样对疾病就又有了新的认识,这种反复的过程,使认识深化,更贴近疾病的本质。

3. 程序式的诊疗思维 对每一具体的病

例,临床医生的诊疗思维活动过程是从实践最初就开始的,而不应是实践结束之后。医生感知疾病现象之后,在头脑中形成各种联系或网络,参照疾病纷繁复杂的多种临床表现进行分析,逐一对照,逐一排除,并总结出主要、次要问题,抓住关键和特征,经过诸如此类的"脑力激荡",将多种诊断假设归纳至最小范围中去选择最大可能的诊断,及时制订进一步的诊疗目标,抉择进一步的诊疗方案。这一过程既是活跃的,又有一定的程序,看似繁琐机械,实则简捷有序。

　　能熟练把握这种程序式的诊疗思维方式(图 6-1),需要知识、阅历的积累,甚至终身学习与追求。

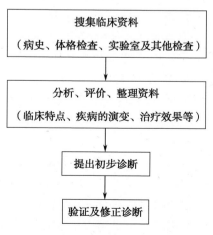

图 6-1　临床思维程序示意图

二、临床诊疗思维模式

临床诊疗思维的建立是培养高素质医学人才的关键。因此，认真地进行临床诊疗思维的训练和培养，具备分析问题、解决问题及独立工作的能力是保证整个医学教育成功的一个不容忽视的环节，应不断加强和完善。

（一）基于问题的思维

重视能力的培养，启发自己发现问题，通过自行查阅文献、书籍或通过网络寻找答案，或者通过讨论来解决问题，以增强自学能力和主动学习的能力，并从中获得自己发现问题、自己解决问题的能力。例如，在临床查房时针对具体病例，了解存在的健康问题和疾病状态，并重视用系统化整体观综合分析，通过对疾病现象进行调查研究、分析综合、判断推理等过程中的一系列思维活动，由此而认识疾病。而不只是更改医嘱、对症处理，只当记录员、观察员。应培养独立思考、分析和解决问题的能力，对给予的处理知其然，还应知其所以然，增强理论与实际的联系。

（二）变纵向思维为横向思维

传统的医学理论课的学习采取针对特定疾病的病因、发病机制、临床表现、辅助检查、诊断及治疗所提供的一种纵向思维状态，虽然具备有一定的专业理论知识，但存在"见病不见人"的弊端。在临床实际中，对具体的病例，医生所面对的将不是一个"疾病",而是一个"患者",一个有着不同主诉、不同症状和体征的患者,此时的工作任务是如何分析这些不同临床现象的症状、体征,如何尽量用一种疾病去概括或解释疾病的多种临床表现;经证实确有几种疾病同时存在时也应实事求是,分清主次、轻重缓急,得出相应的诊断及制订处理方案,这是一个横向思维的过程。由此可引出若干与鉴别诊断相关的疾病,当然也包括一些病因复杂、临床罕见疾病的知识,可以通过查阅相关参考文献,将理论知识与临床实践有机结合。

（三）重视临床诊疗程序的三个环节

正确的诊疗,一般需经过三个环节:①调查研究,搜集资料;②整理资料,建立诊断;③临床观察,验证诊断。

1. 调查研究,搜集资料　临床资料来源于三个方面:完整的病史、体格检查、辅助检查(实验室检查和器械检查)。应强调全面考虑问题,但是全面性并不等于漫无边际,而是符合实际,这是取得正确诊断的关键之一。如前所述,表面的、片面的、简单的或印象的资料是造成漏诊、误诊的常见原因。

2. 整理资料,建立诊断　疾病的表现千变万化,对于一组疾病进行鉴别诊断时,必然要对各个疾病给予肯定或否定。

如何肯定某一疾病? 如果拟诊的疾病能够解释全部的主要临床表现,并已搜集到该病的特殊病征,则可作出该病的诊断。有些疾病缺乏特殊病征,此时具有确诊意义的临床综合征也可以起到类似特殊病征的作用,但可靠程度不及特殊病征。例如,根据晨僵、多关节痛、皮下结节、类风湿因子阳性等所组成的综合征,可考虑类风湿关节炎,但有时仍可与其他风湿性疾病相混淆。

如何否定某一疾病? 如果拟诊的疾病不能解释全部主要临床现象,或缺乏必定出现的特殊病征,则该病的可能性很小或可以被否定。例如,患有血尿、尿路刺激征,尿培养结核菌阳性,静脉肾盂造影 X 线征象显示虫蛀样缺损,用肾结核可全部解释,而用出血性肾盂肾炎不能解释后两种征象,因此可排除后者。患有上腹中部疼痛,疑为急性胰腺炎,但于 3 天内动态观察血清淀粉酶始终正常,血钙、血清脂肪酶也无变化,则可否定急性胰腺炎的存在。但应注意,有些疾病并无特殊病征,或特殊病征只见于疾病的某一阶段,诊疗时可能已经消失或尚未出现。

3. 临床观察,验证诊断 诊断建立后,根据诊断而进行合理的治疗,如果收到预期的疗效,反过来验证了诊断。另一方面,在临床实践中也不同程度地受知识水平和技术条件的限制,在这种情况下,部分或全部修正原有的诊断是常见的、必要的。有些疾病,尤其疑难病例往往需要经过深入细致的动态观察,甚至诊断性治疗,才能获得正确的诊断。必须强调,为了能及时指导临床防治工作,特别对于急危重症,在临床资料未足以建立正确的诊断之前,筛选可能性最大的疾病,先形成假设诊断,并迅速采取治疗措施,而不应仅仅纠缠在诊断问题上,以免贻误时机。然后有目的地在观察病情中,作有关的资料补充(包括辅助检查),最后达到确诊。

假设诊断,并非盲目假设,而是必须以事实为基础,以丰富的医学理论和经验为指导。应掌握"择优原则",即在多个假设中,优先选择:①科学性和时空概率高的假设(在特定的地区、季节发病率高的疾病);②人群概率高的假设(同一疾病在不同种族、性别、年龄的人群中发病率不同);③危险率高的假设(长期暴露在某些危险因素下容易患病);④解释力强的假设(能用一种诊断统一解释患者全部或主要临床表现)。

提示:疾病有着复杂性与多变性——新病种层出不穷、同病异症、异病同症、多病共存等,使正确认识疾病增加了难度。在复杂多变的疾病面前,临床医生应防止思维立势、一成不变、固守成规、把特殊当做一般,而应培养积极探索、求新求变、灵活应变的临床思维。

4. 以德为本　如果选择了医生这一职业,就必须把它当作献身的事业,而不能当成谋生手段,要经常设身处地替患者着想,一切为患者,在实践中学习,在实践中感悟,激发热爱医学事业、献身医学事业的精神。只有全心全意为患者服务,才能赢得患者的信赖,获得第一手临床资料,作出符合患者实际情况的诊断,制订出合理的治疗方案。

(杨 柳)

参考文献

吴汉妮,孔维佳.临床医学基本技能训练教程.北京:人民卫生出版社,2012.

第三节 皮肤病临床诊疗思维

一、皮肤病学的特点

1. 皮肤病直观性强,需要以大量感性认识为前提,强调皮损及组织病理形态学改变。医生需要直接接触患者,通过视触叩听、询问病史等获得一手资料,而非通过图片、转述等方式作出诊断。

2. 皮肤病复诊、种类繁多,涉及的领域广泛,少见疑难病种类多,要求具有坚实的医学基础知识和广泛的多学科理论知识与临床经验,强调临床实践和积累。

3. 皮肤损害多变化。皮肤作为与外界环境接触的器官,常受外界环境及机体内环境的影响,皮损形态及种类多变,常需借助于很多辅助检查(如皮肤组织病理学、病原学检查、化验、影像学检查等)来寻找诊断线索和思路。

4. 皮肤性病学具有社会性,需要学习和了解相关的一些法律问题,懂得在医疗过程中应该采取哪些措施来保护自己和注意维护患者的权利。例如,性传播疾病的治疗过程中患者的知情权及隐私的保护。

二、皮肤病学的范畴

1. 皮肤病　是研究皮肤及附属器和各种与之相关疾病的科学,其内容包括正常皮肤及附属器的结构和功能,各种皮肤及附属器疾病的病因、发病机制、临床表现、诊断方法、治疗及预防。

2. 性病学　是研究性传播疾病的科学,其内容包括各种性传播疾病的病因、发病机制、临床表现、诊断方法、治疗及预防。

3. 皮肤美容　皮肤美容科学则主要研究损容性皮肤病对人的心理、容貌和形体的影响,运用现代医学诊疗技术和美容手段,以祛除疾病,调整皮肤的功能与结构,提高心理素质,维护改善、修复和再塑人体皮肤的健美,增进人的生命活力美感,提高生命质量为基本实施目标。其包括以下几个方面:颜面及暴露部位皮肤疾病的治疗;对先天性损容性皮肤病(如血管瘤、色素痣、太田痣等)的治疗;治疗后缺陷如瘢痕、色素沉着的再处理;对解剖及生理功能正常但皮肤某些地方不完美(如单睑、皮肤脂肪堆积)的修复与治疗;皮肤自然老化及非自然老化的防治;皮肤、毛发、甲等附属器的美容护理与保健;皮肤美容心理咨询。

4. 皮肤外科 指手术皮肤外科学。皮肤外科学发展之初的目的是完整、彻底切除皮肤良性肿物和各种皮肤癌,并进行精良修复成形,但是,随着技术的发展和社会需求的变化,现在越来越多地开展以美容为目的的治疗。皮肤外科作为皮肤病学的分支学科,施治目标是皮肤疾患或缺陷。为达到完美施治效果,操作范围可包括表皮、真皮和皮下组织等多个层次的组织。总之,皮肤外科既可以以治疗为目的,也可以满足美容需要。

(杨 井)

参考文献

1. 张建中,高兴华.皮肤性病学.北京:人民卫生出版社,2015.
2. 何黎.美容皮肤科学.2 版.北京:人民卫生出版社,2011.
3. 方方,张国成.协和皮肤外科学.北京:中国协和医科大学出版社,2008.

第四节 皮肤专科以皮肤损害为线索的临床案例分析

(一) 小水疱性皮肤病的案例分析
【案例】

男性患者,66 岁,左额部红斑、水疱伴痒痛 3

天。3天前无明显诱因左额部出现瘙痒，无发热，无恶心呕吐，无头晕，自行外用"炉甘石洗剂"缓解不明显，次日局部出现小水疱，剧烈疼痛，左上睑轻度水肿，左结膜充血，有畏光、流泪等不适。自起病以来，大小便正常，体力体重无明显下降。

请问：1. 诊断为什么疾病？

2. 需要与哪些疾病鉴别？

3. 如何治疗？

小水疱性皮肤病是以小水疱为线索。临床上能常见到的小水疱性皮肤病（包括丘疱疹）有十余种。从致病原因上区分，主要有感染性疾病（病毒、真菌等）：如单纯疱疹、带状疱疹、水痘、手足口病、体股癣、手足癣；昆虫叮咬或一些变态反应性疾病：如螨虫皮炎、疥疮、接触性皮炎、自身敏感性皮炎、隐翅虫皮炎、丘疹性荨麻疹；物理性因素引起：如汗疱疹、痱子；原因不明的疾病：如肠病性肢端皮炎、表浅型淋巴管瘤等。临床不典型时需要配合真菌、病理检查和某些特殊化验。

感染性疾病在发病前往往有前驱症状或感染史，如病毒感染性疾病多发生在免疫功能低下（手术、劳累、外伤、感冒等）时，亦多发于儿童或老人等免疫力低下的特殊人群。发病时可出现发热、乏力、咽痛、流涕等前驱症状。侵犯神经的病毒（如带状疱疹），可出现受累区域明显的神经疼。具有传染性的病毒感染（如水痘、手足口病）有群集发病倾向。真菌感染性疾病有猫狗等宠物接触史、家庭成员中有相同疾病的传染史,并且发病往往在炎热的夏季。昆虫叮咬或过敏性疾病有昆虫叮咬史或接触"致敏源"的病史,往往以"痒"为主。个别昆虫所致疾病,如隐翅虫皮炎会在虫体拍死部位出现"疼痛"的症状。物理性因素所致疾病往往与多汗有关,好发于夏季。因此,问诊应围绕起病前诱因、发病的时间、皮损特点、病情的变化、伴随症状、既往有无类似情况等方面进行。

【问诊的内容及目的】

1. 起病前的诱因? 起病前是否有手术、外伤、劳累及感冒等情况? 既往是否有基础性疾病? 是否有用药物或其他方法控制? 近期是否接受放疗、化疗、糖皮质激素、免疫抑制剂等免疫抑制治疗? 起病前有无染发或其他局部特殊接触史? 居住及活动的环境如何? 周边有无类似症状的病人? 有无流行病史? 有无蚊虫叮咬史? 带状疱疹常在免疫功能受抑制情况下发病;接触性皮炎起病前一周左右常有特殊致敏物的接触史;水痘等会有群集发病史或流行病史;丘疹性荨麻疹、螨虫皮炎、隐翅虫皮炎有蚊虫叮咬、爬行或拍打史等。

2. 发病的时间? 患者皮损特点(分布的区域、部位等)? 起病前是否有前驱症状? 原发皮损是什么? 皮损的发病部位? 皮损变化或进展情况?

水痘、手足口病等好发于春夏季。痱子、手

足癣、体股癣好发于夏季。虫咬皮炎(隐翅虫皮炎)常发生在夏秋季,户外或夜间时常见。

病毒感染性疾病(如单纯疱疹、带状疱疹、水痘、手足口病)发生前可有疲乏、低热、流涕、咽痛等前驱症状。

单纯疱疹发疹部位为皮肤黏膜交界处,为群集性小水疱;带状疱疹发疹部位为受累神经的分布区,往往起疹前局部有疼痛不适,皮疹初期为红斑,之后出现成簇的小水疱,严重者可出现脓疱或者血疱。水痘初期皮疹为小丘疹或小红斑,之后发展成丘疱疹、水疱。以躯干部为首要及主要发病部位,可蔓延至全身。手足口病发疹部位局限于口腔、手掌及足底。皮疹初期为红色斑丘疹,很快变成小水疱。汗疱疹发生于手掌、足底,痱子好发于躯干、颈项、幼儿头面、肥胖患者腹股沟部和臀部、女性乳房下部及某些衣物较紧的部位。丘疹性荨麻疹可在风团样丘疹的顶部发生小水疱,疱液清亮。好发于小腿、肩背、腰部和四肢暴露部位。疥疮好发于指缝、腹部、腋下、阴部及股部等处。可见到隧道性损害,顽固的病例可泛发全身,出现湿疹样改变。体股癣的皮疹呈环形,以周边稍隆起的丘疹、丘疱疹、小水疱及鳞屑为特征。好发于躯干及股内侧。接触性皮炎在红斑基础上可出现小水疱或大疱,皮疹局限于接触部位边界清楚。虫咬皮炎多为单个水疱或大疱,皮损中央有时可以看见针刺样小红点(虫叮咬部位);隐翅虫皮炎常在红斑基础上迅速出现的小脓疱,并可看见特征性的红色条痕状损害。

3. 其他伴随症状? 有无发热、乏力、咽痛、流涕、口腔溃疡、淋巴结肿大或其他全身系统症状? 累及三叉神经或面神经的带状疱疹有时可以出现眼部症状(充血、畏光、流泪、视力下降等),耳部症状(耳鸣、听力下降等)及面神经受损症状(口斜、微笑噘嘴受限等),严重的患者还有头晕、头疼、呕吐等症状。虫咬皮炎毒性反应重时可出现面部肿胀、恶心、呕吐、少尿、高热并发肝肾等脏器损害。

4. 主观症状? 带状疱疹有明显的针刺样疼痛或烧灼样疼痛感。单纯疱疹为微痒感或微痛感。隐翅虫皮炎为烧灼性疼痛感或微痒。痱子会有瘙痒、烧灼或针刺感。部分水痘有明显瘙痒感。接触性皮炎有瘙痒、烧灼感或者胀痛不适。手足癣、体股癣、丘疹性荨麻疹、螨虫皮炎瘙痒明显,疥疮为剧烈瘙痒,尤以夜间为重,影响睡眠。

5. 既往有无类似情况? 单纯疱疹、体股癣、手足癣易复发;带状疱疹绝大多数人发病后可获得终身免疫,一般不再复发,但个别免疫力极低患者可两三次复发;接触性皮炎如再接触过敏物后可复发,如不再接触可以不再发。水痘、手足口病一般发病后不再复发。

【问诊结果与分析】

患者发病前否认外伤、感冒等病史,无发热、疲乏等全身不适。3 天前左额部红斑伴瘙痒,自行外用"炉甘石洗剂"缓解不明显,次日局部出现小水疱伴痒、剧烈疼痛,左上睑轻度水肿,左结膜充血,有畏光、流泪等不适。发病前否认户外活动史,否认皮损局部外源性物质接触史。病程中无发热、头疼、乏力、恶心呕吐等不适,左耳听力无明显异常。否认既往有类似皮损出现。否认肿瘤病史,否认应用糖皮质激素及其他免疫抑制等药物。通过问诊可以明确:额部红斑水疱伴疼痛,其后出现左眼部症状,考虑带状疱疹可能性大。带状疱疹常在机体免疫功能状态低下的情况下发生,老年患者及患有系统性疾病的患者均易发生。因此,临床上在对老年患者的带状疱疹诊疗时,应完善相关检查,进一步了解有无合并其他系统性疾病。

【皮肤科查体】

1. 皮损局部的检查　红斑的面积?水疱的大小、分布、疱液的性质?区域淋巴结是否肿大?左眼部及外耳道专科检查。

2. 全身其他部位是否有类似皮损?

3. 检查结果分析　左额部片状红斑上可见针尖至米粒大小水疱,疱液清,疱壁紧张、有触痛,左上眼睑水肿,左结膜充血,左耳前、耳后淋巴结可触及肿大。其皮损分布部位与三叉神经额支基本一致,神经痛症状明显,均支持带状疱疹诊断。

【实验室检查】

1. 初步检查项目　三大常规(血、尿、大便);肝肾功能、电解质;感染性疾病筛查(乙肝、梅毒、艾滋病等);血清免疫球蛋白、肿瘤标记物;心电图、胸片、腹部脏器 B 超。

2. **检查结果与分析** 胸片提示右肺下叶约3cm×4cm 大小的占位性病变,边缘毛糙,后行肺部 CT 检查,提示肺癌。

【诊断】

带状疱疹;

带状疱疹眼炎;

肺癌。

【鉴别诊断】

1. **与单纯疱疹相鉴别** 带状疱疹疼痛明显,发生于一侧的神经分布区,无反复发作史,而单纯疱疹好发于皮肤黏膜交界处,常常反复发作。

2. **与接触性皮炎相鉴别** 接触性皮炎有明确接触史,境界清楚,皮疹多为单一形态,有自限性,除去原因后皮损能较快消退,抗过敏有效。

3. **与偏头痛相鉴别** 偏头痛以偏侧搏动样头痛为主要表现,有时可伴有恶心、呕吐等症状。活动或者情绪激动时疼痛可加重,安静或睡眠时疼痛可减轻,局部皮肤无皮疹。

4. **与脓疱疮相鉴别** 脓疱疮由细菌感染引起,好发于儿童及抵抗力较差的老年人,皮损初起为红斑或小丘疹,迅速转变成脓疱,没有呈带状分布于身体的一侧的特点。

5. **与大疱性类天疱疮鉴别** 后者多见于 50岁以上的中老年人,好发于胸腹部及四肢的近端,表现为外观正常的皮肤或红斑的基础上出现紧张性水疱或大疱,病理表现为表皮下水疱。

【治疗方案及依据】

1. 抗病毒治疗　阿昔洛韦注射液 5~10mg/(kg·d),每 8 小时 1 次,静脉滴注,多饮水,或泛昔洛韦片 0.25mg,每日 3 次,伐昔洛韦 1.0g,每日 3 次,使用 7~10 天。

2. 营养神经治疗　口服或者肌注维生素 B_1 或维生素 B_{12}。

3. 神经痛的治疗　可采用阶梯治疗方案。治疗过程中要注意个体化差异及药物不良反应。必要时应就诊于疼痛门诊。

(1)第一步:非甾体类镇痛药。如扑热息痛(对乙酰氨基酚)1.5~5g/d。阿司匹林用于治疗PHN 的作用有限,布洛芬则无效。

(2)第二步:加服低效力的麻醉性镇痛药(如曲马多 200~400mg/d,可待因 120mg/d)。

(3)第三步:给予高效力的中枢阿片样物质(如:丁丙诺啡叔丁啡 1.5~1.6mg/d;口服吗啡30~360mg/d)。最后一步适用于对基本治疗方法反应不佳的患者。对严重的神经痛,可以将步骤(1)或步骤(2)联合一种抗癫痫药(如卡马西平 400~1200mg/d,加巴喷丁 900~2400mg/d)。抗癫痫药能减轻针刺样痛,但对持续性疼痛无效。常用的治疗选择为普瑞巴林 75~150mg,每日 2 次,或加巴喷丁 900~2400mg/d。

4. 局部治疗　局部可以用 3% 硼酸溶液或

生理盐水湿敷,每日数次,每次 15~20 分钟。水疱少时可涂炉甘石洗剂。可同时外用阿昔洛韦软膏或眼膏。

5. 无明显合并疾病且疼痛较明显、范围较大的患者可以酌情使用糖皮质激素,一般使用泼尼松片 10mg,每日 3 次。体重较重或症状较重可酌情加大剂量症状改善后逐渐停用。

6. 物理治疗

(1)半导体激光、氦氖激光照射等均可作为带状疱疹的辅助治疗方法。半导体激光对人体组织有良好的穿透性,有效作用深度可达 7cm,能够加快创面愈合,具有消炎、止痛等功效。

(2)氦氖激光为近红外段,是单一光波,属低功率激光,无光热效应,对组织穿透力较深。带状疱疹患者早期应用氦氖激光照射能改善血液和淋巴系统循环,促进炎症吸收;激活巨噬细胞,增强其吞噬能力,提高免疫功能;减轻神经炎症,缓解疼痛。

【治疗过程中需要注意问题】

1. 注意有无新发损害及原发损害恢复情况;注意面部相关神经节受累情况。

2. 注意药物浓度,避免对肾脏损害,监测肾功能及尿量。

3. 治疗结束后积极治疗原发病(肺癌)。

(二)面部红斑性皮肤病的案例分析

【案例】

男性患者,62 岁,面颈部红斑 4 个月,伴四肢无力2个月。患者4个月前无明显诱因出现双上眼睑水肿性紫红色斑,无明显瘙痒,当地给予抗过敏治疗,效果不明显,近2个月皮损增多至额部、双颊、颈胸部,四肢关节伸侧,日晒后加重,瘙痒明显。四肢乏力,上楼、下蹲、举手困难,不伴呛咳、吞咽困难等症。患病以来无发热、口腔溃疡、脱发等症状。外院行PET检查,未见明显高代谢病灶。自起病以来,大小便正常,体力体重下降。

请问:1. 诊断为什么疾病?

2. 需要与哪些疾病鉴别?

3. 如何治疗?

红斑是常见的原发性皮损,是由于皮肤血管扩张、充血和局部血容量增加所致。红斑可分为炎症性和非炎症性两类。非炎症性红斑是由于循环障碍或先天性血管异常引起毛细血管扩张、充血所致。炎症性红斑是由真皮内炎症造成。从红斑颜色上看,可分为鲜红色、淡红色、暗红色、紫红色等。从红斑范围可分为弥漫性和局限性。

以面部红斑为表现的皮肤病病因较多,包括自身免疫功能异常、遗传性皮肤病、维生素缺乏、过敏甚至先天性因素等。可伴有光敏感反应和光毒性反应。常见的疾病有:系统性红斑狼疮(SLE)、盘状红斑狼疮(DLE)、皮肌炎、多形性日光疹、晒斑、日光性扁平苔藓、酒糟鼻、面部接触性皮炎、颜面再发性皮炎、糖皮质激素依赖性皮炎、丹毒、面癣、麻风、幼儿急疹、麻疹、风疹、药物疹、多形红斑、蕈样肉芽肿、面部肉芽肿、皮肤淋巴细胞浸润症、冻疮、烟酸缺乏症、鲜红斑痣等。这类疾病原因多样,除面部起疹外,往往在身体其他部位起疹,可合并有多系统的损害。诊断往往需要结合临床、病理、真菌涂片及系统检查才能综合判断。因此问诊应围绕起病前诱因、皮损特点、病情的变化、系统伴随症状、既往史、家族史等方面进行。同时还要结合视诊(红斑的颜色)及触诊(皮疹有无浸润感)来完成。

自身免疫性疾病(如 SLE、DLE、皮肌炎)所致的红斑带有特征性的紫红色。SLE 特征性皮疹为面部蝶形红斑且常伴有口腔黏膜损害;DLE 为边缘清楚的红斑,其上有黏着性鳞屑,毛囊性角栓及皮肤萎缩,唇黏膜常受累。皮肌炎特征性损害为双上眼睑对称性水肿性红斑,往往会有皮肤异色症表现。这一类病人除皮肤症状外要特别注意有无系统损害,如 SLE 病人会伴有发热、关节疼痛、脱发、口腔溃疡、雷诺现象等。皮肌炎病人会伴有进行性肌无力、肌肉肿胀,压痛、吞咽无力、声音嘶哑、关节痛、淋巴结肿大等。年纪较大的皮肌炎患者有合并恶性肿瘤的可能,特别要注意询问其有无其他不适以及既往史。此外,自身免疫性疾病有遗传发病倾向,因此当怀疑此类疾病时要特别询问家族成员中有无类似疾病史。

面部也是光线性皮肤病(多形性日光疹、晒斑、日光性扁平苔藓)的好发部位。这类疾病主要见于光暴露部位,与日晒关系密切,避免日晒后可明显缓解。晒斑初期颜色为鲜红色,随后红斑颜色逐渐变暗、脱屑,留有色素沉着或减退,自觉烧灼感或刺痛感。日光性扁平苔藓颜色呈紫蓝色、黄褐色或色素减退斑,可伴有轻度瘙痒。多形性日光疹皮疹为多形性,包括红斑、斑丘疹、丘疱疹、水疱、斑块或苔藓化。

炎症性或过敏性疾病(如酒糟鼻、面部接触性皮炎、颜面再发性皮炎、糖皮质激素依赖性皮炎、丹毒、面癣、麻风、幼儿急疹、麻疹、风疹、药物疹、多形红斑)所致的红斑为红色或鲜红色,起病前多有明确的诱因。酒糟鼻与食用辛辣食物、饮酒、气温骤变、精神紧张、内分泌障碍有关,以鼻及鼻周出现红斑及毛细血管扩张为表现。面部接触性皮炎发病前有明确接触史,皮疹往往局限于接触部位。颜面再发性皮炎多见于女性,春秋季好发,为反复发作的伴有细小糠状鳞屑的红斑,自觉瘙痒。糖皮质激素依赖性皮炎有长期反复外用糖皮质激素史,表现为局部出现鲜红色斑,表面光滑,皮纹消失,可伴有毛细血管扩张,自觉刺痛、灼热或肿胀感。丹毒为边缘清楚的水肿性红斑,伴有明显红、肿、热、痛。局部淋巴结可肿大。面癣表现为圆形及环形损害,边缘隆起,可有小丘疹、丘疱疹。麻风表现为边缘不清的感觉减退或消失的红斑。幼儿急疹、麻疹、风疹等病毒感染性疾病起病前往往有发热、乏力、咽痛、淋巴结肿大等前驱症状,血常规会出现异常。幼儿急疹的皮疹为玫瑰红色。风疹呈粉红色。麻疹为玫瑰色的斑丘疹,压之褪色,口腔颊黏膜可出现科氏斑。多形红斑皮疹表现多形,有红斑、丘疹、风团、水疱、大疱和紫癜等。可由感染或药物所致,部分严重病患合并有黏膜和系统损害。药物疹在起病前有明确的用药史,皮疹可表现为麻疹或猩红热样、红皮病样、多形红斑样、固定性等表现,严重时可有黏膜损害及系统损害。

蕈样肉芽肿、面部肉芽肿、皮肤淋巴细胞浸润症等面部浸润性的斑块则一定要结合触诊皮肤有无浸润感加以判断,如考虑这类疾病往往需要进行病理检查。冻疮仅见于寒冷季节,为水肿性的红斑、斑块或结节,局部皮温低。烟酸缺乏症为烟酸缺乏所致,表现为面部及暴露部位边缘清楚的红斑、暗红斑,常有消化道和神经精神症状。鲜红斑痣多见于新生儿,皮疹呈鲜红色、充血性,压之可褪色。

本例患者为老年男性,以颜面部出现水肿性紫红斑伴四肢无力为主要临床表现,首先应考虑"皮肌炎"。发生在老年男性的皮肌炎常伴发恶性肿瘤,我国尤以鼻咽部肿瘤最常见。问诊主要围绕皮损特点、肌痛肌无力程度、全身症状(是否累及吞咽、呼吸等功能)、是否合并其他免疫系统疾病等方面展开。

【问诊的内容及目的】

1. 皮损特点? 皮损初发部位、颜色? 加重诱发因素？是否伴有脱发、口腔溃疡、关节疼痛、雷诺现象？皮肌炎在眶周有水肿性紫红色斑片；颈前 V 区紫红色斑；四肢关节伸侧有紫红色斑丘疹，部分甲周可见毛细血管扩张。日晒后可以加重。部分患者可伴有关节肿痛、口腔溃疡、口干、眼干等临床表现，与其他自身免疫性疾病重叠发生。

2. 四肢肌肉无力、疼痛症状出现的时间、程度，发展过程？是否合并吞咽困难、声嘶、呛咳？

皮肌炎临床表现以皮肤和肌肉症状为主，两者可同时出现或分别出现，肌肉症状多表现为四肢近心端肌肉疼痛、乏力，表现为举手、下蹲、上楼、抬头困难。其可以逐渐或迅速发展累及咽喉部肌肉，导致吞咽困难、声嘶、呛咳；累及呼吸肌导致呼吸困难；累及心肌可导致心衰。

3. 有无多器官受累表现？ 皮肌炎常可致多系统受累。肺部受累，可有间质性肺炎，肺纤维化表现出咳嗽、呼吸困难；心肌受累表现为心律失常、心力衰竭、心包炎等症状。

4. 有无发热、消瘦等症状？ 30%的皮肌炎患者合并肿瘤，其可以先于或迟于或同时皮肌炎的发生，其中尤其以鼻咽癌、胃癌、肺癌常见。伴有肿瘤的皮肌炎患者对糖皮质激素的治疗反应差。

5. 既往的基础性疾病？ 如高血压、糖尿病、结核、肝炎等，治疗过程中应积极加强对基础疾病的控制及防护，避免激素副作用。

【问诊结果与分析】

患者 4 个月前无明显诱因出现双上眼睑水肿性紫红色斑,无明显瘙痒,当地给予抗过敏治疗,效果不明显,近 2 个月皮损增多至额部、双颊、颈胸部,四肢关节伸侧,日晒后加重,瘙痒明显。四肢乏力,上楼、下蹲、举手困难,不伴呛咳、吞咽困难等症。患病以来无发热、口腔溃疡、脱发等症状,体重改变不明显。外院行 PET 检查,未见明显高代谢病灶。

【皮肤科查体】

1. 全身查体　浅表淋巴结是否肿大? 心脏是否有杂音? 肺部异常呼吸音? 肝脾是否肿大? 腹部包块、压痛?

2. 皮肤科专科查体　是否有皮肌炎典型皮损:眼睑水肿性紫红斑;颈前 V 区、前胸、头皮、面部等紫红斑;Gottron 征;甲周红斑;四肢皮肤异色病样改变?

3. 肌力检查　肌力评定:0~5 级——0 级:瘫痪;1 级:肌肉能轻微收缩,但不能产生动作;2 级:肢体能平面移动,但不能抬起;3 级:肢体能抬起(抗地心引力);4 级:能抗阻力;5 级:正常肌力。

4. 查体结果分析　颈部淋巴结部分可及,心肺腹没有阳性发现;眶周水肿性紫红斑,面部、颈部、前胸、四肢近端可见紫红斑,双手、足关节伸侧 Gottron 征(+),甲周红斑,四肢肌力四级,肌肉压痛(+)。患者典型皮损及肌痛、肌无力表现,符合皮肌炎诊断。

【实验室检查】

1. 初步检查　三大常规(血、尿、便)及肝肾功能、肌酶;感染性疾病筛查(乙肝、梅毒、艾滋病等);肺 CT、心电图、腹部脏器 B 超;ENA 全套、免疫球蛋白及补体;肌电图、肌肉活检;肿瘤标记物;胃镜、肠镜;食道吞钡造影。

2. 检查结果分析　三大常规未见明显异常。肺 CT:双肺毛玻璃样改变提示间质性肺炎;肌酸激酶 985U/L,乳酸脱氢酶 525U/L,肌电图提示肌源性损害;ENA 全套:ANA1:1000,Jo 抗体(+),食道吞钡检查提示食道轻度扩张,蠕动弱;胃镜提示胃窦部新生物,病检示:胃腺癌。耳鼻喉专科检查未见明显异常。

患者具有典型皮损、肌痛肌无力症状,肌酶升高、肌电图示肌源性损害,皮肌炎诊断明确。院外虽行 PET 检查,但对消化道行进一步排查,结果发现胃部肿瘤。

【诊断】

皮肌炎;

胃腺癌。

【鉴别诊断】

1. 需与系统性红斑狼疮相鉴别　皮肌炎颜面部特别是上眼睑有紫红色水肿性红斑及 Gottron 丘疹,为本病特征性皮损,在系统性红斑狼疮中少见,皮肌炎四肢及躯干部皮损较广泛,四肢皮损好发于关节伸面,而系统性红斑狼疮则多发于四肢末端,特别是手指等。

2. 需与面部皮炎相鉴别 面部皮炎常有反复面部过敏史,患者感瘙痒,使用抗过敏治疗后有效,无肌无力、肌痛等症状。

3. 需与系统性硬皮病鉴别 系统性硬皮病四肢末端、颜面、上胸背等部发生非炎症性肿胀硬化,常有雷诺现象。

【治疗方案及依据】

1. 注意休息、避免受凉及感染等诱发因素。

2. 药物治疗 糖皮质激素为首选药物:急性期依据体重,一般初始量泼尼松为每日 1~2mg/kg,分 3 次口服,待病情控制后逐渐减量,维持量约每日 10~15mg,注意补钾护胃补钙,预防激素副作用;病情控制后考虑逐渐减量。

3. 免疫抑制剂 对皮质类固醇无效或因并发症不能耐受大剂量的患者,可使用免疫抑制剂,硫唑嘌呤 50~100mg,每日 1 次,或甲氨蝶呤、硫唑嘌呤、环孢素等,中药雷公藤多苷片有一定的疗效。

4. 皮损局部加强保湿,必要时给予抗过敏药物治疗干燥、瘙痒。

5. 激素减量后胃肠外科手术治疗胃腺癌。

【治疗过程中需要注意问题】

1. 初次给予激素治疗,应积极观察肌力恢复、肌酶下降情况,判断激素是否敏感及足量。对于糖皮质激素不敏感患者,应加用免疫抑制剂。皮损消退常较肌肉症状改善慢,不应作为激素是否敏感的首要指标。

2. 激素使用过程中,定期复查电解质、肝肾功能等,监测患者血压、血糖情况,预防及控制激素副作用。

(三)红斑鳞屑性皮肤病的案例分析

【案例】

男性患者,56 岁,全身反复红斑、斑块、鳞屑8 年,加重 1 周。患者 8 年前无明显诱因头皮、四肢、腰腹背部相继出现红斑、脱屑,偶有瘙痒,可以忍受,无发热、无关节痛,无恶心、呕吐及腹痛等。皮损反复出现,曾至多家医院就医,间断使用阿维 A 胶囊,卡泊三醇软膏等。1 周前无明显诱因皮损加重。无基础疾病病史,无接触传染史。

请问:1. 诊断为什么疾病?

2. 需要与哪些疾病鉴别?

3. 如何治疗?

从病因上分,红斑鳞屑性皮肤病涉及原因不明皮肤病、遗传性皮肤病、变态反应性皮肤病、真菌及细菌感染、肿瘤及一些全身性疾病的皮肤表现。这类疾病常见的有:银屑病、玫瑰糠疹、慢性皮炎湿疹、脂溢性皮炎、药物疹、多形红斑、体癣、红癣、毛发红糠疹、剥脱性皮炎、蕈样肉芽肿等。

红斑丘疹鳞屑性皮肤病以红斑、鳞屑为特征,呈局限性分布或广泛性分布。银屑病是最常见的红斑鳞屑性皮肤病,其确切的病因不明,典型皮疹为头皮、躯干及四肢伸侧的银白色鳞屑性红斑、丘疹或斑块,易反复发作,Auspitz 征(+),可有同形反应,瘙痒感明显。玫瑰糠疹春秋多发,可伴有发热、头痛、咽喉痛、关节痛、胃肠不适、淋巴结肿大等前驱症状。皮疹为椭圆形玫瑰色斑疹,其边缘有细薄鳞屑,皮疹长轴与皮纹一致是其特点。

变态反应性皮肤病引起红斑鳞屑常见的有慢性皮炎、湿疹,病患常有反复过敏史或发作史,伴明显瘙痒症状,部分患者有特征性的发病季节,抗过敏治疗有效。脂溢性皮炎亦称脂溢性湿疹,好发于皮脂分泌区,其红斑上的鳞屑油腻。药物疹表现为全身弥漫性、鲜红色斑疹或斑丘疹,皮疹中偶见正常"皮岛",患者起病前有明确用药史,且多伴有程度不等的瘙痒感。多形红斑发病前多有诱因,如感染或药物。皮疹好发于四肢末端的伸侧面,红斑呈水肿性,典型皮损如"靶形"。

感染性疾病首要考虑真菌感染性皮肤病,比如体癣。体癣常常有出汗多、生活环境较差等诱因。皮损边缘除鳞屑外并有小丘疹或小丘疱疹围绕。轻度瘙痒或瘙痒不明显。部分患者可以合并有身体其他部位的真菌感染,比如股癣、足癣等,真菌检查阳性。其次有细菌感染引起的皮肤病,如红癣,易发生在皮肤摩擦部位,通常无自觉症状,皮损为境界清楚、边缘不规则的斑片。皮损呈红色、棕红色或褐色,表面有糠秕样鳞屑。

全身性疾病或肿瘤引起的皮肤红斑鳞屑表现为主的疾病常见的有红皮病,又称剥脱性皮炎,表现为炎症性红斑面积达体表面积的90%以上,皮肤潮红肿胀、脱屑,伴有发热、淋巴结肿大、肝脾大、代谢紊乱、内分泌功能障碍等全身症状。蕈样肉芽肿是一种常见的原发皮肤 T 细胞淋巴瘤,皮疹也会出现红斑鳞屑样损害,常为暗红色或棕红色,可出现增生肥厚或伴有萎缩,而且常有色素异常、色素沉着与色素减退并存。皮疹边缘不规则,形态不一致,分布无规律性。遗传性疾病常见的有毛发红糠疹,以黄红色鳞屑性斑片和角化性毛囊性丘疹为特征。

本例为 56 岁男性患者,起病 8 年,因此遗传性疾病可不考虑。重点考虑原因不明、变态反应性、感染、肿瘤及一些全身性疾病所致的可能。因此问诊应详细围绕起病前诱因、皮损特点、病情的变化、治疗经过、伴随症状、主观症状、既往史等方面进行。

【问诊的内容及目的】

1. 起病前的诱因? 起病前是否感冒、手术、外伤、生活压力等情况?既往是否有基础性疾病?是否治疗以及目前疾病的状况?是否有任何过敏情况?从事什么职业?是否有不良的生活习惯?有无接触史及传染病接触史?体癣常常有工作强度大,工作环境及生活环境较差,患者出汗多以及晾晒衣服不便等情况。

2. 患者皮损特点? 起病前是否有前驱症状?皮损发生时间?初次出现的外观以及进展情况?最初的发病部位?伴随症状?是持续存

在还是反复发作? 是否与接触物有关? 是否有其他家庭成员受累或者存在相似情况? 寻常型银屑病患者一般没有明显的前驱症状,部分患者可发生在劳累或者压力之后,急性点滴状银屑病患者发病前常常有咽喉部链球菌感染病史,根据银屑病的临床特征可分为寻常型银屑病、关节病型银屑病、脓疱型银屑病、红皮病型银屑病。其中寻常型占99%,其他类型多由寻常型银屑病转化而来,寻常型基本损害为红色丘疹或斑丘疹,逐渐扩展成为境界清楚的斑块,可呈多种形态,上覆厚层银白色鳞屑。可出现蜡滴现象、薄膜现象和点状出血现象。可发生于全身各处,但以四肢伸侧为主。部分玫瑰糠疹的患者有劳累、感冒等诱因,皮损表现为玫瑰色的淡红色红斑,椭圆形或环状损害。皮损长轴与皮纹平行。好发于躯干及四肢近端。体癣初期为红色丘疹,慢慢扩展为红色斑片,有鳞屑,境界清楚,边缘损害严重,可有丘疹、丘疱疹,而中央趋于消退。

3. 其他伴随症状? 脓疱型银屑病和红皮病型银屑可出现发热、浅表淋巴结肿大。关节病型银屑病可有关节疼痛及肿胀,严重时可出现关节畸形。

【问诊结果与分析】

患者 8 年前无明显诱因头皮、四肢、腰腹背部相继出现红斑、丘疹、鳞屑,偶有瘙痒,可以忍受,无发热、无关节痛,无恶心呕吐腹痛等。皮损反复出现,曾至多家医院就医,间断使用阿维 A

胶囊,卡泊三醇软膏等。1周前无明显诱因皮损加重。无基础疾病病史,无接触传染病史。

通过问诊可以明确:患者病情呈慢性经过,反复发病,既往在各大医院诊断过银屑病。既往无明显诱因及基础疾病,初步判断为银屑病,接下来结合查体和相关的检查进一步确诊。

【皮肤科专科查体】

1. 皮损的检查 皮损的性质、是原发性皮损还是继发性皮损、分布及排列、形状、表面?可使用鳞屑刮除法进行检查,仔细观察其特点。

2. 检查结果分析 皮损主要分布于头皮、腰腹背部及四肢伸侧,皮损表现为淡红色的丘疹、斑块,可见蜡滴现象、薄膜现象和点状出血现象。根据特征性皮损可以诊断为寻常型银屑病。

【实验室检查】

1. 初步检查项目 三大常规(血、尿、大便);大生化检查;乙肝、丙肝、梅毒、艾滋病等;

血清免疫球蛋白、肿瘤标记物;血沉;心电图、胸片、腹部脏器 B 超;真菌镜检;皮肤 CT。

2. 检查结果与分析 三大常规(血、尿、大便):血红蛋白 122g/L,余无明显异常。大生化检查:基本正常。乙肝、丙肝、梅毒、艾滋病:(-)。血清免疫球蛋白、肿瘤标记物:(-)。血沉:20mm/h。心电图、胸片、腹部脏器 B 超:基本正常。真菌镜检:(-)。皮肤 CT:表皮角化过度伴角化不全,角质层内有较多分叶核细胞聚集,表皮呈银屑病样增生,真皮乳头内毛细血管明显迂曲扩张,血流丰富,血管周围有炎性细胞浸润。

【诊断】

寻常型银屑病。

【鉴别诊断】

1. 与玫瑰糠疹鉴别　玫瑰糠疹表现为玫瑰色的淡红斑,边界清楚,其上可见细小鳞屑,皮损的长轴与皮纹一致。

2. 与二期梅毒疹鉴别　梅毒疹患者常常有不洁性交和硬下疳史,除躯干皮损外,手掌足底可见鲜红色丘疹或斑丘疹,梅毒血清学试验阳性。

3. 与扁平苔藓鉴别　皮损多为紫色多角形扁平丘疹,可融合成鳞屑性斑块,但一般鳞屑不厚,皮肤组织活检可鉴别。

4. 与慢性湿疹鉴别　慢性湿疹往往有剧烈瘙痒,鳞屑不多,皮肤呈浸润肥厚及苔藓样变。

【治疗方案及依据】

1. 阿维 A 胶囊 $0.75\sim1mg/(kg\cdot d)$ 用于调节角质形成细胞的生长和分化。

2. 免疫抑制剂　主要适用于红皮病型、脓疱型、关节病型银屑病。常用的有甲氨蝶呤,成人剂量为每周 $10\sim25mg$ 口服,还可以用环孢素、他克莫司胶囊等。

3. 对于细胞免疫功能低下者,可使用免疫调节剂。

4. 局部治疗　维生素 D_3 衍生物卡泊三醇软膏或者卡泊三醇倍他米松软膏外用于皮损处

每日 2 次,UVB 照射皮损处,隔日 1 次。

【治疗过程中需要注意问题】

1. 与患者充分沟通,注意阿维 A 的副作用。

2. 注意药物相互作用,避免对肾脏损害,监测肾功能及尿量。

3. 注重寻常型银屑病患者的心理疏导。

4. 进行健康教育,指导患者正确使用外用药物。

（四）紫癜性皮肤病的案例分析

【案例】

男性患者,5 岁,双下肢反复起疹伴关节疼痛半月,皮疹加重伴腹痛 2 日。患者半月前"上感"后双小腿出现散在瘀点、瘀斑,皮疹压之不褪色,同时伴双侧膝关节、踝关节肿痛不适,影响行走,关节处有压痛。自行口服"消炎痛"治疗,皮疹无缓解,且逐渐增多,并蔓延至双侧大腿及臀部,近 2 日来出现腹痛、腹泻症状,来我院求诊。自起病以来,大便次数渐增多,小便无异常,体力体重有所减轻。

请问:1. 诊断为什么疾病?

2. 需要与哪些疾病鉴别?

3. 如何治疗?

紫癜也称皮下出血,是由红细胞外渗引起的皮肤或黏膜颜色改变。根据皮疹大小及形态分为瘀点(直径<2mm 的皮下出血点)、瘀斑(直径>2mm 的皮下出血斑)和血肿(血液堆积在组织内出现肿胀)。瘀点和瘀斑与皮面平齐或稍隆起,开始为鲜红色,压住不褪色,数日后因红细胞破坏留有含铁血黄素而形成黄褐色,最终可完全消退。紫癜是出血性疾病最常见的临床表现,紫癜性皮肤病与血液病及血管炎的关系密切,涉及的疾病也越来越多,有些极其罕见,有些不属于皮肤病的范畴。

我们在此大致以血小板数量为分界,分血小板减少性紫癜和非血小板减少性紫癜。血小板减少最常见的紫癜是特发性血小板减少性紫癜。它是由免疫机制引起的血小板破坏过多和血小板生成减少所致的皮肤黏膜及内脏出血。急性型多见于儿童,多发生在病毒性上呼吸道感觉季节,起病急骤,可有畏寒发热,皮肤和黏膜发生广泛严重的出血。慢性型多见于成年女性。实验室检查提示外周血血小板减少,急性型低于 $20×10^9/L$,慢性型多在 $(30~60)×10^9/L$,出血时间延长,血小板相关抗体、相关补体、免疫复合物增高。

非血小板减少性紫癜病因较复杂,包括变态反应、感染、系统性疾病、维生素缺乏、血管物理因素、中毒性、老年组织变性及原因不明等。在诊断和鉴别诊断中,最起码的临床常规血液学检查是非常重要的,有时还需要配合病理或其他一些特殊检查。这类疾病常见的有:过敏性紫癜、药物性紫癜、单纯性紫癜、老年性紫癜、血管内压增高性紫癜、皮质类固醇性紫癜、高球蛋白血症性紫癜、冷球蛋白血症、巨球蛋白血症性紫癜、湿疹样紫癜、淤积性紫癜,往往有系统受累及明显实验室检查异常。

过敏性紫癜病因不明,多见于儿童,发病前有上呼吸道感染,也可能与药物、食物、昆虫叮咬、物理因素有关,患者血清 IgA 升高,抗 O 增高,毛细血管脆性试验阳性,血沉快,血小板及凝血因子正常。皮疹好发于四肢伸侧及臀部,对称分布,也可累及躯干和面部,受压部位损害多而重。胃肠道受累时有腹痛、呕吐、出血、肠麻痹、肠套叠,甚至肠穿孔。关节受累表现为关节痛及关节肿胀。肾脏受累可有蛋白尿和血尿。药物性紫癜为药疹中的一种亚型,是药物过敏损伤血管壁,引起血小板减少、血小板功能障碍和凝血缺陷而产生紫癜,患者有明确用药史,严重病患有内脏出血及系统损害。单纯性紫癜病因不明,好发于下肢,无系统检查异常。老年性紫癜多见于老年女性,由于衰老、暴露部位长期受日光照射,以及皮肤变薄、松弛,皮肤和皮下组织萎缩,缺少弹性,小血管周围的胶原组织变性失去支撑,轻微的外伤致血管破裂出血。主要发生在易受外伤的暴露部位。血管内压增高性紫癜多见于儿童,因阵咳、剧烈呕吐、哭闹等导致局部毛细血管和小血管内压力骤然升高,导致小血管破裂,无系统损害,祛除病因后,紫癜常在几天内迅速消退。皮质类固醇性紫癜见于长期和大量外用、口服、吸入糖皮质激素,特别是使用强效制剂的患者。皮疹主要位于暴露部位,毛细血管脆性试验阳性。高球蛋白血症性紫癜与自身免疫性疾病有关，多见于中老年妇女，主要发生于足背、胫前。实验室检查 γ 球蛋白异常增高，血 IgG 增高，白细胞减少，抗甲状腺球蛋白抗体和抗核抗体阳性，抗 SSA 及抗 SSB 抗体阳性。巨球蛋白血症性紫癜可合并有口、鼻黏膜和视网膜出血，胃肠道出血，贫血，肝、脾大，淋巴结肿大。实验室检查血浆中巨球蛋白增加，为单克隆 IgM，多为 L 链型。血小板及其因子Ⅲ减少。尿本-周蛋白阳性。湿疹样紫癜常在春夏季发病，皮疹类似进行性色素性紫癜性皮病，伴有剧烈瘙痒感。淤积性紫癜多见于男性，多伴有下肢静脉曲张，常在久站或行走后发病，于小腿下 1/3 处发病，无明显自觉症状或有痒感。

本例为 5 岁儿童患者，起病前有明确"上感"诱因，临床以紫癜伴有腹痛、关节痛为主要症状。首先应查血常规明确血小板情况，如血小板正常则属于非血小板减少性紫癜范畴。非血小板减少性紫癜里，结合患者发病年龄和诱因首要考虑"过敏性紫癜"。因此问诊应详细围绕起病前诱因、发病的时间、皮损特点、病情的变化、治疗经过、伴随症状、主观症状、既往史等方面进行。

【问诊的内容及目的】

1. 起病前的诱因？ 是否有熬夜、感冒、劳累等诱发因素？是否有食用或者接触致敏物的情况？季节是否与发病病情的演变相关？目前的生活？

2. 患者的自觉症状？　是否有瘙痒及疼痛？是否有头晕、关节痛、腹痛等症状？是否有口腔溃疡？是否有脱发？

3. 既往史？　是否存在基础疾病？是否存在药物或食物过敏史？其家族中是否有成员有类似发作病史？

4. 皮损特点？　皮损的起病时间、演变过程、发病部位？患者表现为双下肢伸侧发疹。

【问诊结果与分析】

5岁儿童患者,起病前有明确"上感"诱因,临床以紫癜伴有腹痛、关节痛为主要症状。无发热,无口腔溃疡,无腹痛等不适。既往体健,否认过敏史。否认膝关节病史,否认心脏肝脏肾脏等疾病史。

【皮肤科查体】

1. 全身查体　浅表淋巴结是否肿大？心脏是否有病理性杂音？肺部是否有异常？腹部是否有压痛？

2. 皮肤科专科查体　皮损为原发性皮损还是继发性皮损？皮损的分布部位？皮损的形态？可进行触诊。

3. 查体结果分析　双膝部可见关节部位稍肿胀,按压疼痛,双下肢皮肤可见散在的瘀点、瘀斑,未见明显的血疱及溃疡。

【实验室检查】

1. 初步检查　三大常规(血、尿、大便);大生化检查;毛细血管脆性试验;IgA 免疫球蛋白;血沉+ASO;ENA;过敏原检查;24 小时尿蛋白;心电图、胸片、双侧膝关节 X 片,腹部脏器 B 超。

2. 检查结果分析 血常规:WBC 13.5×10^9/L,血小板正常。尿常规:尿蛋白 1+。大便常规:正常。血沉:60mm/h ↑,ASO:300IU/ml ↑。双侧膝关节 X 线片示:关节腔轻度积液,余无明显异常。

【诊断】

过敏性紫癜(混合型)。

【鉴别诊断】

1. 与特发性血小板减少性紫癜相鉴别 后者血小板显著减少,患者有出血倾向,皮损表现为瘀点、瘀斑。而过敏性紫癜血小板不减少。

2. 与变应性皮肤血管炎相鉴别 变应性皮肤血管炎皮损呈多形性,可表现为红斑、丘疹、紫癜、溃疡坏死和结节,皮损消退处遗留有色素沉着或萎缩性瘢痕。

3. 与异常蛋白血症性紫癜相鉴别 异常蛋白血症性紫癜是一组因蛋白质代谢异常,下肢反复出现紫癜、血沉加快和血免疫球蛋白增高为特点的疾病。该类疾病血清蛋白电泳提示有增多的血清蛋白。

【治疗方案及依据】

1. 一般防治原则 寻找可能诱因(如工作状态),防治上呼吸道感染,祛除感染病灶,避免服用可疑药物及食物等。

2. 药物治疗 可给予降低血管通透性的药物,常用的有静滴葡萄糖酸钙针 20ml,可口服芦丁片 1 片,每日 3 次,口服或者静脉使用维生素 C。可使用常规抗组胺药物。严重关节痛可以对症治疗,使用秋水仙碱片或者非甾体抗炎药物。

【治疗过程中需要注意问题】

1. 与患者充分沟通,避免接触致敏物,对患者进行健康教育:注意休息,避免感冒。

2. 过敏性紫癜可能会反复发作,尤其要注意关注肾脏情况。

(杨 井　杨 柳　林能兴)

参考文献

1. 张学军.皮肤性病学. 8 版.北京:人民卫生出版社,2013.

2. 赵辨.中国临床皮肤病学.南京:江苏科学技术出版社,2010.

3. Bolognia J.L.皮肤病学.2 版.朱学骏等译.北京:北京大学医学出版社,2011.

4. 傅志宜.临床皮肤病鉴别诊断学.北京:中国医药科技出版社,1994.

第七章

客观结构化临床考试 (OSCE)指南

【目的和要求】

熟悉 OSCE 模式。

掌握临床基本技能。

【重点和难点】

OSCE 训练与评估。

【训练内容】

考站的准备。

临床能力训练与评估。

【训练方式】

综合教学:讲授、多媒体课件、示教、分组讨论、分组训练、SP 训练、模型训练、模具练习。

第一节　OSCE 概述

客观结构化临床考试 (objective structure clinical examination, OSCE)是临床能力考试的模式之一,自 1975 年由英国 Dundee 大学 R. M. Harden 博士提出后,在欧美医学院校中得到广泛应用,根据本科医学教育国际标准的要求,利用 OSCE 对医学生进行临床能力训练和评价被明确提出并要求逐步推广。

OSCE 训练是以模拟真实情境的临床问题作为实际应用与知识间的桥梁。临床上所面对的每个患者的信息都是不完整的,必须通过多方面采集资料才能知道其"庐山真面目"。模拟真实情境的训练,并能应用在未来的临床或见习时能解决患者的问题,这样的训练才能使学生如临其境。将学习置于复杂的、实际的问题情境中,这有以下好处:①学习知识的情境与以后应用知识的情境具有相似性,这可以促进知识的提取;②在解决问题的过程中掌握概念、原理和策略,可以促进学习在新问题中的迁移;③另外,先前学习的实例可以应用到与此类似的问题解决中。这种训练的方法与临床问题处理最为接近,不但可以让学生把所学转用在临床问题的解决上,同时可以训练其批判性思维能力。

(一) OSCE 的形式

传统的医学考试包括笔试和口试,可以充分考查参考者所了解的基础知识与理论知识,但是无法达到现代医学教育和考试所要求的有效性与可靠性。各种实际现象表明,懂得理论与基础知识的医学生并不一定能够在临床情况下合理运用他们所掌握的知识。而且很多临床技能是无法通过笔试和口试进行考核的,例如病史采集中与患者沟通的能力、临床操作技术等。所以,从 20 世纪 70 年代开始,西方一些医学教育者就开始探讨新的教学与考核方法。在 1975 年,

Harden 博士建立了一种新的临床能力考核方法,让参考者依次在模拟的多个临床场景(考站)中考核广泛的内容,包括多种操作,并进行评估,这就是 OSCE。

OSCE 是通过直接观察所进行的一种客观性较强的、用于评价临床能力的考试。提供一种客观的、有序的、有组织的考试框架,在此框架中,可以根据教学大纲等要求加入相应的考核内容与考核方法。OSCE 也被称为临床多站考试,通过一系列考站,完成一系列的临床任务,测试参考者掌握的各种不同的临床能力,并用一定的标准进行评分,从而评价参考者的临床技能和态度。这种测试方法的优点是能够在相对较短的时间内检测大量的临床工作能力,包括学习能力和总结能力,多方面、多目的地评价医学生、医疗专业人员等。OSCE 客观性高(标准化考核表、标准化病人等),并能有效免除评分教师主观的差异。所以这种组织客观考核的理念已在西方医学界普遍应用。

(二) OSCE 的特征

OSCE 具有三大特征:

1. 客观性 主考人应用标准考核表评定参考者的临床行为——遵循事先制定的客观评分表和给分原则评定能力;

2. 结构化 每个参考者遇到相同的问题,表演相同的操作——所有参考者面对同样的考试内容;

3. 临床范畴　整个考试面对真实临床场景——在每个考站参考者都被要求完成一项或多项临床任务。OSCE 的每个考站都针对相应一种临床技能。例如，某一站测试问诊技巧，下一站考核听诊，再下一站检查活检、真菌镜检等临床操作技能。参考者则轮流去每一站完成各站所规定的任务。OSCE 的特点就是每一站所设置的任务都经过了非常细致的规划，每一站的考官手里都有一个事先设计好的评分表，因此参考者在每一站的表现就能够被客观地记录在评分表上。在医学院校中，录像也成为 OSCE 中不可缺少的一部分。通过录像，不仅可以研究考试的质量，还使考官与教师发现问题，及时向学员反馈。

OSCE 的模式和具体内容非常灵活，站点由多种测试方法组成，包括运用多项选择或分析测试，但通常包括标准化病人（standard patient，SP）考站和各种模拟临床、模拟人体以考核操作能力和应用能力的内容。在大多数病案中运用 SP。SP 是经过特殊培训的，对疾病的症状、体征和评估条目"标准化"了的正常人或患者。SP 用以在教学或考试时展示特定疾病状态，并能够评价参考者的病史采集、体格检查、信息、加工、患者教育和医患交流的能力，可以发挥患者、评估者和指导者三种功能。

一般来说，考站越多，可靠性越高，通常设置 9~14 个考站。每个站点要求参考者在规定的时间内根据程式化的临床技能标准完成一系列操作。参考者在每一站的考试时间通常是 5~20 分钟,每一站所需的时间与任务的难度和复杂性有直接关系。长站常用于病史采集和体格检查技能的评估,适用于参考者和患者之间的交流沟通。短站由于时间限制,任务常是非常重点的,如采集重点病史,或基于从前个患者处获得的病史,给出鉴别诊断,选择应做的实验室检查。一些考站可考查参考者的应变能力。例如:模拟腹型过敏性紫癜的生命体征,抉择诊疗措施。在美国的一些医学院校,每一站的时间可能会多于30 分钟,所以在站与站之间可能会设立一些休息站,参考者可以复习、记录病史,或参加笔试。笔试也成为 OSCE 的一部分,例如在病史采集和体格检查后回答一些相关的多选题、简答题等。有些临床技能也适合笔试的考核方法,例如阅读病史与理解实验报告的能力。这样,传统考试模式与现代考核模式达到了完美的结合。

（三）OSCE 的对象

OSCE 所针对的对象不仅仅是医学生的考核,规范化培训的住院医师、专科医生、护士、药剂师等所有与医学有关的职位都可利用 OSCE 来判断参考者的临床技能是否达到相应的标准。OSCE 是一种可靠、客观,并且受到广大医学教育者与学生欢迎的考核理念。它的出现也带动了医学教育的改革,使其在教学过程当中更加重视知识在临床实际中的运用,而不仅仅只是知识的积累。本书重点介绍临床医学专业的 OSCE,主要涉及皮肤科学、内科学、外科学、妇产科学和儿科学等学科。

(四) OSCE 的应用范围

医生的临床能力应包括为进行临床实践所必需的一般技能和为完成某种特定临床工作所必需的特殊技能。由国际医学教育学会(IIME)主导的"全球医学教育最低基本要求"归纳为 7个领域和具体的 60 条标准,主要包括医学职业价值、态度、行为和伦理,医学科学基础知识,沟通技能,临床技能,群体健康和卫生系统,信息管理,批判性思维和研究。在经济全球化的同时,医学教育和医疗服务的全球化也越来越明显。

美国著名心理学家布鲁姆(B. S. Bloom) 的"教育目标分类学"中将人的认知能力按智力活动的复杂程度分为 6 个等级,即记忆、理解、应用、分析、综合、评价,从简单到复杂、从具体到抽象,依次递增。临床能力的评价应着重于非认知领域的行为,即在系统观察的基础上对个人为完成临床实践所必需的能力进行检测。WHO 专家委员会认为,医学教育中非认知领域的行为包括 9 项:①采集病史,向患者提出各种问题的技能;②进行体格检查的技能;③使用各种实验室和医疗器械进行诊断和治疗技能;④对患者进行观察和处理的技能;⑤认识对患者应负的医疗责任;⑥关心和考虑患者及家属;⑦与同事有效的合作与共事能力;⑧医疗上各种措施的应用及其限制性认识;⑨调查研究和继续教育的愿望和能力。

OSCE应用范围(即考查的临床能力)包括:①人际交流和沟通能力;②采集病史和体格检查的能力;③作出医疗决策和执行医疗决策的能力;④临床医学中所涉及的伦理道德;⑤对患者的教育与咨询;⑥操作技能,例如测量血压、床边心电图、真菌刮片检查等;⑦处理急诊情况的应变能力和抉择能力。OSCE不仅重视医学生的记忆理解认知能力的培养,更注重应用、分析、综合这些高级能力的获得。

随着现代医学模拟教学的发展,以及近期高质量医学模型、医学模拟人体与SP的运用,OSCE的范围也不断增加。高逼真的考核科技模拟人,例如超级综合模拟系统(人工智能模拟患者,HPS;急救护理模拟人,ECS)可以模拟多种临床症状和体征,不仅可以用来考核参考者的临床技术,也可以用来判断参考者的交流与沟通能力。高科技医学模拟产品可以自动记录参考者的操作过程,从而给出客观的评价,使OSCE变得更加可靠。

(五) OSCE的目标

针对临床医学专业医学生,OSCE的目标如下:

1. 培养临床能力

(1)解决问题的临床思维能力。

(2)处理患者的实际工作能力。

2. 具体内涵

(1)收集病史的能力:学会与患者接触和交流,进行系统而有针对性的病史采集。

(2)体格检查的能力:用规范的手法进行系统和重点的体格检查。

(3)运用诊断性辅助检查的能力:正确选择,准确评判,综合分析。

(4)作出正确诊断的能力:按照诊断程序进行临床分析、综合,提出符合疾病本质的结论。

(5)作出治疗决策的能力:根据临床诊断制订合理的治疗方案。

(6)执行医疗决策的能力:掌握诊疗原则和技术要领。

(7)继续医疗和护理的能力。

(8)正确处理医患关系的能力。

(9)职业态度。

(安湘杰)

参考文献

1. 董卫国.客观结构化临床考试与标准化病人.北京:人民卫生出版社,2012.

2. 吴汉妮,孔维佳.临床医学基本技能训练教程.北京:人民卫生出版社,2012.

第二节 OSCE 设计

一、考站设计

OSCE 不仅设计范围广,包括临床基本技能、基本操作、医德医风等,而且综合性很强,几乎覆盖了临床医学的各个方面。OSCE 的有效性和可靠性,从某种程度上来说是由病例选择的恰当程度和丰富程度来决定的,不可能局限于某一细节上的临床技巧,也不可能在课程刚开始的时候就进行 OSCE。当然,评估者是否在评分标准和评分表上保持一致也是保证 OSCE 有效性和可靠性的一个关键。

OSCE 考站设计中的关键步骤:①规划方案,预备一些可供选择的临床任务;②在此基础上设计并完善相关的考站;③各种模拟技术是考试的重要手段;④设计供评估者适用的评分细则和评分表(标准化考核表)。

OSCE 考站须根据测试内容和完成任务所需时间设置相应长考站和短考站,可独立或搭配。尽量利用 OSCE 形式的灵活性,编制所需要类型的考站。

长考站:10~20 分钟或更长。常用于设计一些需时较长的内容和技巧评估。例如采集病史和进行体格检查,并完成与该考站相关的数个问题(形式可为书面答题,也可以用来评价咨询或患者教育的技能,也可以包括主考人向参考者提问)。

短考站:通常 5 分钟。由于时间限制,任务常是非常重点的。例如:站 1:给参考者的说明——"你将要看的患者是因急性荨麻疹来急诊室。请采集重点病史。你有 5 分钟时间完成此站"。站 2:给参考者的说明——"基于从前一个患者获得的病史,给出鉴别诊断,选择应做的实验室检查。你有 5 分钟时间完成此站"。

二、考站类型

一般分为以下几种类型:

1. 病史采集和体格检查技能考站　长考站和短考站。适用于参考者和患者(SP 或真实患者)之间的交流沟通。要求参考者在模拟或真实临床场景中,完成病史采集和体格检查。长考站包括对患者进行重点病史采集和重点体格检查,每站 15~20 分钟;短考站只对患者进行病史采集或体格检查每站 7.5~10 分钟。每站结束前需完成与该考站相关的若干问题(多为书面形式,题型可为选择题)。成绩占 OSCE 的 75%。

2. 临床常用诊断技术考站　通常为短考站。适合参考者、演示技巧过程和应变能力。例如,通过使用设备或模拟装置来测试一些临床操作技能(如测量血压、肝脾触诊、淋球菌镜检等),或模拟休克(变化的生命体征)考查参考者的应变能力。每站 5~10 分钟。成绩占 OSCE

的 15%。

3. 静态考站　长主站或短考站。这种考站可能没有任何与患者身体上的接触，任务可以多样化。如实验结果判读、图片分析、诊疗计划、处方书写、文献检索等。这种考站可贯穿整个 OSCE 全过程，也可单设考站。参考者完成指定的任务后把结果写在答卷纸上，评估者不需要观察参考者是如何做的，仅需对他们的答案评分即可。也可采用计算机模拟案例进行分析测试。考试时间 15~20 分钟，成绩占 OSCE 的 10%。

OSCE 考站应按照预先拟定的问题去设计，需具备的必要条件：①明晰的任务要求；②清楚有条理的指示，供参考者、评估者和患者使用；③评分细则和评分表格；④其他要求（如设备、供 SP 使用的剧本、模拟或真实患者的病症、技术读者护理上的其他辅助工具）。

三、考站组成

OSCE 考站通常为两种形式组成：包括患者考站和非患者考站。患者考站均由 SP 组成，非患者考站的内容则包括各种模拟场景的考试。

（一）标准化病人考站（SP 考站）

主要评估病史采集和体格检查技能。这种考站一般由 SP 本人来进行评估，或由 1~2 个考官通过观察来评估，通常是在事先设计好的内容评分表和技巧评分量表上进行。设计6~8个 SP 考站，考试时间 90~120 分钟。

（二）非标准化病人考站(非 SP 考站)

主要评估诊疗技术等技能（表7-1）。非 SP 考站常采用替代物,包括:视频影像或声音的呈现、模拟人(模型)、计算机模拟等。考试时间 30~40 分钟。

表 7-1　非 SP 考站(举例)

考站	医生任务	权重
1	实验室检查结果分析	0.1
2	消化道内镜图像分析	0.05
3	模拟连接心电图	0.1
4	心电图判读	0.1
5	X 线片阅读	0.1
6	超声图像分析	0.05
7	血气分析	0.05
8	静脉穿刺	0.1
9	导尿	0.1
10	心脏听诊	0.1
11	腹部检查	0.1
12	心肺复苏	0.1
13	盆腔检查	0.1
14	穿手术衣	0.05
15	缝合/打结	0.05
16	综合案例分析	0.2
17	文献检索	0.1
……	……	……

根据 OSCE 方案设计相应考站,权重占25%,其中静态考站权重占10%

录像:用来呈现不能使用真实患者和 SP 的临床情景,例如外伤患者和抑郁症患者的管理。

录音:例如心音和心脏杂音——评价参考者解释心音、心脏杂音的知识和能力。

模型:例如用来评价心肺复苏,评价体格检查(腹部触诊、心肺听诊)或实践操作技术(缝合、打结、注射、内镜技术等)的模型。

计算机模拟:包含了高逼真的患者诊疗环境,要求参考者在没有提示的情况下,从临床场景所提供的全部诊断以及措施中进行选择。模拟可以建立在动态变化的疾病过程模型基础上,计算机模拟病例可以针对参考者的治疗措施作出相应的反应。

(三) 与考站组成相关的工作

确定考站内容后,根据 OSCE 方案拟定相应考站要完成的临床任务,并在相应考站站点给予明确清晰的指示。

1. 给参考者的书面指示 对需要完成的任务有一个简单明晰的描述。如关于患者或实际操作上的一些提示或详细情况,这些信息需要在考试前提供给参考者。通常贴在每一考站的门上,让参考者阅读后进入该考站。

2. 给评估者(考官或 SP)的书面指示告诉评估者该考站测试目的以及参考者需要完成的任务。在 SP 考站,评估者多由 SP 担任。这些经过特殊培训的 SP 能胜任基本的病史采集和全身体格检查,并能够评价参考者的病史采集、体格检查、信息加工、患者教育和医患交流的能力。

3. 评分表 根据需要完成的任务和评估者的专业水平不同而不同。一般来说,有一栏记录期望参考者完成的项目指标(比如询问病史的一些重点,体格检查中的一些主要方面,有效的沟通、诊断、治疗建议等)。评估者必须对每项完成的指标有评估,并在相应的栏里标示。评分表模板需要适用于全部的患者和全部的临床任务。最后评估者需要将各项成绩相加、整合。

四、考站方案

OSCE 作为笔者所在校医学生毕业综合考试的一部分实施至今,在 OSCE 的建立、可靠性和有效性研究、组织实施等方面积累了一定的经验。

举例 2006 年华中科技大学同济医学院教务处组织的医疗系医学专业本科毕业的 OSCE 来说明考试规划方案。OSCE 考站包括 SP 考站和非 SP 考站(表 7-2)。考站内容包括各种模拟场景的考试。共设计有 16 个考站。SP 考站 8 个,其中长考站 4 个,包括进行重点病史采集和重点体格检查,每站 15 分钟;短考站 4 个,仅进行问诊,每站 7.5 分钟。非 SP 考站 8 个,依据内容分配所需时间,每站 5~15 分钟不等。将两个短考站安排在一个区域(中间隔开,或邻近的两个房间里),使两站共用 15 分钟,便于轮转。每位参考者的整个考试时间:15 分钟×10 个区域,共 150 分钟。完成每个 SP 考站后,SP 或

表 7-2 OSCE 考站(方案)

环节	序号	形式	内容	时间(分钟)	权重
SP 考站	1	SP 考站	内科 SP 问诊、查体	15	10 分
	2	SP 考站	内科 SP 问诊、查体	15	10 分
	3	SP 考站	外科 SP 问诊、查体	15	10 分
	4	SP 考站	外科 SP 问诊、查体	15	10 分
	5	SP 考站	妇产科 SP 问诊	7.5	5 分
	6	SP 考站	妇产科 SP 问诊	7.5	5 分
	7	SP 考站	儿科 SP 问诊	7.5	5 分
	8	SP 考站	精神科 SP 问诊	7.5	5 分
非 SP 考站	9	心电图	心电图判读	5	2 分
	10	影像学	X 线阅片、超声图像判读	5	2 分

续表

环节	序号	形式	内容	时间（分钟）	权重
非 SP 考站	11	实验诊断	实验结果判读	5	2 分
	12	文献检索	计算机文献检索	5	2 分
	13	模拟考站	肝脾触诊/心肺听诊	5	2 分
	14	模拟考站	穿手术衣/消毒技术	5	2 分
	15	模拟考站	心肺复苏	15	5 分
	16	病例分析	综合病例分析	15	20 分
合计	16 站				

SP 考站内容:1. 长考站:内科——慢性支气管炎、糖尿病/高血压;外科——急性胆囊炎;妇产科——异位妊娠、子宫肌瘤;儿科——发热咳嗽;神经精神科——强迫症。

非 SP 考站内容:1. 小型案例+心电图;2. X 线/超声阅片;3. 小型案例+实验结果判读;4. 肝脾触诊/心肺听诊模型;5. 计算机文献检索;6. 穿手术衣、消毒技术;7. 心肺复苏;8. 综合病例分析。

教师对参考者评估,包括病史采集内容和技巧(SP 短考站只有此项)、体格检查内容和技巧,以及综合表现。

五、考站评估

SP 考站的评估:通常是在事先设计好的内容评分表和方法评分量表上进行。包括 SP 对病史采集、体格检查的内容和方法的评分,以及考官对笔试或口试内容的评分。

非 SP 考站的评估:临床诊疗技术操作的应用考站,评估者需要观察参考者演示技巧的过程并对其进行评分;而各种实验室检查数据以及影像图片的分析、文献检索等,评估者仅需要给参考者的答案评分即可。

(一)评估条目

10~20 分钟考站相关评估条目 15~20 个;5分钟考站相关评估条目 10~15 个。

1. SP 考站的评分细则 对参考者病史采集和体格检查两方面进行的评分。

例:男性,68 岁。左侧头、面部起水疱伴疼痛 1 周。

(1)病史采集内容评分条目:①现病史:根据主诉及相关鉴别询问;诊疗经过;②相关病史(表 7-3)。

(2)病史采集方法评分条目及要点:①收集资料的技巧;②交流的技巧;③融洽的医患关系(表 7-4)。

表 7-3 病史采集内容评分标准(15 分)

内容	条目	得分
病史(12 分)根据主诉及相关鉴别询问(9分)	①有无诱发因素,如熬夜、抵抗力降低等	2 分
	②有无食欲不振、消瘦及睡眠情况	2 分
	③有无蚊虫叮咬史或局部化学药品接触史	2 分
	④有无神经系统病变如偏头痛病史	3 分
诊疗经过(3 分)	⑤做过哪些检查?	1 分
	⑥做过哪些治疗?	1 分
	⑦症状有无缓解?	1 分
相关病史(3 分)	⑧慢性病史	1 分
	⑨肿瘤及放、化疗史	1 分
	⑩药物过敏史	1 分

表 7-4 病史采集方法评分标准(15 分)

条目	内容	得分
1	从一般到特殊的提问	1 分
2	无诱导性提问、逼问、责难性提问及连续性提问	1 分
3	按项目的问诊评分顺序系统提问	1 分
4	引证核实患者提供的信息	1 分
5	问诊过程中有小结	1 分

续表

条目	内容	得分
6	询问者注意聆听,不轻易打断患者讲话	1分
7	不出现难堪的停顿	1分
8	友好的眼神,大方,体谅及鼓励的短语	1分
9	给予赞赏性肯定或鼓励	1分
10	不用医学名词或术语提问,如有使用,必须立即向患者解释	1分
11	衣冠整洁、举止端庄,发展与患者的和谐关系	1分
12	谦虚礼貌、尊重患者、获得患者的信任	1分
13	有同情心,使患者感到温暖	1分
14	问诊有过渡性语音	1分
15	问诊有结束语	1分

(3)病史采集综合表现评分(表7-5)

1)收集资料的能力:包括病史采集的问题类型、组织安排、资料的引证核实和小结。

2)交流的能力:包括提供信息清楚、言语得体、鼓励提问、耐心倾听,以及准确把握病史采集进度、友善的举止、赞扬与鼓励,避免医学术语。

3)建立良好医患关系的能力:融洽的医患关系包括医生的态度、仪表、举止、整洁、尊重患者,具有同情心等。

表 7-5 病史采集综合表现评分标准

	5分(良好)	3分(中等)	1分(较差)
搜集资料	组织安排合理,提问目的明确,重点突出。按顺序提问,由一般至直接提问,使患者清楚地理解。恰当地应用反问,解释等技巧引证核实。准确归纳病史小结	组织安排一般,提问有遗漏而重新追问。部分问题大清楚,有时用了诱导性或暗示性,连续性提问。小结欠佳。或无小结	组织安排不合理,提问不明确(或)重复提问。问题不清楚或难以回答。未能引证核实资料。小结欠佳。或无小结
基本交流	理解患者的提问,答复满意,并提供足够信息。语言通俗易懂。鼓励提问。使用肢体语言恰当。恰当使用鼓励性语言,不打断患者陈述,适当利用停顿技巧	能给患者一些信息,但不明确患者提问或不能鉴别患者是否理解其意。有时使用中未打断患者陈述。有较长而尴尬的停顿。不能适时鼓励提问	忽视患者的真正需要。多次使用专业用语。不给患者提问的机会。出现不适合的肢体语言,如用笔频繁敲击桌面
建立良好医患关系	衣着整洁,态度认真,尊重,关心,同情患者,使患者感到舒适。建立良好的医患关系	衣着不够整洁。不够尊重患者,无明显同情心。不能时时使患者感到舒适	衣着脏乱。不尊重患者。言行使患者感到不适

(4)体格检查内容和方法的评分

1)体格检查内容评分条目及要点:①体格检查系统性与规范化:用于评估参考者对体格检查基本原则和规范掌握及运用的能力,包括体格检查系统、全面、规范,有条不紊,认真、细致,重点突出,基本按列出的条目顺序进行。能遵循各部位视、触、叩、听诊法顺序。无重复、颠倒、遗漏。注意对比。②重点器官系统检查:用于评估参考者获取有意义阳性或阴性体征的能力,检查安排有序、完整,各个项目的基本方法(体位、手法)及步骤准确(表7-6)。针对主诉及病史需要做有关内容的重点体格检查,这需要丰富的疾病知识和建立诊断假设的能力,实际上也就是医生的临床诊断思维能力的反映。

表7-6 体格检查内容评分标准(20分)

条目	内容	得分
1	检查者洗手	1分
2	检查双侧巩膜有无黄染	1分
3	检查双侧结膜有无苍白	1分
4	触诊双侧锁骨上淋巴结	1分
5	听诊前肺野	1分
6	听诊后肺野	1分
7	听诊心尖部	1分
8	听诊腹部(体位)	1分
9	听诊移动性浊音(体位)	1分

条目	内容	得分
10	触诊左下腹部	1分
11	触诊左上腹部	1分
12	触诊右上腹部	1分
13	触诊右下腹部	1分
14	触诊肝脏(体位)	2分
15	触诊脾脏(体位)	2分
16	检查墨菲征	2分
17	触诊背部压痛点:肋脊点、肋腰点	1分

备注:对只有病史采集、没有体格检查的病例,则只有病史采集内容和方法的评分

2)体格检查方法评分条目及要点:①建立良好医患关系的能力:自我介绍,注意医患交流;②良好的职业态度:关心体贴,尊重隐私;器械检查前予以解释,取得理解;检查部位暴露适当,查完后复原;③体格检查技巧:视、触、叩、听诊法规范、正确,检查熟练,节奏适度,动作轻柔,注意患者的反应(语言、表情、肢体动作),不增加患者痛苦,与患者有一定交流(表7-7)。

表7-7 体格检查方法评分标准(10分)

条目	内容	得分
1	检查前予以解释,取得理解	1分
2	按列出的检查条目顺序认真仔细地检查	1分

续表

条目	内容	得分
3	按局部查体顺序的原则认真仔细地检查	1分
4	检查部位暴露适当,检查完后复原	1分
5	检查熟练,手法正确规范	1分
6	检查中注意对比,无重复、颠倒、遗漏	1分
7	检查方法选择恰当	1分
8	对患者的感受具有敏感性	1分
9	检查中注意与患者进行交流	1分
10	检查完毕后有结束语,检查器械归位	1分

备注:对只有病史采集、没有体格检查的病例,则只有病史采集内容和技巧的评分

3)重点体格检查综合表现评分:①体格检查系统与规范。用于评估参考者对系统查体内容的条目掌握的能力,包括井然有序、规范查体,避免反复翻动患者,避免重复和遗漏,符合完整连贯的检查要求,掌握进度和时间;②重点器官系统检查。用于评估参考者对具体病例重点体检把握的能力,包括在全面系统的基础上重点深入检查与主诉或主要症状有关的内容(患病的器官系统);③体格检查技巧。用于评估参考者建立良好医患关系的能力,包括视具体情况对体格检查的方法适当取舍,不同体位采用不同体格检查方法,手法正确,力度适当,与患者适当交流,注意患者反应(表7-8)。

表 7-8　重点体格检查综合表现评分标准

	5分（良好）	3分（中等）	1分（较差）
系统与规范	系统性强，重点突出，基本按条目顺序进行。遵循体检顺序	注意到系统性，次序可能有颠倒，主要列举条目顺序正确	系统性不强，只注重局部
重点器官系统	安排有序，详尽完整	基本按序进行，无明显遗漏	粗糙，有重大遗漏
检查技巧	规范、正确、熟练，节奏适度，有一定交流。注意患者反应	手法基本正确，注意交流，未造成患者不适	不注意交流及反应，引起患者不适

2. 非SP考站的评分细则　对各种操作考试的评估，通常采用检核表。

例：淋巴结穿刺术评分标准（表7-9）。

表 7-9　淋巴结穿刺术评分标准（15分）

条目	内容	得分
1	触诊适用于穿刺的肿大淋巴结	1分
2	常规消毒局部皮肤	1分
3	消毒术者手指	1分
4	戴无菌手套	1分
5	再次触诊穿刺淋巴结	1分

续表

条目	内容	得分
6	以左手示指和拇指固定淋巴结	1分
7	准备适合穿刺的注射器(带18~19号针头的10ml干燥注射器)	1分
8	右手持注射器将针头沿淋巴结长轴方向刺入淋巴结内	1分
9	视淋巴结大小而确定穿刺深度	1分
10	边拔针边用力抽吸	1分
11	不必等有组织液进入注射器内即固定内栓拔出针头	1分
12	将注射器取下充气后再将针头内的抽出液喷射到玻璃片上	1分
13	用推片或针头涂片法制成均匀涂片	1分
14	穿刺部位用无菌纱布覆盖,胶布固定	1分
15	与患者交流	1分

（二）评估表形式

1. 长站

（1）病史采集内容评估表:涉及应获得的所有重要病史。

（2）体格检查内容评估表:包括体格检查中的主要检查(若不要求体格检查,则无此项)

（3）病史采集方法评估表:系统、重点、规范与患者交流。

（4）体格检查方法评估表：系统、重点、规范与患者交流（若不要求体格检查，则无此项）。

2. 短站　根据测试内容编制相关问题，评估参考者掌握问题的程度。

（三）制订评估表的原则

1. 需要观察的每一项操作或任务至少都有1个评估条目。

2. 按照可见的行为制订评估条目。

3. 标准应该是可以区别的（按比例，或确定有无）。

4. 主要技能与次要技能的评估条目与病例设计的目的一致。

5. 每一项评估条目应表达1个评估要点。

6. 以SP的语言制订评估条目。

7. SP完成的评估表通常是15~20个条目。

8. 若主考人评分，评估条目多比少更可靠。

9. 按逻辑顺序组织评估条目。

（1）每项条目均有相应评分标准，分值能反映项目的相对重要性，可以恰当地说明问题。

（2）对参考者掌握问题的程度或参考者对患者态度的总体评价（由主考人书写评语）。

（四）SP评分内容

在与SP交流完成后，每个SP将按以下标准对参考者作为一名医生的技能进行评价（表7-10）。

表 7-10　SP 评分

请对你的医生进行以下各项评分

分数级别：1 差；2 一般；3 中等；4 良好；5 优秀；6 不能或不宜评价

医生的表现	评分
	1　2　3　4　5　6

1　亲切问候，按你所希望的方式称呼你，态度友好，从不粗暴

2　坦率，真诚，不回避你所应该知道的问题

3　平等待人，从不轻视你或把你当作小孩对待

4　认真听你的陈述，提问得体，不打断你的叙述

5　对你的陈述很感兴趣，不厌烦或者忽视你的说话

6　进行体格检查之前告诉你他/她将做什么以及原因，告诉你他/她的检查结果

7　与你进行交流，询问你的观点，告诉你应该怎样做之前先征求你的意见，提供选择并让你自己决定

8　鼓励提问并清楚解答，从不回避你的问题或一味教育你

9　讲解你对你的病情应该知道哪些，它们是怎么以及如何产生的，以后应注意什么

10　使用你所能听懂的语言解释你的病情以及应如何治疗，用普通语言解释

　您是否会再来找这位医生就诊？　　　是　　否

（安湘杰）

参考文献

1. 董卫国. 客观结构化临床考试与标准化病人. 北京：

人民卫生出版社,2012.

2. 吴汉妮,孔维佳. 临床医学基本技能训练教程.
北京:人民卫生出版社,2012.

第三节　OSCE 训练

选用 OSCE 模式进行临床基本技能训练。

训练内容:执业医师或执业助理医师应掌握
的最基本的临床技能。

训练范围:临床医学专业,强调临床基本
技能。

临床医学专业的基本临床技能主要包括五
部分:病史采集、体格检查、诊疗技术操作、辅助
检查结果判读(心电图、影像学、实验室检查)、
病例分析。

训练方法:采用 SP、模拟人、模型、模具等,
将 OSCE 内容和要求分类设站。

病史采集、体格检查训练采用 SP;临床常用
诊疗技术训练采用模拟人、模拟装置;心电图、影
像学、实验室检查结果分析等训练采用计算机模
拟案例、多项选择、分析测试等。

一、SP 考站的准备

(一) 确定检查任务

在进入检查室前,参考者将有几分钟的时间
了解贴在检查室门上的信息。这些信息指定参
考者在此站所需完成的任务。

检查室门上信息:

1. 案例简介 患者的姓名、性别、年龄、就诊的理由或主诉(用患者的语言表述)。也可包括转院医生或会诊医生的病情介绍或实验室检查结果。注意简介中的说明,如果生命体征等资料已包括在简介里,则不必重复检查这些内容。

2. 参考者的任务 即参考者在该考站所应完成的工作。在每个 SP 考站均设计有指定内容,参考者应注意核对所需完成的任务。SP 考站的测试内容涉及相关病史的获取、相关重点体格检查、诊断、鉴别诊断、进一步检查、治疗或处理的内容,与疾病有关的病理生理或其他相关基础医学知识,参考者应解释的辅助检查(血液检测、心电图、影像学等),体格检查中的阳性发现及阴性结果等。通常设计的内容有:

(1)获取重点相关病史。

(2)进行重点相关体格检查。

(3)作出诊断与鉴别诊断(按可能性大小排列)。

(4)提出进一步的检查(有的放矢、效价关系、得失利弊)。

(5)与患者讨论最初诊断(分清主次、顺序)。

(6)与患者讨论最初的治疗计划。

(7)对患者进行教育。

(8)给患者提供咨询。

(二)参考者的实施步骤

1. SP 检查室门上的信息将向你介绍患者

的姓名、性别、年龄、就诊理由，以及你所需完成的任务。

2. 进入检查室后，你将遇到一位 SP。

3. 首先向他介绍你自己，就像对其他任何患者一样。

4. 通过询问相关问题或进行相关体格检查之后，你将能获得足够的信息以完成所要求的任务。

5. 开始体格检查前请先洗手。

6. 你应该十分融洽地与患者交流。你需要回答他所有的问题，告诉他你的初步诊断意见，并对与他的病情有关的进一步诊疗作出建议。

（三）参考值的注意事项

1. 患者所呈现的问题往往是医生在临床实际工作中所经常遇到的。所有的患者都是成年人，但是有些人可能会提到与他们的配偶或者家属有关的问题。在每个病例中你需要获得哪些病史资料取决于病情的性质而并非对每个患者都需要获取所有的病史资料。有些患者的病情较急，需尽快获取必需的资料立即进行处理；而另一些患者的病情则较缓和，细致地获取更多的详细的资料有助于全面的分析病情。你可能没有足够的时间对每个患者都进行一次全面的体格检查，而这也并不需要。需要进行哪些相关体格检查取决于患者的病情、该考站指定的工作任务，以及你在询问病史中所获得的其他信息。

2. 与 SP 进行接触的关键在于你对待他们就应该像对待真正的患者一样。唯一的区别在于不能进行某些部位的体格检查(包括直肠、骨盆/生殖系统和女性乳房的检查)。如果认为有必要进行这些方面检查,你可以列在下一步诊疗建议中。

3. 与每个患者接触的所指定的时间不同。在检查室的门上注明了指定时间。你必须协调好时间。在你开始进行接触时、仅剩 1 分钟时和应该停止时都有提示音。不要在指定开始的时间以前进入检查室。有时你在给定的时间之内完成了任务,在离开检查室之前应确认你已经获得了所有所需要的信息。离开检查室后你不能再进去。

4. 有些病例并不仅仅只有一个可能的诊断。通过对患者病情的了解以及你所取得的所有相关资料,你应该在时间允许的条件下考虑到所有可能的诊断,并找出最可能的诊断有哪些。

5. 进行所需的体格检查,并尽可能找到一些阳性体征。有些阳性体征可能是模拟的,但是你应该当成真实的,并纳入鉴别诊断中。在进行体格检查时应考虑到患者的感受,适当暴露,查完后复原;尽量使他们舒适和尽可能地遮掩患者的身体。

6. OSCE 场所和真正的检查室一样配有检查床、常用的体格检查设备(包括叩诊锤、电筒、尺、压舌板、棉签等)。如果你想检查感觉系统,请使用棉签而不要用针尖。

二、医患交流的方法和技巧

（一）病史采集中的医患交流

1. 细致地观察患者的神态、言行举止，对其作大致估计，运用尊重、中立、通情、温情等基本态度与方法。

2. 接触患者时从礼节性交谈开始，"您好！请坐"示意其坐下。医生首先作自我介绍，目光接触，表情自然，语言亲切，和蔼友善，缩短医患之间的距离，并能很好地缓解患者的压力，使病史采集能顺利进行。

3. 病史采集应从主诉开始，逐渐深入有目的、有层次、有顺序地进行询问。从一般提问到直接提问，如先问："你哪里不舒服"，然后问："你这症状有多长时间（有多久）"。

4. 避免暗示性提问和逼问，暗示性提问是一种能为患者提供带倾向性的特定答案的提问方式，很易使患者为满足医生而随声附和，如"你的皮疹会蔓延到头上吗？"，恰当的提问应是"你的皮疹除四肢外其他地方还有吗？"。

5. 患者很紧张或陈述很少时，医生应和蔼地鼓励患者："别着急，慢慢谈""再想想，还有其他不适吗"。

6. 避免重复提问，提问时要注意系统性、目的性和必要性，全神贯注地倾听患者的回答。

7. 应使用通俗易懂的语言，避免使用特定意义的医学术语,如紫癜、束状发、同形反应、溃疡、浸渍等。

8. 恰当使用言语性和非言语性沟通技巧,如开放式询问、聆听、探讨式沟通、诊断和治疗的双向可行性分析等;非言语性沟通技巧中应注意就医环境、医护仪表、交谈距离、表情态度等。

9. 及时核实患者陈述中的不确切或有疑问处,如病情与时间、某些症状与检查结果等,提高病史的真实性。

（二）体格检查中的医患交流

1. 调整心态、仪表规范、诊室环境(室温、光线、布局)及工具等准备。

2. 检查前先洗手,最好在接触另一个患者或开始体格检查前进行。

3. 告诉患者你将什么时候开始进行体格检查。

4. 在进行某项体格检查之前或之时向患者进行解释。

5. 将患者的身体适当遮掩,尽量使患者感到舒适,维护其尊严。

6. 尊重隐私,但不要隔着衣服进行检查。

7. 根据患者的主诉、体征和病史进行有重点的体格检查。

8. 寻找有意义的阳性或阴性体征。

（三）OSCE 训练中应注意的问题

1. 一般事项

(1)问候患者并介绍你自己。

（2）询问或确认患者的姓名。

（3）如同医生对待所有患者一样对待被检者。

（4）可以进行记录（将有空白纸提供）。

（5）集中于你所面对的病例。

（6）有疑问可以向监考者提出。

2. 病史采集

（1）从一般问题开始，然后集中于你所需要的问题。

（2）不要催促患者回答。

（3）不要用其他问题将患者的回答打断。

（4）如有必要，用其他方式重复你的问题。

（5）提问前后有逻辑性。

3. 体格检查

（1）医生应立于患者右侧，患者取适当体位。

（2）被检查部位依次充分暴露。

（3）力求全面、系统，同时注意重点突出。

（4）避免反复翻动患者，避免重复和遗漏，注意对照检查。

（5）关心、体贴患者，适当与患者交谈，融洽医患关系。

（6）补充病史资料，检查结果力求准确。

4. 交流技巧

（1）进行目光的交流。

（2）提问清晰。

（3）使用医学术语时进行相应的解释。

（4）对于你不会回答的问题，可以告诉患者你不知道。

（5）对患者的忧虑或担心表示理解。

5. 注意事项

（1）注意仅剩 1 分钟时的提示音。

（2）在合适的时候告诉患者你的初步诊断意见以及下一步诊疗建议。

（3）在合适的时候询问或者回答其相关的问题。

（4）不要进行直肠、骨盆/生殖系统和女性乳房的检查。

（5）当"结束"示音响起时应立刻结束。

（李 延）

参考文献

1. 郭航远,宁红英,王勋英等.住院医师规范化培训与 OSCE 实战.杭州:浙江大学出版社,2013.
2. 吴汉妮,孔维佳.临床医学基本技能训练教程.北京:人民卫生出版社,2012.

第四节　实验室检查项目的选择与结果判读

（一）实验室检查的主要内容

1. 血液学检查　包括红细胞、白细胞和血小板的数量、生成动力学、形态学和细胞化学,止血功能、血栓栓塞、抗凝和纤溶功能,溶血,血型鉴定和交叉配血试验等检查。

2. 排泄物、体液及分泌物检查　尿、粪等各种体液，以及胃液、脑脊液、胆汁等排泄物及分泌物的常规检查。

3. 生物化学检查　包括糖、脂肪、蛋白质及其代谢产物和衍生物，血液和体液中电解质和微量元素，血气和酸碱平衡，临床酶学，激素和内分泌功能，药物和毒物浓度等检查。

4. 免疫学检查　免疫功能、临床血清学、肿瘤标记物等检查。

5. 病原体检查　感染性疾病、医院感染、性传播性疾病等病原体检查，细菌培养、真菌镜检培养等。

6. 遗传学检查。

7. 脱落细胞学检查等。

（二）正确选择实验室检查项目

1. 熟悉各项检验的临床价值。

2. 选择对疾病的诊断灵敏度高和特异性强的检验项目。

3. 在认真和详尽地进行询问病史和体格检查得到初步诊断的基础上，从疾病诊断的实际需要出发，选用针对性和特异性较强的项目进行有的放矢的检查。

（三）实验结果的分析要求

实验室检查结果仅是静态的数据和现象，用来判断动态的复杂机体有一定的局限性。因此，评价结果时必须紧密结合临床情况进行具体分析,恰当地作出合理的结论,指导临床诊治工作。

1. 了解患者的基本资料,如性别、年龄、病情、生活背景等。

2. 了解常用临床检验项目的判断标准(参考值或参考范围)。

3. 熟悉常用临床检验项目的目的和临床意义,掌握实验结果对疾病的诊断意义。

4. 熟悉基本数据与机体之间的关系、与用药之间的关系,以及基本数据相互之间的关系。

5. 注意实验结果与临床的辩证统一。

由于患者处于可变的生理或病理状态下,机体的反应性也因个体差异而有不同,患同一种疾病的患者可因健康素质、病期、病情和个体差异等因素,出现不尽相同的实验结果。例如:急性心肌梗死时血清心肌酶、心肌坏死标记物(肌红蛋白、肌钙蛋白 I 或 T、肌酸激酶同工酶等)的动态变化与疾病进展或病程相关;急性胰腺炎时血清钙、淀粉酶、脂肪酶、胆红素等的动态变化与病情或病程的关系。而有时,不同的疾病进行同一项目检查可出现相似的结果。例如:血清天门冬氨酸氨基转移酶(AST)、乳酸脱氢酶(LDH)升高可见于心肌梗死,也可见于各种肝病。

(四)影响实验结果的生物学因素

1. 生理因素　患者的年龄、性别、种族等均为不可变生物因素(或称之为固定生物因素),检验结果须了解相应的参考值或参考范围。

(1)年龄:从胎儿出生到儿童、成年和老年的各个时期,实验的正常参考值随人生的不同阶段而不同。因此,不能用同一个标准来评价。新生儿出生的头几天红细胞计数和血红蛋白含量比成人高,因红细胞大量降解和肝功能不全血中的胆红素水平也极高。儿童血液中碱性磷酸酶含量较成人高,老年人胆固醇含量较高。

（2）性别:许多实验结果有较大的性别差异。男性较女性高的常见指标有:红细胞、血红蛋白、甘油三酯、胆红素、转氨酶、GGT、碱性磷酸酶、尿酸、肌酐、肌酸激酶、氨等。女性较男性高的常见指标有:网织红细胞、HDL-C、载脂蛋白A1等。

（3）种族:某些实验指标有种族差异。如白种人白细胞总数和粒细胞计数明显高于黑人;相反,黑人ATP肌酸磷酸转移酶、Lp(a)水平明显高于白种人和黄种人。

（4）妊娠:随着孕期的延长,在胎盘激素参与下,孕妇各系统将发生一系列的生理性适应性变化,如甲状腺激素分泌增加,总蛋白、白蛋白含量减少,GFR和CCR增加,尿量增加,ESR加快,凝血因子活性增强,纤维蛋白原增多,甲胎蛋白升高等。因此,妊娠期患者,要考虑孕周。

2. 生活习惯　饮食、运动、药物等这些因素为可变生物因素（或称之为非固定生物因素）,在样本采集时,如对可变生物因素不加以控制,结果可能会出现很大偏差,从而导致错误的判读。因此样本采集前的患者准备十分必要。

(1)饮食:饮食对血液生化实验指标的影响取决于饮食的成分和进食时间。因此在测定某些指标时,应晚间禁食 8~12 小时后于次日清晨空腹(急诊除外)静脉采血,因为此时患者处于安静状态,血液中的各种化学成分相对恒定,检验结果较为准确。但空腹时间不应超过 16 小时,过度饥饿可能使血糖、血清蛋白、补体 C3 等偏低,血胆红素清除率减少而升高。

(2)运动:运动时人体处于与静止时完全不同的状态,由于呼吸加快、出汗较多、体液分布发生改变导致血液生化指标的明显变化。因此,采集样本前应注意休息,避免剧烈运动。

3. **药物和毒品** 药物和毒品对生化实验可带来复杂的影响,不仅可改变某些物质在体内的代谢过程,也可干扰实验过程中的化学反应。在评价实验结果时要了解患者是否有服药和吸毒史。

4. **溶血** 红细胞的成分释放到血浆或血清中称为溶血。溶血的样本影响实验结果,主要原因:①红细胞内含量高的成分进入血浆或血清,使测定结果假性升高,如血钾、血红蛋白、胆红素、乳酸脱氢酶、转氨酶等;②溶血样本中的红细胞成分可干扰测定中的反应过程和比色结果。

5. **生物学假阳性** 在疾病或者药物的影响下,患者检测某种疾病结果呈阳性反应,但生物体并没有感染这种疾病。例如在检测非梅毒螺旋体抗体(RPR)的情况下,由结核、疟疾或其他自身免疫疾病或者药物影响下,患者的血清可以呈阳性,但其并没有感染梅毒螺旋体。

（李　延）

参考文献

1. 郭航远,宁红英,王勋英等.住院医师规范化培训与 OSCE 实战.杭州:浙江大学出版社,2013.
2. 吴汉妮,孔维佳.临床医学基本技能训练教程.北京:人民卫生出版社,2012.

第五节　皮肤专科检查结果的判读及示例

一、性病检查结果判读

（一）梅毒血清学检查

通常检测项目为:梅毒螺旋体颗粒凝集试验（TPPA）和快速血浆反应素试验（RPR）。前者特异性的检测梅毒螺旋体抗体,敏感性和特异性均高,用于证实试验;后者敏感性高,特异性低,其滴度与病情严重程度及活动度相关,用于判断疗效和病情活动度。当 TPPA（+）,RPR（≥1∶1）为阳性。

判读时请注意以下几点:

1. RPR 假阳性　除梅毒以外,偶尔可见其他因素或疾病因素引起的 RPR 阳性,称为生物学假阳性（biological false positive,BFP）,此时梅毒螺旋体抗原血清试验为阴性。能引起 BFP 的情况主要包括：①某些自身免疫病，如系统性红斑狼疮、类风湿性关节炎、抗磷脂综合征等。②某些非梅毒螺旋体性感染，如 HIV 感染、病毒性肝炎、某些急性感染性发热性疾病、麻风、活动性肺结核。③某些恶性肿瘤。

判断 RPR 生物学假阳性要符合以下标准：①RPR 阳性，但 TPPA 阴性。②需排除技术性假阳性，即由检测过程中的技术性误差因素造成，如操作失误、环境温度、振荡频率、判断时间过长、判断的准确性等因素以及试剂因素或标本的保存或转送不当等。③间隔一段时间多次复查均为 RPR 阳性，而 TPPA 阴性。④一般情况下，BFP 的滴度都较低，多在 1∶8 以下。

2. RPR 假阴性　可见于下面的情况：①极早期的梅毒，得到及时治疗，RPR 可不出现阳性反应。②在二期梅毒，可发生 RPR 假阴性，称为"前带现象"，发生率小于 1%。原因可能和血清抗心磷脂抗体过多有关，抗原抗体比例不当，阻止了抗原抗体反应发生。当血清被稀释后，可产生阳性结果。③晚期梅毒患者血清中抗心磷脂抗体含量很低，有时也可出现 RPR 假阴性。

3. 经足量、规范的驱梅治疗后临床表现消失，RPR 滴度依然不转阴，而是保持在某一个滴度持续很长时间甚至终身称为"梅毒血清固定"。通常血清固定滴度不会超过 1∶8。血清固定发生的原因可能和患者自身的免疫状态有关,主要是细胞免疫功能受到抑制。也可能和梅毒开始治疗的早晚、药物选择是否得当有关。初始 RPR 滴度较低、潜伏梅毒及应用大环内酯类药物治疗的梅毒患者较易发生血清固定。

4. 一期梅毒治疗后,10%～15%患者 TPPA 可转阴,而二期梅毒患者经过足量治疗后,仍可能长期持续阳性。

（二）淋球菌涂片镜检

取病人的尿道或阴道脓性分泌物涂片,自然干燥后行革兰氏染色,在油镜(×1000 倍)下仔细观察如有红色、肾形、成对排列、两菌接触面平坦或稍内凹细菌判为革兰氏阴性双球菌,如发现白细胞内的即判为淋球菌。

（三）单纯疱疹病毒（HSV）抗体检测

通常检测项目为：HSV-1 IgG/IgM；HSV-2 IgG/IgM。

血清中一旦检测到 HSV IgM 抗体,说明近期有 HSV 感染。在原发性生殖器疱疹,病毒感染机体约 1 周内出现 HSV IgM 抗体,约 10～20 天达到高峰,随后逐渐下降,在感染后 16 周左右 IgM 型抗体消失或仍可在低水平上被检出。而 IgG 型抗体存在的时间比较长。故 HSV IgG 阳性,意味着曾受过感染,体内已产生了相应的保护性抗体。

（四）生殖道衣原体的检测

通常采用的方法有：①酶联免疫吸附试验：此法诊断沙眼衣原体（CT）感染敏感性为 70%～90%,而特异性稍差。试验结果阴性时,不能完全排除沙眼衣原体感染,有可能是 CT 数量不足或标本采集不当的缘故。它的一个显著优点是自动化程度高,可同时检测大批量标本,结果判断客观性强,最适宜用来检测 CT 高流行率人群。在低流行率的人群中应用时,解释结果宜慎重。②乳胶免疫扩散试验:此法诊断女性宫颈 CT 感染的敏感性为 87%,特异性为 98.8%。简易、方便、快速,尤其适用于基层单位。缺点是标本中需要足够数量的 CT 抗原,因而敏感性还不够。③核酸扩增技术(NAAT):这是一种通过体外扩增特异 DNA 片段来检测 CT 的方法,目前可用的有聚合酶链反应(PCR)、连接酶链反应(LCR)、链取代扩增技术(SDA)、转录介导扩增(TMA)及分子信标技术等。这些方法的敏感性和特异性均可达 95% 和 98% 以上,但对实验室的技术要求高。由于其敏感性高且不能区别所检测的是活菌还是死菌,因此对检测结果的解释宜慎重。

(五)生殖道支原体的检测及药敏试验

标本采集后,将拭子直接放入培养液中充分振洗并在瓶壁挤干拭子,将混有标本的培养液 100μl 加入培养孔中,加矿物油一滴覆盖,置培养药敏板于 37℃ 培养 24～48 小时,观察记录结果。分别以解脲支原体(Uu)和人型支原体(Mh)的对照孔做对照。待检标本孔内的培养液颜色由黄色变为红色,同时透明无混浊为该支原体阳性。同时根据药敏孔的颜色变化记录药敏结果，通常选用的 12 种抗生素是：红霉素、交沙霉素、多西环素（强力霉素）、米诺环素（美满霉素）、罗红霉素、阿奇霉素、克拉霉素、四环素、左氧氟沙星、氧氟沙星、司帕沙星、环丙沙星。结果记录以 S（敏感）、M（中敏）、R（耐药）表示。

（六）阴虱镜检

将待检标本置于载玻片，加生理盐水或 10% KOH 溶液 1 滴，盖上盖玻片进行镜检。如可见到虱虫则为阳性。

二、真菌检查结果判读

（一）直接涂片

1. KOH 或生理盐水作为浮载液　将标本置于载玻片上，滴 1 滴 10% KOH 液或生理盐水，盖上盖玻片，挤压出气泡，过火焰 2～3 次轻微加温，冷却后于低倍镜下观察（图 7-1）。

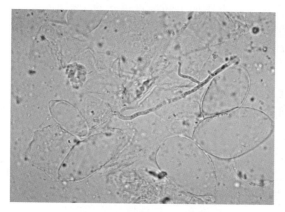

图 7-1　真菌涂片可见菌丝

2. 墨汁染色（用于检测脑脊液中的隐球菌）取 1 滴脑脊液离心液于载玻片,再滴 1 滴印度墨汁混匀后盖上盖玻片,置于低倍镜下观察(图 7-2)。

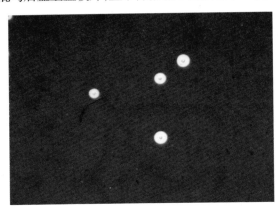

图 7-2　墨汁染色可见真菌孢子

3. 派克墨水染色法（用于染色马拉色菌）在载玻片上滴加 1 滴派克墨水液,将粘取到标本的透明胶带粘到载玻片上,吸取多余的派克墨水后,置于低倍镜下观察。

或者使用钝刀刮取标本后涂于载玻片上,滴 1 滴派克墨水液,盖上盖玻片,吸取多余墨水后,低倍镜下观察。

（二）涂片或组织切片染色

1. 革兰氏染色　所有真菌、放线菌均为革兰氏染色阳性,被染成蓝黑色。适用于酵母菌、孢子丝菌、组织胞浆菌、放线菌的感染。

2. 抗酸染色　诺卡菌和放线菌细胞染淡红

色,背景呈蓝色。

3. 瑞氏染色　用于骨髓涂片和其他标本中荚膜组织胞浆菌和马内菲青霉菌的检测。

4. 过碘酸-雪夫氏染色（PAS）　菌丝或酵母菌被染成鲜红色,背景染成青色。

5. 组织病理染色　①Gomori 染色:银沉积在胞壁上把真菌染成明显黑色轮廓,菌丝中心染成深玫瑰红到黑色,背景染成淡绿色。②Gridley染色:菌丝或酵母染成暗蓝或玫瑰红色组织深蓝,背景黄色。③黏蛋白卡红染色（Mayer's Mu-cicarmin stain）:一种特殊的染色方法可以把组织中的新生隐球菌特异地染成鲜红色。

6. 荧光染色法　由于紫外光的不同,真菌染成浅蓝或绿色。

（三）培养检查

1. 真菌培养——斜面接种法　标本接种于沙氏培养基上,置室温或 37℃ 培养 1~3 周。

2. 念珠菌的显色培养基　将培养后的单菌落接种在 CHROMagar 念珠菌显色培养基划线接种,30~37℃ 培养 48 小时,观察颜色变化:绿色——白色念珠菌;蓝灰色——热带念珠菌;粉红色、边缘模糊且有微毛——克柔念珠菌;白至粉色——其他种属。

三、常规结缔组织病的免疫学检查结果判读

（一）ENA 全套

通常的检测项目包括有:抗核抗体

（ANA）、抗心磷脂抗体、抗 nRNP 抗体、抗 Sm 抗体、抗 SS-A 抗体、抗 Ro-52 抗体、抗 SS-B 抗体、抗 Scl-70 抗体、抗 Jo-1 抗体、抗着丝点蛋白 B、抗 ds-DNA 抗体、抗核小体、抗组蛋白、抗核糖体 P 蛋白。

临床意义为：

1. ANA 抗核抗体（ANA）是具有多种细胞核成分的自身抗体，是以真核细胞的核成分为靶抗原的自身抗体的总称，可用于多种自身免疫性疾病的筛查。一般应用间接免疫荧光法检测。以滴度≥1∶100 为阳性。根据核荧光的类型 ANA 又可分为四种核型：

（1）均质型：在核分裂间期整个细胞核着色。为抗去氧核糖核蛋白（DNP）、抗组蛋白抗体的表达，与 SLE 活动有关。低滴度发生在类风湿关节炎、药物引起的红斑狼疮及其他结缔组织病。

（2）周边型：间期细胞核的周边着色成环状，常有均质的核背景。为抗双链 DNA 抗体和可溶性蛋白抗体的表达，与 SLE 活动相关，常提示病人的肾脏受累及。

（3）斑点型：在间期细胞核中呈一致的或大小不等的斑点。是核内盐水可提取核抗原（ENA）的各种抗原成分（Sm、RNP、SSA/Ro、SSB/La、Scl-70 等）的形态表达。临床意义同抗 ENA 抗体。

（4）核仁型：表现为核仁着色，可能为抗

RNA 抗体。常见于有雷诺现象的病人和进行性系统性硬化症（PSS）病人。在 SLE 中此型不多见。

2. 抗心磷脂抗体　是一种以血小板和内皮细胞膜上带负电荷的心磷脂作为靶抗原的自身抗体。常见于系统性红斑狼疮及其他自身免疫性疾病。该抗体与血栓形成、血小板减少、自然流产或宫内死胎关系密切。

3. 抗 nRNP 抗体　可见于 35%～45% 的红斑狼疮病人和 95%～100% 的混合性结缔组织病病人，其他自身免疫病检出率不高。

4. 抗 Sm 抗体　其抗原主要为 U 簇小分子细胞核糖核蛋白微粒。抗 Sm 抗体是 SLE 的特异性抗体，为 SLE 的诊断指标之一。在 SLE 病人中阳性率为 21%～30%，此抗体与病情活动及狼疮性肾炎等未发现有明确的关联。

5. 抗 SSA 抗体/SSB 抗体　SSA 是小分子细胞浆核糖核蛋白（scRNPs），是蛋白和小分子核糖核酸形成的复合物。抗 SSA 抗体主要见于原发性干燥综合征，阳性率高达 60%～75%。此外，抗 SSA 抗体常与亚急性皮肤性红斑狼疮、抗核抗体阴性狼疮、新生儿狼疮等相关。SSB 是小分子细胞核核糖核蛋白（snRNPs），抗 SSB 阳性几乎总伴有抗 SSA 抗体阳性，抗 SSB 抗体较抗 SSA 抗体诊断干燥综合征更特异，是干燥综合征血清特异性抗体。其他自身免疫性疾病中如有抗 SSB 抗体，常伴有继发性干燥综合征。40%~50%的抗 SSA 阳性的 SLE 患者合并有抗 SSB 阳性,但抗 SSB 阳性很少单独出现,但此抗体存在时,肾炎的发病率低。抗 SSA 和抗 SSB 抗体阳性,可造成新生儿狼疮及先天性房室传导阻滞。且常与血管炎、淋巴结肿大、白细胞减少、光敏性皮损、紫癜等临床症状相关。

6. 抗 Ro-52 抗体　其靶抗原分别是分子量为 52kDa 的蛋白。抗 Ro-52 抗体与干燥综合征密切相关,在 SLE 和系统性硬皮病中也存在阳性表达。

7. 抗 Scl-70 抗体　其仅见于硬皮病,是硬皮病的特异性抗体。

8. 抗 Jo-1 抗体　抗 Jo-1 抗体对多发性肌炎的诊断具有较强的特异性,是目前公认的多发性肌炎(PM)的血清标记抗体。在 PM 中阳性率达 25%左右。在皮肌炎(DM)中阳性率为 7.1%。合并肺间质病变的 PM/DM 患者,阳性率高达 60%。

9. 抗着丝点蛋白 B　此抗体在 CREST 综合征中最常见,占 60%~90%,特别是有雷诺现象者。在 PSS 中约有 20%。此抗体不反映疾病的活动性,但在早期诊断与治疗 PSS/ CREST 中很重要,因为具有此抗体的患者中有 7%~20%将发生原发性胆汁性肝硬化及肺动脉高压。在有雷诺现象及指甲皱襞毛细血管异常者中,抗着丝点蛋白 B 仅发现于有硬皮病变化的患者而不见于 SLE 或干燥综合征中。

10. 抗 ds-DNA 抗体　抗 ds-DNA 抗体主要见于 SLE 患者,其他疾病及正常人很少出现,是 SLE 的诊断标准之一。高滴度的抗 ds-DNA 抗体不仅表示疾病的活动性,而且提示疾病可能累及肾脏。

11. 抗核小体抗体　抗核小体抗体比抗 ds-DNA 抗体、抗组蛋白抗体更早出现于 SLE 的早期,并且特异性较高。阳性率为 50%~90%,特异性>98%。

12. 抗组蛋白抗体　在 SLE 患者,抗组蛋白抗体检出率为 30%~70%,但与病情是否活动及临床表现无关,在无并发症的类风湿性关节炎患者阳性率 15%。

13. 抗核糖体 P 蛋白抗体　抗核糖体 P 蛋白抗体是 SLE 的特异性抗体,与病情活动也相关,在其他疾病和正常人中很少见到。而且有研究表明,抗核糖体 P 蛋白抗体与 SLE 的神经精神损害有很大的相关性,并与肝脏损害和肾炎有关。

(二)免疫球蛋白及补体

通常的检测项目包括 IgG、IgA、IgM、C3 和 C4。SLE 和皮肌炎患者血清 IgG、IgA、IgM 水平可增高。SLE 患者活动期血清 C3 和 C4 水平降低,其水平可作为 SLE 活动性及疗效观察的重要指标。

四、过敏原检查结果判读

(一)皮肤斑贴试验

1. 意义　用于寻找某种引起接触性皮炎的刺激物或致敏原。

2. 部位　前臂屈侧或背部。

3. 观察时间　贴足 48 小时,移去斑试胶带,用湿的软纸或棉签清除残留的斑试物,间隔30 分钟作首次观察,并于 72 小时、96 小时分别作第 2 次和第 3 次观察。必要时可于第 7 天继续观察,注意有无迟发反应。

4. 结果判定

"IR"刺激反应。

"NT"未反应。

"−"阴性反应:受试部位无任何反应。

"±"可疑反应:受试部位出现轻度红斑。

"+"　弱阳性反应:受试部位呈红斑、浸润,可有少量丘疹。

"++"强阳性反应:受试部位呈红斑、浸润、丘疹和水疱。

"+++"极强阳性反应:受试部位出现大疱。

5. 结果解释

(1)斑贴试验结果应经连续多次动态观察、综合分析来进行判断。

(2)"+"及"+"以上的反应,在 72 小时或以后的观察中持续存在,甚至加剧者,提示为阳性变态反应。

（3）在斑贴试验结果的判断中,需注意假阳性和假阴性反应,具体原因参见表 7-11。

表 7-11　假阳性反应和假阴性反应原因

假阳性反应	假阴性反应
浓度太高,原发刺激	浓度太低
激惹反应	赋形剂选择不当
交叉反应	闭合差
边缘反应	接触时间短
赋形剂反应	药物造成的免疫抑制
胶带反应	

6. 注意事项

（1）皮炎急性期不宜做斑贴试验。

（2）受试者在受试前 2 周及试验期间不得应用糖皮质激素,试验前 3 天及受试期间宜停用抗组胺类药物。

（3）斑试前应向受试者说明意义和可能出现的反应,以便取得完全合作。

（4）嘱咐受试者如发生强烈反应必须立即去掉斑试物。

（5）斑试期间不宜洗澡、饮酒及搔搓斑试部位,并避免激烈运动。

（6）应以赋形剂作对照,必要时尚需与正常人对照。

（二）皮肤点刺试验

皮肤点刺试验是将少量高度纯化的致敏原

液体滴于患者前臂、再用点刺针轻轻刺入皮肤表层。如患者对该过敏原过敏,则会于 15 分钟内在点刺部位出现类似蚊虫叮咬的红肿块,出现痒的反应,或者颜色上有改变。

1. 意义 测定被试者对某种物资是否过敏,用于荨麻疹、特应性皮炎、药物性皮炎等疾病。对高度敏感者可有危险性,实验时必须做好处理严重反应的急救准备。

2. 部位 上肢屈侧皮肤。

3. 结果判定

"–"阴性反应:无红斑或风团。

"±"可疑反应:红斑直径<1cm,无风团。

"+" 弱阳性反应:红斑直径≥1cm,伴轻度风团。

"++"强阳性反应:红斑直径约 2cm,伴风团。

"+++"极强阳性反应:红斑直径>2cm,和(或)伪足。

(三) 食物过敏原的检测

用酶联免疫吸附试验(ELISA)检测人血清中食物过敏原(牛肉、牛奶、鸡蛋、鸡肉、猪肉、鳕鱼、大米、玉米、小麦、番茄、大豆和蘑菇等 14 种常见食物)的 SIgG 抗体。

1. 结果判定

2. 建议

0:安全食用;+1:轮替或忌食;+2:忌食;+3:忌食

(1)若不耐受食物少,则所有检测阳性食物均"忌食"即可。

（2）若不耐受食物多，则先将+2，+3 阳性食物"忌食"，+1 阳性食物"轮替"。

（3）若不耐受食物太多，则应在忌食同时改变烹调习惯或调整饮食结构。

检测值	分级	判断
<50U/m	0	阴性
50~100U/m	+1	轻度敏感
100~200U/ml	+2	中度敏感
≥200U/ml	+3	高度敏感

（陈宏翔　刘厚君）

参考文献

1. 赵辨.中国临床皮肤病学.南京:江苏凤凰科学技术出版社,2010.
2. 王端礼.医学真菌学:实验室检验指南.北京:人民卫生出版社,2005.

五、皮肤激光共聚焦显微镜扫描检查结果判读

皮肤激光共聚焦扫描显微镜系统，又称皮肤CT，该系统是基于光学共聚焦原理，利用计算机三维断层成像技术，直观、实时、动态和无创地观测皮肤病发生、发展、皮损情况及其治疗疗效的影像分析系统。

　　临床常用于皮肤色减斑的鉴别,如白癜风,无色素痣,贫血痣,白色糠疹等;色斑的鉴别,如黄褐斑和颧部褐青色痣,太田痣等;炎症类疾病,如银屑病、皮炎、湿疹、红斑狼疮、扁平苔藓、痤疮、毛囊炎等;感染性疾病,如疣、疱疹等;以及部分良恶性肿瘤,如脂溢性角化、粟丘疹、汗管瘤、基底细胞癌、恶性黑素瘤等。下面为临床常见应用图像。

　　(一)色减性皮肤病

　　1. 白癜风　　下图为白斑皮损处,基底环上色素缺失;图 7-3B 为正常皮肤对照,可见基底细胞环上色素完整(图 7-3)。

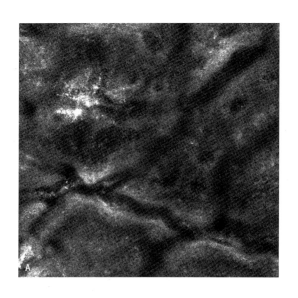

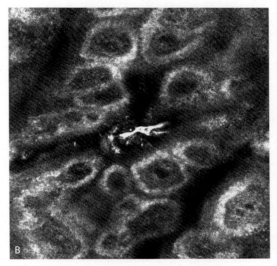

图 7-3　白癜风的皮肤激光共聚焦
扫描显微镜表现

2. **无色素痣**　下图为色减斑区域表皮基底
环上色素含量显著降低,但色素未缺失;右图为
正常皮肤对照(图 7-4)。

3. **贫血痣**　下图为皮损区域基底环上色素
完整,无明显缺失;右图为正常皮肤对照,基底细
胞环上色素未见明显减少(图 7-5)。

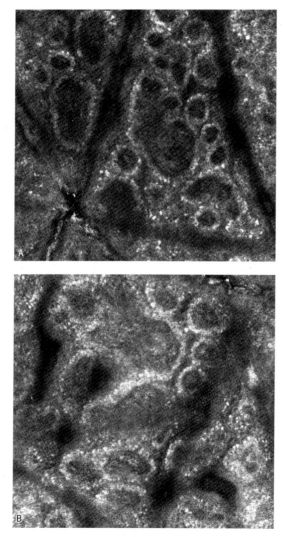

图 7-4　无色素痣的皮肤激光共聚焦扫描显微镜表现

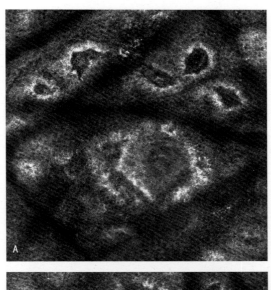

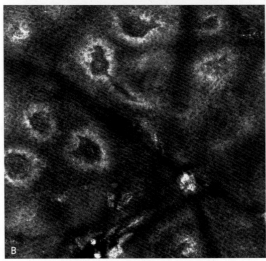

图 7-5　贫血痣的皮肤激光共聚焦扫描显微镜表现

（二）色素沉着性皮肤病

1. 黄褐斑 基底层色素明显增加,可见部分黑素细胞折光性高,树突明显,真皮乳头内可见嗜色素细胞(图7-6)。

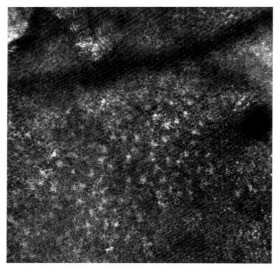

图7-6 黄褐斑的皮肤激光共聚焦扫描显微镜表现

2. 颧部褐青色痣 基底层色素增加,真皮浅层胶原束间可见中高折光性的梭形或不规则的痣细胞结构(图7-7)。

（三）炎症性皮肤病

1. 银屑病 表皮角化过度,角化不全(图7-8),角质层内有较多分叶核细胞聚集(芒罗微脓肿,Munro microabscess)(图7-9),表皮呈银屑病样增生,真皮乳头上顶,真皮乳头内毛细血管明显迂曲扩张,血流丰富,血管周围炎性细胞浸润(图7-10)。

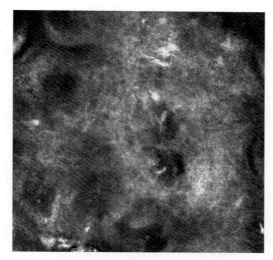

图 7-7　褐青色痣的皮肤激光共聚焦扫描显微镜表现

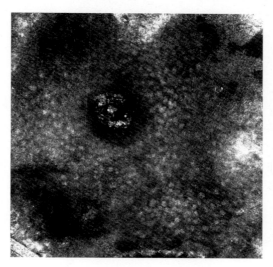

图 7-8　银屑病的皮肤激光共聚焦扫描
显微镜表现,图示角化不全

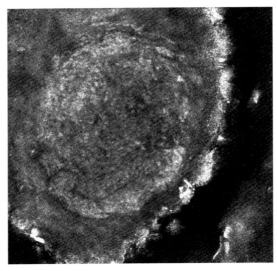

图 7-9　银屑病的皮肤激光共聚焦扫描显微镜表现,图为银屑病角质层内有较多分叶核细胞聚集(芒罗微脓肿)

2. **毛囊炎**　毛囊周围大量炎性细胞聚集,浸润(图 7-11)。

3. **红斑狼疮**　毛囊角栓,基底细胞液化变性,真表皮交界不清,可见以毛囊周围为主的较多炎性细胞及嗜色素细胞浸润(图 7-12)。

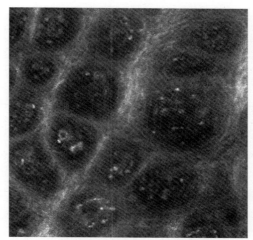

图 7-10 银屑病的皮肤激光共聚焦扫描显微镜表现,图为银屑病样增生模式,毛细血管明显迂曲扩张,血管周围炎性细胞浸润

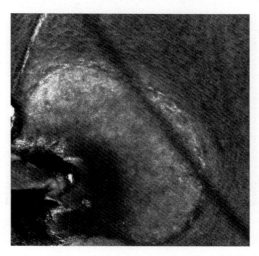

图 7-11 毛囊炎的皮肤激光共聚焦扫描显微镜表现

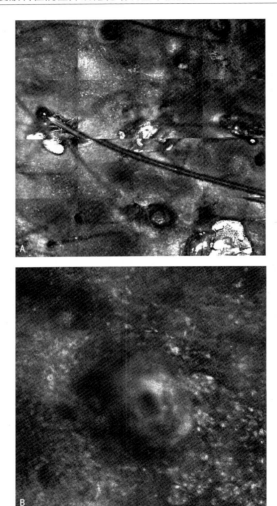

图 7-12 红斑狼疮的皮肤激光共聚焦扫描显微镜表现，
A. 显示毛囊角栓，基底细胞液化变性，真表皮交界不清，
B. 可见以毛囊周围为主的较多炎性细胞及嗜色素细胞浸润

4. 扁平疣　颗粒层及棘层细胞呈同心圆或玫瑰花环样结构,可对应组织病理学上的空泡化特征(图 7-13)。

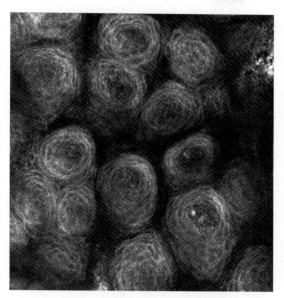

图 7-13　扁平疣的皮肤激光共聚焦扫描显微镜表现

（四）皮肤肿瘤

1. 脂溢性角化病　皮损处境界清楚,表皮角化过度,表皮增生,棘层增厚,平扫大致呈脑回样结构(图 7-14)。

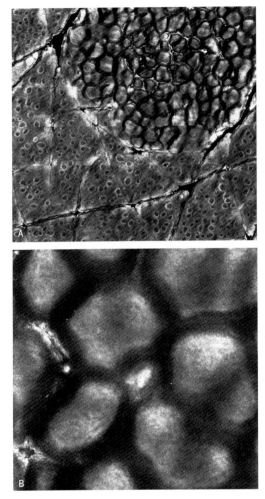

图 7-14　脂溢性角化病的皮肤激光共聚焦扫描显微镜表现,显示皮损处境界清楚,表皮角化过度,表皮增生,棘层增厚,平扫大致呈脑回样结构

2. 交界痣 鹅卵石样的高亮度结构见于棘层下部及基底层，可见中高折光性的痣细胞结构（图 7-15）。

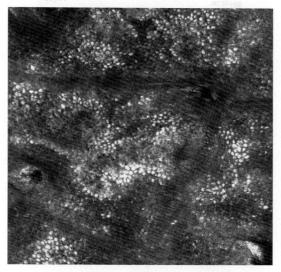

图 7-15　交界痣的皮肤激光共聚焦扫描显微镜表现

3. 皮内痣 基底细胞环较规整，真皮内可见圆形或椭圆形中高折光性的痣细胞团块及色素团块（图 7-16）。

4. 复合痣 基底层色素明显增加，真表皮交界可见痣细胞结构及嗜色素细胞（图 7-17A），真皮内可见高折光性的痣细胞团块及色素团块（图 7-17B）。

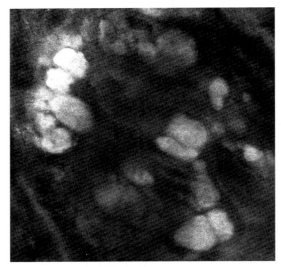

图 7-16　皮内痣的皮肤激光共聚焦扫描显微镜表现

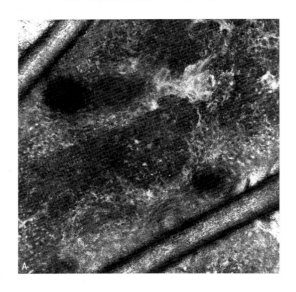

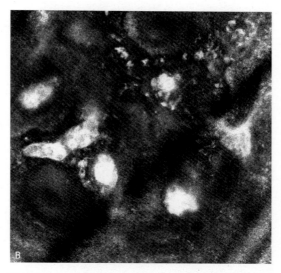

图 7-17 复合痣的皮肤激光共聚焦扫描显微镜表现

5. 基底细胞癌（BCC） 拉长的极化细胞排列成轮辐状，肿瘤细胞团块内可见较高折光的色素团块，较多高折光性的树突状细胞，肿瘤间质血流丰富，可见炎性细胞及树突状细胞。（图 7-18）

六、伍德灯检查结果判读

伍德灯常用于色减斑、色斑的鉴别，以及用于皮肤癣菌检查。

1. 白癜风 明亮、境界清楚的蓝白色斑片，与周围皮肤反差明显（图 7-19）。

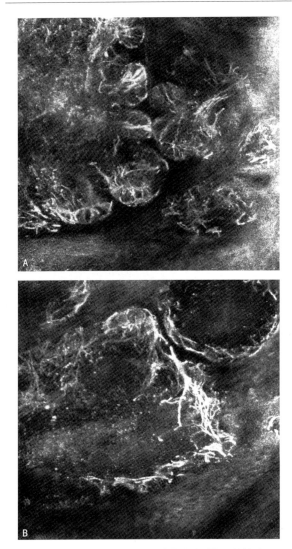

图 7-18 BCC 的皮肤激光共聚焦扫描显微镜表现

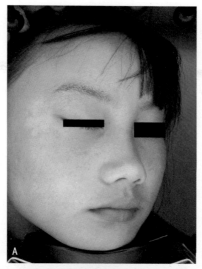

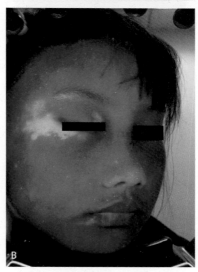

图 7-19　白癜风的伍德灯皮肤表现

2. 白色糠疹 伍德灯下为灰白色无荧光（图 7-20）。

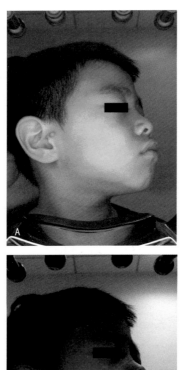

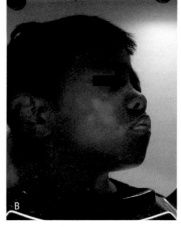

图 7-20　白色糠疹的伍德灯皮肤表现

3. 无色素痣　伍德灯下皮损处呈灰白色无荧光（图 7-21）。

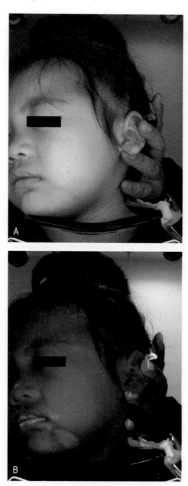

图 7-21　白色糠疹的伍德灯皮肤表现

4. 贫血痣 伍德灯下皮损处未见明显荧光（图 7-22）。

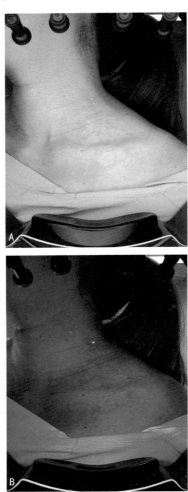

图 7-22 贫血痣的伍德灯皮肤表现

七、皮肤镜检查结果判读

皮肤镜是一种在体观察的无创性的辅助诊断工具,它并不是简单的放大镜,一般为浸润型或者偏振光型的皮肤镜,其图像可以反应真皮乳头层和表皮基底层的细微颜色与结构。尤其适用于色素性或非色素性的皮肤肿瘤,例如,色素痣、脂溢性角化、恶性黑素瘤、日光性角化、基底细胞癌的初步鉴别;也很适用于血管结构的观察,例如银屑病、疣、血管瘤的辅助诊断;还能观察甲及毛发等。

（一）色素性或非色素性的皮肤肿瘤

1. 色素痣 良性色素痣表现有多种色素模式,点状、球状色素模式（图 7-23）,网格状色素模式（图 7-24）,均质色素模式（图 7-25）。

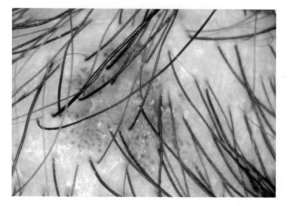

图 7-23　色素痣的皮肤镜表现（点状、球状色素模式）

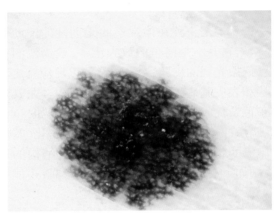

图 7-24　色素痣的皮肤镜表现,棕黑色背景下,皮损中央处呈均质模式,周边呈网格状色素模式

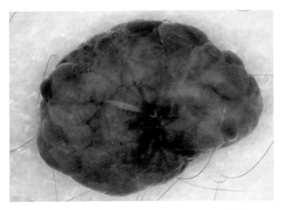

图 7-25　色素痣的皮肤镜表现,褐黑色背景下,表面呈乳头瘤样结构,其上见球状及均质色素模式

2. **甲母痣**　平行排列的线状的条带，其间隔、粗细、颜色较为均匀（图 7-26）。

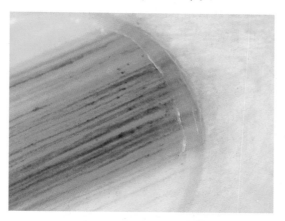

图 7-26　甲母痣的皮肤镜表现

3. **脂溢性角化病**　皮损呈疣状外观，多发的裂隙样结构组成"脑回样"外观，可见粉刺样开口及粟粒样囊肿（图 7-27）。

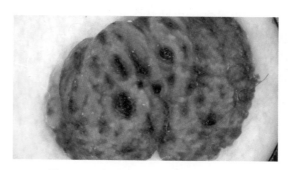

图 7-27　脂溢性角化病的皮肤镜表现

4. 基底细胞癌 基底细胞癌的皮肤镜特征:①大的蓝灰色卵圆形巢;②多发的蓝灰色小球;③枫叶状区域;④轮辐状区域;⑤溃疡;⑥树状枝状毛细血管扩张(图 7-28)。

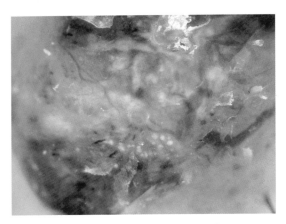

图 7-28 基底细胞癌的皮肤镜表现

(二) 血管性结构的观察

1. 银屑病 皮肤镜下可见亮红色背景、点状血管或小球状血管、弥漫分布的白色鳞屑,点状血管与小球状血管一致性分布对于诊断有特异性(图 7-29,图 7-30,图 7-31)。

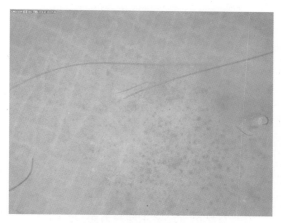

图 7-29　点滴状银屑病的皮肤镜表现,淡红色背景下
可见一致性弥漫分布的点状或小球状血管

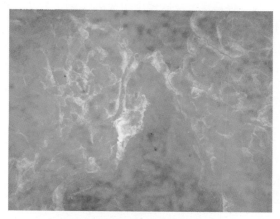

图 7-30　斑块状银屑病的皮肤镜表现,亮红色背景上一
致性分布的点状或小球状血管,其上可见鳞屑

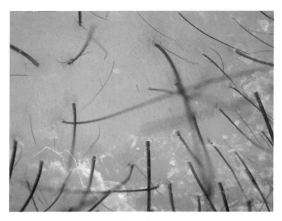

图 7-31　头皮银屑病的皮肤镜表现,红色背景上一致性分布的点状或小球状血管,其上可见鳞屑,鳞屑以毛囊周围明显

2. 寻常疣　皮肤镜下可见多个明显乳头样增生,乳头中央红色点状、线状、环状血管(图 7-32)。

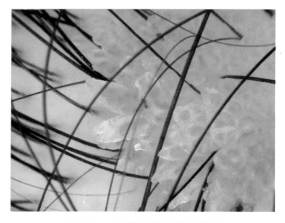

图 7-32　寻常疣的皮肤镜表现

3. **扁平疣**　皮肤镜下见棕红色背景下乳头样增生，乳头中央呈点状、线状血管（图 7-33）。

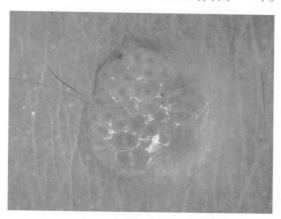

图 7-33　扁平疣的皮肤镜表现

4. **血管瘤**　皮肤镜下见红色背景下见多个管腔结构（图 7-34）。

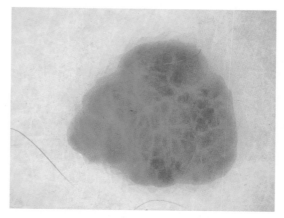

图 7-34　血管瘤的皮肤镜表现

（三）毛发的观察

1. 雄激素性脱发 毛发直径粗细不一，毛干直径的差异>20%，可见较多变细毛发，以及头皮网状色素沉着（图 7-35）。

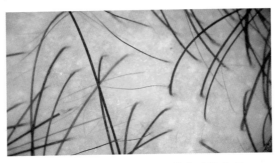

图 7-35 雄激素源性脱发的皮肤镜表现

2. 斑秃 黄点征、黑点征、断发、感叹号发、毛发尖端变细、簇生的短小毳毛（图 7-36）。

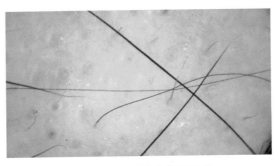

图 7-36 斑秃的皮肤镜表现

（安湘杰 陈宏翔）

参考文献

1. 刘华绪.反射式共聚焦显微镜皮肤病图谱.北京:人民卫生出版社,2013.

2. Ashfaq A.Marghoob 等.皮肤镜图谱.2 版.徐峰,周城等译.上海:复旦大学出版社,2016.

3. 孙秋宁,刘洁.协和皮肤镜图谱.北京:人民卫生出版社,2015.

4. 王宏伟,王秀丽.伍德灯皮肤科实用技术图解.上海:上海科学技术出版社,2014.

第六节 皮肤科考站示例

(一)长站举例

【皮肤活检】(30 分钟内完成本站任务)

参考者任务:请 2 位选手合作,为患者做皮肤活检。1 号参考者为主刀,2 号参考者为1 助。

表 7-12 皮肤活检评分标准(100 分)

	项目	评分标准	标准分	得分
1	准备工作	选取活检部位,做好记号(5 分) 物品准备:标本瓶(注入甲醛)、活检包、手套、缝线、局麻药、消毒碘伏、棉签、注射器(各 1 分) 戴口罩帽子(7 分)	20	

	项目	评分标准	标准分	得分
2	消毒切口	用碘伏从切口向周围皮肤消毒，直径不小于10cm。次数不少于3次	10	
3	局麻	戴手套(5分) 铺巾(2分) 器械准备及摆放(3分) 局麻(进针的角度,是否回抽)(10分) 麻醉效果(5分)	25	
4	取材	持刀方法(2分) 刀口方向(3分) 取材大小、深度、范围(10分) 是否挤压取材组织(5分)	20	
5	伤口缝合包扎	进针方向,打结方法,伤口对合是否整齐 伤口消毒,覆盖无菌纱布包扎	15	
6	熟练程度	熟练(10)/较熟练(8)/不熟练(5)	10	
		总　　计	100	

（二）小站举例（SP 考站 1）

【皮肤伤口拆线】（10 分钟内完成本站任务）

参考者任务：请为活检手术后伤口愈合患者拆线。

表 7-13　皮肤伤口拆线评分标准（100 分）

	项目	评分标准	标准分	得分
1	准备工作（或提问）	物品准备：无菌线剪 1 把；无菌镊子 1 把，备碘伏、棉签、纱布、胶布等（缺一项扣 1 分）。戴口罩帽子（10 分）。（若无查看病历或看病人，了解伤口的现状，直接扣 5 分）	20	
2	去除敷料	先用手取下外层敷料（5 分），再用镊子取下内层敷料（5 分）。撕脱胶布应由外向里（5 分）。与创面粘接的内层敷料应先用生理盐水渗透（5 分）	10	
3	消毒切口	用碘伏从切口向周围皮肤消毒 1 次	10	
4	拆线	一手持镊子将线结轻轻提起，拉出针眼少许（10 分），一手将微微张开的线剪尖端插入线结与皮肤之间的间隙，平贴针眼处的皮肤将线剪断（10 分），然后，快速轻巧地将缝线朝剪断侧拉出（10 分）	30	
5	消毒切口	用碘伏从切口向周围皮肤消毒	10	
6	敷料、胶布	覆盖敷料，胶布粘贴方向正确	10	
7	熟练程度	熟练（10）/较熟练（8）/不熟练（5）	10	
		总　　计	100	

（三）小站举例（SP 考站 2）

【足癣的真菌镜检】（10 分钟内完成本站任务）

参考者任务：请为足癣的皮疹进行真菌镜检。

表 7-14　皮肤真菌镜检评分标准（100 分）

	项目	评分标准	标准分	得分
1	准备工作（或提问）	物品准备：显微镜一台，钝刀 1 把，酒精灯一盏，载玻片和盖玻片若干，备酒精、10%KOH、棉签等（缺一项扣 1 分）。戴口罩帽子（10 分）。（若无查看病历或看病人，未询问发病和用药情况，直接扣 5 分）	20	
2	皮损选择	在新鲜皮损边缘取水疱或鳞屑	10	
3	采集标本	采集刀消毒，清洁采集部位，在皮损边缘刮取水疱或鳞屑	10	
4	标本处理	将标本置于载玻片上，加 1 滴 10%KOH，盖上盖玻片即在火焰上快速通过 2~3 次，不应使其沸腾，以免结晶（10 分），然后轻压盖玻片，驱逐气泡并将标本压薄，用棉拭或吸水纸吸去周围溢液，置于显微镜下检查（10 分）	20	
5	镜检	检查时应遮去强光，先在低倍镜下检查有无菌丝和孢子（10 分），然后用高倍镜观察孢子和菌丝的形态、特征、位置、大小和排列等（10 分）	20	

续表

	项目	评分标准	标准分	得分
6	审核报告	正确书写结果报告,并签名和日期	10	
7	熟练程度	熟练(10)/较熟练(8)/不熟练(5)	10	
		总　　计	100	

（李　延）

参考文献

1. 吴汉妮,孔维佳. 临床医学基本技能训练教程.北京：人民卫生出版社,2012.

2. 赵辨.中国临床皮肤病学.2 版.南京:江苏凤凰科学技术出版社,2017.